요양보호와 인권 · 노화와 건강증진 · 요양보호와 생활지원 · 상황별 요양보호 기술

요양보호사 국가자격시험 출제문제유형 완벽적용

최신 요양보호사시험

핵심총정리 완/전/정/복

요양보호사 자격시험을 위한 **완벽한 수험서**

최신 개정판

-부 록-
적중 그림문제집 첨부 p283

[최신 출제경향 개정법령 완벽 반영
단원별 출제 가능한 문제 수록
국가시험 출제경향에 맞는 완벽 분석]

김미경 / 노론산 / 노명진 / 이정자 / 이영실
김의숙 / 조상순 / 노현주 / 한상훈 공저

요양보호사관련 교재 전문회사
탑정판인쇄출판사
홈페이지 : 인터넷 주소창 http://탑정판인쇄출판사.kr
NAVER 탑정판

엔젤시티
(CBT 컴퓨터 시험)

와우에듀
전자출결지원
훈련평가관리서비스 제공

머/릿/말

수험생 여러분 반갑습니다!~

사회 활동의 일원이 되기 위하여 책을 펼치신 여러분들을 위하여 몇 자 적어 봅니다.

전 세계 유럽의 일부 국가들은 출산율이 급격히 감소하면서 이미 초고령화 시대에 진입한 상태이다. 그에 반해 대한민국은 초고령화 시대의 직전인 현재 고령화 비율 17.6%로서 노인 인구 증가율은 전 세계 OECD 국가 중 가장 높았습니다.

점차 빨라지고 있는 노령화에 이어 초고령화 시대의 직면 에 앞서 사회 각계 각층에서 요양보호사 활동을 하고 계시는 분들도 많지만 시간의 흐름에 따라 현재 우리나라는 더 많은 요양보호사 여러분들의 손길과 활동을 필요로 하고 있습니다. 이에 본 저자들은 요양보호사 여러분에게 찬사를 보내는 바입니다.

해마다 출산율이 줄고 노인 인구가 점차 증가함에 따라 정부에서는 고령화사회에 이어 초고령화 시대에 맞추어 보다 질적으로 향상된 요양보호서비스를 위하여 요양보호사 여러분들의 근무 여건과 복지정책에도 많은 재정적인 지원을 아끼지 않고 있습니다.

수험생 여러분께서는 자격증을 취득하기에 앞서 본 핵심총정리 완전정복 예상 문제집을 통하여 더욱더 쉽고 부담 없는 시험에 임하시길 바라며 국가자격증이라는 긍지와 자부심으로 요양보호사 활동을 재미있게 펼쳐가시길 바랍니다.

본 문제집 출간을 위하여 수고하여주신 김미경 선생님과 노론산 선생님, 노명진 선생님, 이영실 선생님, 이정자 선생님, 김의숙 선생님, 조상순 선생님, 그 외 협조하여주신 교수님들과 선생님들께 진심으로 감사의 말씀 드립니다.

탑정판인쇄출판사 대표 한 상 훈

본 문제집의 특징

1) 보건복지부에서 출간 개정된 교재에 준하여 출제되었습니다.
2) 핵심적인 문제와 기출시험문제의 유형에 맞추어 출제하였음으로 적중률을 향상시켰습니다.
3) 교재의 목차 순서대로 배열하였으며 핵심 요약해설을 첨부함으로 쉽게 이해 할 수 있도록 중점을 두어 편집 되었습니다.
4) 문제의 핵심내용을 익힐 수 있도록 중복성의 문제를 같이 배열하였습니다.
5) 이해하기 쉽도록 상세한 해설과 각 문제에 대한 페이지를 첨부함으로 교육원의 교재 강의진도에 맞출수 있게 편집 하였습니다.
6) 완전정복 문제 내용 중 **청색각인된 문제는 국시원에서 출제되었던 문제**이며 저희 출판사의 완전정복문제에서 많은 문제가 출제되었습니다.

핵심총정리 완전정복 문제집의 효과적인 교육방법

저희"핵심총정리 완전정복"은 보기 ⑤지선 답안 중에서
틀린 답을 고르게 하는 것은 다양한 문제로 출제를 해도 쉽게 접근 할 수 있도록 하기 위함이며 남은 ④지선 답을 암기하여 문제의 핵심을 한 번 더 각인시키는 것에 중점을 두었으며 어떠한 유형으로 접하더라도 ④지선 안에 모든 답이 있음을 뜻합니다.
완전정복 문제집을 수료 후에 모의고사 및"요양보호사 통합적중·예상문제집"을 한번 더 풀어 보시면 여러분의 합격은 보장 될 것입니다.

[예]

137. 치매의 정신행동증상이 아닌 것은? (P294)

① 능동적 행동양상 ② 우울증
③ 초조 및 공격성 ④ 수면장애
⑤ 망상, 환청

기출문제로 분석 해보는 요양보호사 자격시험 출제원칙

1. 국시원 시험문제 문항 개발 지침 주요 내용.

① 실제 임무에서 필요로 하는 영역을 모두 포함하고 있어야 한다.
-전문적인 지식(knowledge), 기능(skill) 및 태도(attitude)
② 문항의 주제는 전체 영역 범위에서 고르게 정한다. (표준교재 전 범위)
③ 각 주제별로 다양한 지식수준과 난이도의 문항을 개발한다. (암기형, 해석형, 문제해결형)
④ 일반화되지 않는 주장이나 이론의 옳고 그름을 묻지 않는다.
⑤ 부정문의 사용을 금한다. 이중부정은 사용해서는 안 된다.
⑥ 교과서에 있는 똑같은 문장으로 질문하지 않는다.
⑦ 문항의 질문내용 중 답을 암시하는 내용이 없어야 한다.

2. 매회 과목별 교육시간과 비례하여 일정한 출제 문항수 유지함.

예) ① 요양보호 관련 제도 및 서비스 : 1~ 2문제 출제
② 의학, 간호학적 기초지식 : 10~12문제.
〈1~4회 요양보호사 국가시험 출제문항 분석표 참고〉

3. 기출문제 반영 비율 20%, 신규 출제문제 비율 80% 유지함.

① 국시원이 문제은행식 출제에 따른 시험 문항을 확보하기 위해서 타 국가시험처럼 15회까지는 기출반영 20%, 신규출제 80%를 고수할 것으로 예상함.

4. 기출문제를 출제할 때는 질문 문항을 수정하거나 답 예시도 바꿔 출제함.

예) ① 퇴행성관절염을 예방하는 방법으로 옳은 것은 ? (1회)
정답 : 체중 줄이기
② 퇴행성관절염 대상자의 관절에 부담이 적은 운동으로 옳은 것은? (4회)
정답 : 수영

5. 중요 핵심단원은 계속적으로 출제함.

예) 장기요양보험제도, 유치도뇨관 사용 돕기, 신체선열 유지, 노인여가 유형 등

6.암기형 문항, 해석형 문항, 문제 해결형 문항이 적절하게 균형을 유지함.

예) ① 암기형 문항 : 노인 낙상의 외재적 위험요인은? (4회)
② 해석형 문항 : 치매 대상자가 부적절한 성적 행동을 할 때 대처방법은? (4회)
③ 문제 해결형 문항 : 유치도뇨관을 삽입하고 있는 대상자의 소변주머니를 방광보다 낮게 위치하게 하는 이유는? (4회)

목/차

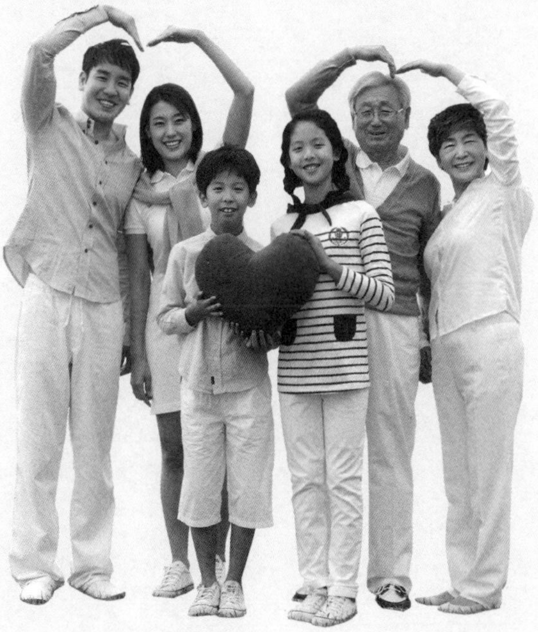

요양보호사 시험
핵심총정리 완전정복

요양보호사 시험
핵심총정리 완전정복

I부

요양보호와 인권

I부 요양보호와 인권

1장 요양보호 대상자 이해

01. 노인의 의미와 개념을 잘 설명한 것은?

교재 P15

① 노인은 나약한 존재이므로 무조건 보호받아야 한다.
② 노인은 생물학적인 면만 퇴화한다.
③ 노인은 개인과 환경과의 적응 능력이 유지된다.
④ 달력상의 나이로 만 65세 이상을 노인으로 규정한다.
⑤ 노인의 영역에서 사회적인 면은 중요하지 않다.

02. 우리나라 노인세대의 기여도에 대한 설명으로 옳지 않은 것은?

교재 P16

① 65세 이상의 노인들은 우리나라의 산업화를 이룩한 세대이다.
② 노인 세대는 산업화를 통한 경제성장과 더불어 민주화에도 기여 하였다.
③ 한국전쟁 전후로 태어난 노인 세대는 국내,외국의 건설 현장에서 열심히일했다.
④ 식민지와 전쟁에도 불구하고 경제성장과 민주화 를 달성했다.
⑤ 1997년 외환위기를 극복하지 못하여 집단이기주의 문화형성에 기여 했다.

03. 노인에 대한 보상의 종류가 아닌 것은?

교재 P16

① 경제적 보상　② 정치적 보상
③ 제도적 보상　④ 유산의 보상
⑤ 문화유산의 전수

02 [해설]

1997년 외환위기에 동참하여 이를 극복, 가족과 이웃 중심의 따뜻한 집단문화를 발전 시켰다

03 [해설]

공공시설의 이용 요금을 감면하여 이용에 불편함이 없도록 경제적으로 지원하고 있다.

04. 노화의 긍정적 측면으로 옳게 설명한 것은?

교재 P17

① 노인은 젊은 세대에 비해 실수가 많고, 사고가 느리다.
② 노인은 중요한 정보를 추출해낼 수 있는 능력이 없다.
③ 의사결정에서도 신중하여, 젊은 사람들보다 실수가 적다.
④ 노인은 젊은 세대에 비해 불안정하며 사고력에 뒤진다.
⑤ 노인에게 지속적인 동기부여는 직무를 수행에 도움이 되지 않는다.

05. 노화의 긍정적 측면으로 옳지 않은 것은?

교재 P17

① 의사결정이 조심스럽고 신중하다.
② 지속적 동기부여를 통해 직무를 수행할 수 있다.
③ 중요한 정보를 추출해 내는 능력이 있다.
④ 젊은사람들에 비해 실수가 많다.
⑤ 일상적인 균형유지와 안정적이다.

06. 건강한 노화를 위한 알맞은 방법을 모두 고르시오.

교재 P17

가.신체활동에 맞는 영양분섭취 나.질병유무와 관계없는 지속적운동 다.자원봉사,여가활동의 생산적활동 라.뇌의 지속적 자극으로 인지력유지

① 가,다 ② 가,나,라
③ 나,다,라 ④ 가,다,라
⑤ 가,나,다,라

07. 다음 중 노년기 신체적 특성으로 옳지 않은 것은?

교재 P19

① 세포의 노화 ② 잔존능력의 저하
③ 면역능력의 저하 ④ 회복능력의 저하
⑤ 가역적 진행

05 [해설]

의사결정에서도 신중하고 조심스러워 젊은 사람들보다 실수가 적고 사고력에서도 뒤지지 않는다.

06 [해설]

건강한 노화 :
- 노인의 신체와 활동에 맞는 영양분을 섭취, 적절한 운동을 실시
- 노인 스스로 자신감과 역할이 상실되지 않도록 사회적 관계 유지 및 생산적 활동
- 고혈압, 당뇨, 비만, 그 밖의 질병 유무를 확인하고 신체 기능에 적합한 운동을 지속한다.

07 [해설]

※노년기 신체적 특성:
① 세포의 노화 ② 면역능력의 저하 ③ 잔존능력의 저하 ④회복능력의 저하 ⑤ 비가역적 진행

※비가역적
주위 환경의 변화에 따라 이리저리 쉽게 변하지 않는것을 의미하며, 환경적으로는 회복 불가능한 상태를 의미함

08 [해설]

① 피하지방이 감소하여 주름이 많아진다.
③ 만성질환이 있는 노인은 다른 합병증이 쉽게 올 수 있다
④ 노화는 점진적으로 일어나는 진행성 과정이다
⑤ 뼈와 근육이 위축되어 등이 굽고, 키가 줄어든다.

09 [해설]

※노인의 심리적 특성

- 우울증경향의 증가–흥미와 의욕을 상실한다
- 내향성의 증가– 사회적 활동이 감소하고 타인을 만나는 것을 기피한다
- 조심성의 증가– 일의 결과중시,질문과 문제에 대해 중립고수, 결단이나 행동이느리다
- 경직성의 증가– 매사에 융통성이 없어지고,도전적인 일을 꺼리는 경향을 보인다.
- 생에대한 회고의 증가–응어리진 감정을 해소,자아통합을 가능하게한다
- 친근한 사물에 대한 애착심
- 유산을 남기려는 경향
- 의존성의 증가

08. 노년기 신체적 특성으로 옳은 것은?

교재 P19

① 피하지방이 증가하여 주름이 많아진다.
② 질병이 발생할 경우 급격하게 상황이 악화되어 죽음을 맞기도 한다.
③ 급성질환이 있는 노인은 다른 합병증이 쉽게 올 수 있다.
④ 노화는 급진적으로 일어나는 진행성 과정이다.
⑤ 뼈와 근육이 위축되어 등이 굽고, 키가 커진다.

09. 노년기의 심리적 특성 중 옳지 않은 것은? 〈15회〉

교재 P20

① 의존성의 증가
② 내향성의 감소
③ 친근한 사물에 대한 애착심
④ 조심성의 증가
⑤ 우울증 경향의 증가

10. 다음 은 노인의 심리적 특성 중 무엇에 해당하는가? 〈29회〉

교재 P20

- 노인은 자신에게 익숙한 습관적인 태도나 방법을 고수한다
- 융통성이 없으며 새로운 변화와 도전을 싫어한다.
- 새로운 기구사용이나 새로운 방식의 일처리에 저항한다.

① 경직성의 증가
② 조심성의 증가
③ 의존성의 증가
④ 내향성의 증가
⑤ 우울증 경향의 증가

11. 일의 결과를 중시하고, 질문이나 문제에 대해 대답을 망설이며, 때에 따라서는 중립을 지키는 노인의 심리적 특성으로 옳은 것은?

교재 P20

① 내향성의 증가
② 경직성의 증가
③ 우울증 경향의 증가
④ 생에대한 회고의 경향
⑤ 조심성의 증가

12. 다음은 노인의 심리적 특성중 무엇에 해당하는가?

교재 P20

• 식욕 부진	• 흥미와 의욕상실
• 기억력 저하	• 타인을 비난하는 행동

① 생에 대한회고의 경향　② 내향성의 증가
③ 경직성의 증가　④ 조심성의 증가
⑤ 우울증 경향의 증가

12 [해설]

우울증 경향의 증가

- 우울증에 빠진 노인은 불면증, 식욕부진, 체중감소 등과 같은 신체적인 증상을 호소하고, 기억력이 저하되고, 흥미와 의욕을 상실하고 심리적 증상을 겪게 됨.
- 주변 사람들에게 적대적으로 대하거나 타인을 비난하는 등의 행동을 보임.

13. 사회적 활동이 감소하고 타인과의 만남을 기피하는 노인의 심리적 특성으로 옳은 것은?

교재 P20

① 경직성의 증가　② 조심성의 증가
③ 의존성의 증가　④ 내향성의 증가
⑤ 우울증 경향의 증가

13 [해설]

- 사회적 활동이 감소, 타인과 만나는 것을 기피하며 내향적인 성격이 된다.

14. 다음에서 설명하는 노인의 심리적 특성은? 〈32회〉

교재 P20

• 도전적인 일을 꺼리는 경향을 보인다.
• 새로운 방식으로 일을 처리하는 데에 저항한다.

① 우울경향 증가　② 의존성 증가
③ 경직성 증가　④ 능동성 증가
⑤ 외향성 증가

15. 노인의 심리적 특성으로 옳은 것은? 〈28회〉

교재 P21

① 자신이 이 세상에 다녀갔다는 흔적을 후세에 남기려 한다.
② 변화에 대한 적응이 빠르다.
③ 매사에 신중하고 결단력이 빠르다.
④ 일에 대한 자신감과 자립심이 강해진다.
⑤ 새로운 일에 적응이 빠르다.

15 [해설]

- 오랫동안 자신이 사용해 오던 친근한 사물에 대해 애착이 강하다.

16 [해설]
노인은 경쟁사회에서 노동력의 노화와 생산성의 감소 등을 겪으면서 젊은 세대와의 경쟁에서 뒤처지게 되고, 상실감과 고립감을 느끼게 된다.

16. 노인의 사회적 특성에 대한 설명으로 옳지 않은 것은?

교재 P21

① 노인은 노동력과 생산성의 감소로 상실감과 고립감을 느끼게 된다.
② 노인에게 사회적 역할 변화로 위축감을 느끼게 하는 대표적인 사건은 손자녀 돌보기를 하는 것이다.
③ 노인이 노후소득을 위한 연금이나 노후자금이 없는 경우에는 경제적 빈곤에 놓이게 된다.
④ 노인은 직장에서 퇴직하면서 사회적 관계도 줄어들게 된다.
⑤ 노인의 신체적 노화는 사회적 관계에서도 부정적인 작용을 하게 된다.

17 [해설]
노인의 사회적 특성
① 역할 상실
② 경제적 빈곤
③ 유대감의 상실
④ 사회적 관계 위축

17. 노인의 사회적 특성이라고 볼 수 있는 것은?

교재 P22

① 의존성의 증가
② 면역능력의 저하
③ 우울증 경향의 증가
④ 유대감의 상실
⑤ 친근한 사물에 대한 애착심

18. 노인의 사회적 특성 중 다음 내용은 무엇에 관한 설명인가?

교재 P22

> 가정 내에서 가장으로서의 또는 어머니로서의 역할을 잃게 되어 심리적으로 위축된다.

① 역할 상실
② 경제적 빈곤
③ 유대감의 상실
④ 사회적 관계 위축
⑤ 노동력 상실

19. 생애주기에 대한 설명이다 맞는 것은?

교재 P22

① 생애주기는 65세에서 사망까지의 전 과정이다.
② 대체로 생애 주기는 순탄하다.
③ 은퇴로 인해 경제적 부유함을 누린다.
④ 각 단계마다 위기가 있으나 기회가 되기도 한다.
⑤ 노인의 생애주기 과정은 개인만의 문제이다.

20. 생애주기의 설명으로 옳은 것은?

교재 P22

① 생애주기는 노화과정을 의미한다.
② 생애주기는 노동력이 있는 청,장년층을 의미한다.
③ 생애주기는 출생에서 사망까지의 전 과정을 의미한다.
④ 생애주기는 은퇴를 의미한다.
⑤ 생애주기의 각 과정은 모든 인간이 똑같이 변화한다.

20 [해설]
생애주기(life cycle)는 개인의 출생에서 사망까지의 전 과정을 의미하며, 각 과정에는 입학, 진학, 취직, 결혼, 은퇴 등의 인간의 공통적 발달상과 변화향상이 존재한다.

21. 배우자 사별 단계 중 1단계에 해당하는 것은? 〈꼭 알아두기〉

교재 P25

① 상실감과 우울감
② 애착심과 우울감
③ 자신감과 상실감
④ 정체감과 상실감
⑤ 적극성과 애착감

21 [해설]
배우자 사별에 대한 적응 단계
1단계: 상실감의 시기, 우울감과 비탄의 시기
2단계: 배우자 없는 생활을 받아들이고 혼자된 사람으로서의 정체감을 지님
3단계: 혼자 사는 삶을 적극적으로 개척

22. 배우자 사별에 대한 적응 단계를 순서대로 옳게 연결한 것은?

교재 P25

가. 상실감의 시기, 우울감과 비탄에 빠지는 시기
나. 배우자 없는 생활을 받아들이고 혼자된 사람으로서의 정체감을 지닌다.
다. 혼자 사는 삶을 적극적으로 개척한다.

① 가, 나, 다
② 가, 다, 나
③ 나, 가, 다
④ 다, 가, 나
⑤ 다, 나, 가

23. 노년기 가족관계의 변화로 옳지 않은 것은?

교재 P25

① 자녀의 독립으로 빈 둥지가 되면 소원했던 부부관계와 친밀감 회복에 힘쓴다.
② 퇴직으로 부부간의 관계가 동반자로 전환된다.
③ 노년기 노인의 성적 관심과 욕구 충족을 금기시하면 안된다.
④ 남성의 수명은 여성보다 더 길어 70%의 남성이 부인과 먼저 사별한다.
⑤ 융통성 있게 가정일을 분담하는 부부관계가 바람직하다.

23 [해설]
노인 스스로나 사회적으로 노인의 성적 관심과 욕구 충족을 금기시하는 태도를 바꾸어야 한다.

24. 노인의 가족관계 변화 중 자녀가 독립하여 집을 떠난 뒤에 부모가 경험하게 되는 슬픔, 외로움과 상실감을 무엇이라 하는가?

교재 P26

① 수정확대가족 ② 노년기 부부
③ 빈둥지증후군 ④ 노인가족
⑤ 노인독거가족

25. 노인 부모가 자녀와 근거리에 살면서 부양을 받는 가족 형태는?

교재 P26

① 노인부양가족 ② 수정확대가족
③ 노인 가족 ④ 노인독거가구
⑤ 노인부부가구

25 [해설]

수정확대가족
부모와 따로 살지만 빈번히 상호작용하면서 각자의 사생활을 지킬수 있다는 장점이있다.

26. 현대사회의 노인과 가족관계에 대한 설명으로 옳은 것은? 〈25회〉

교재 P26

① 조부모들이 손자 손녀와의 동거 관계를 불편해 한다.
② 기혼자녀와의 동거가 줄면서 혼자 사는 노인이 늘고 있다.
③ 노년기의 형제자매는 지지자원으로써의 의미가 없다.
④ 자녀로부터 생활비 받는 노인이 증가한다.
⑤ 배우자와 사별 후 남성노인이 여성노인보다 평균수명이 더 길다.

27. 노인과 가족관계에 대한 설명으로 옳은 것은?

교재 P26

① 기혼자녀와의 동거는 줄어든 반면, 혼자 살거나 노부부끼리만 사는 세대가 늘고 있다.
② 부부관계는 여전히 가부장적인 상하관계를 유지하고 있다.
③ 노년기의 성적 관심은 사회적으로 금기시되고 있다
④ 노부모와 근거리에 살면서 수정된 축소 가족형태가 나타나고 있다
⑤ 배우자 사별에 대한 적응은 정체감과 수립 후 삶을 개척하는 2단계로 적응한다.

27 [해설]

② 부부간의 관계가 동반자로 전환된다.
③ 결혼 생활에서 성은 자연스러운 일이고, 인간 본능의 차원이며, 노년기 부부에서도 예외가 아니다. 노인 스스로나 사회적으로 노인의 성적 관심과 욕구 충족을 금기시하는 태도를 바꾸어야 한다. 활기찬 노년을 위해 활발한 성생활을 유지하는 것도 필요하다
④ 최근에 자녀가 노인 부모와 근거리에 살면서 부양을 하는 수정확대가족이 나타났다
⑤ • 1단계 : 상실감의 시기, 우울감과 비탄
• 2단계 : 배우자 없는 생활을 받아들이고, 혼자된 사람으로서의 정체감을 지님
• 3단계 : 혼자사는 삶을 적극적으로 개척함

28. 노인의 4고에 포함되지 않는 것은?

교재 P27

① 위축 ② 빈곤
③ 질병 ④ 무위
⑤ 고독

29. 노인부양 해결방안으로 옳지 않은 것은?

교재 P27

① 사회와 가족의 협력 ② 세대간의 갈등 조절
③ 노인의 개인적 대처 ④ 노인복지정책 강화
⑤ 자녀의 사적부양

30. 노인부양의 해결방안으로, 사적부양과 공적부양으로 노인의 생활을 지원하는 방법으로 옳은 것은?

교재 P27

① 노인복지정책 강화 ② 세대간의 갈등 조절
③ 노인의 개인적 대처 ④ 사회와 가족의 협력
⑤ 주거복지정책의 강화

31. 노인부양 해결방안으로 국민연금, 기초연금을 강화하여 노후소득을 보전하고 노인장기요양보험제도를 통해 장기적인 돌봄서비스를 제공, 노인복지서비스 프로그램을 제공하는 방법으로 옳은 것은?

교재 P28

① 의료복지정책 강화 ② 세대간의 갈등 조절
③ 사회와 가족의 협력 ④ 노인복지정책 강화
⑤ 노인의 개인적 대처

30 [해설]

사회와 가족의 협력 : 사적 부양은 노인 본인이나 가족이 보살피는 부양이다. 공적 부양은 노인복지서비스와 장기요양보험제도 등 국가나 사회가 노인의 생활을 지원하는 것이다.

31 [해설]

노인부양 해결방안

- 사회와 가족의 협력: 공적 · 사적 부양이 모두필요하다
- 세대 간의 갈등 조절: 자녀 세대와 부모 세대의 상호 존중, 적극적 의사소통을 통해 실질적인 상호작용과 사회통합을 달성해야 한다
- 노인의 개인적 대처: 경제적으로는 사회보험과 개인보험을 병행 이용하고, 사회적으로는 재교육 프로그램을 통해 삶의 변화에 대비하여야 한다.
- 노인복지정책 강화: 국민연금, 기초연금을 강화, 노인장기요양보험제도, 노인복지서비스 프로그램을 제공하여 적극적이고 활기찬 여가, 노후생활을 지원해야 한다.

참 고

대상자에게 해서는 안 되는 부정적 사례

① 제공자 중심의 요양보호 사례: 무엇이든 강제한다.
② 사고방지만을 강조하는 사례: 억제대를 하게 한다.
③ 대상자에게 위험한 요양보호 사례: 부적절한 케어를 한다. (겨드랑이를 잡아 올린다 등)

32. 노인부양 문제의 해결을 위해 노인의 개인적 대처방법으로 옳은 것은? 〈26회〉

교재 P28

① 의료복지정책 강화
② 사회 재교육프로그램 참여
③ 양질의 노인일자리 개발
④ 노인복지정책 강화
⑤ 노인요양시설 확대.

33. **요양 서비스 제공 과정에서 발생하기 쉬운 악성 사회 심리가 아닌 것은?**

교재 P29

① 어른으로 존경하지 않는다.
② 비난한다.
③ 어린애 취급하고 무시한다.
④ 개개인 가치를 존중한다.
⑤ 강요한다.

34. **대상자를 대하는 원칙 5단계 설명 중 틀린 것은?**

교재 P29

① 만남의 준비단계 : 대상자에게 방문하였음을 알린다.
② 케어의 준비단계 : 상대와 친구가 된다.
③ 지각(감각)의 연결단계 : 대상자의 감정을 자극한다.
④ 감정의 고정단계 : 케어의 기분 좋은 점을 상대의 기억에 남긴다.
⑤ 재회의 약속단계 : 다음 케어를 쉽게 하기 위해 준비한다.

35. **억제대의 피해가 아닌 것은?**

교재 P30

① 욕창이 생기기 쉽다.
② 근육이 움직이지 않아 근력이 떨어진다.
③ 심장기능이 저하된다.
④ 인지기능이 저하된다.
⑤ 관절이 이완된다.

36. **인간다움 케어를 실천하기 위한 4가지 핵심 사항이 아닌 것은?**

교재 P31

① 대면하기 ② 말하기
③ 접촉하기 ④ 안아주기
⑤ 일어서게 하기

37. **인간다움 케어를 실천하기 위한 4가지 핵심 사항 중 말하기에 대한 설명으로 옳은 것은?**

교재 P32

① 대상자가 졸고 있으면 그냥 지나친다.
② 말을 걸어도 반응이 없는 대상자에게는 말을 걸지 않는다.
③ 항상 긍정적 문장으로 이야기 한다.
④ 이야기한 후 대답을 재촉한다.
⑤ 대상자보다 요양보호사가 말을 많이 한다.

꼭 알아두기

상대방과 가까운 거리의 정면에서 같은 눈높이로 최소 1초 이상의 눈을 맞추며 상대를 본다.

38. **인간다움 케어 4가지 핵심 사항 중 일어서게 하기에 관한 설명으로 틀린 것은?**

교재 P33

① 최소 하루 20분 정도는 서 있거나 걷도록 돕는다.
② 느리더라도 부축하지 않고 대상자 혼자 움직이도록 한다.
③ 손이 닿을 수 있는 거리에서 지켜본다.
④ 일어서기는 골격근의 근력 유지에 도움이 된다.
⑤ 일어서기는 낙상의 위험이 있으므로 되도록 하지 않는다.

I부 요양보호와 인권

2장 노인복지와 장기요양제도

01. 인간이 살아가면서 겪게 되는 여러 가지 욕구, 사회문제들을 해결하여 더 높은 삶의 질을 도모하려는 전문적 노력과 관련된 사회제도는?

교재 P36

① 자선사업
② 공공부조
③ 빈민구제
④ 노인복지사업
⑤ 사회복지

02. 생활 능력이 없거나 생활이 어려운 국민의 최저 생활을 보장하고 자립을 지원하는 제도는?

교재 P36

① 공적부조
② 사회보험
③ 사회서비스
④ 국민연금보험
⑤ 노인장기보험

03. 다음 중 사회보험으로 옳지 않은 것은?

교재 P37

① 노인장기요양보험
② 국민연금보험
③ 고용보험
④ 장기저축성 보험
⑤ 산업재해보상보험

04. 국민의 질병, 부상예방, 진단, 치료, 재활과 출산, 사망, 건강증진에 대한 보험급여를 제공하는 사회보험으로 옳은 것은?

교재 P37

① 국민연금보험
② 국민건강보험
③ 산업재해보상보험
④ 고용보험
⑤ 노인장기요양보험

03[해설]

사회보험

1) 국민건강보험: 국민의 질병, 부상에 대한 예방, 진단, 치료, 재활과 출산, 사망 및 건강 증진에 대하여 보험급여를 제공함으로써 국민보건 향상과 사회보장 증진에 기여함
2) 국민연금보험: 국민의 노령, 장애 또는 사망에 대하여 연금급여를 함으로써 국민의 생활 안정과 복지 증진에 기여함
3) 고용보험: 실업의 예방, 고용의 촉진 및 근로자의 직업능력의 개발과 향상을 꾀하고 국가의 직업지도와 직업소개 기능을 강화하며, 근로자가 실업한 경우에 생활에 필요한 급여를 하여 근로자의 생활 안정과 구직활동을 촉진함
4) 산업재해보상보험: 근로자의 업무상 재해를 신속하고 공정하게 보상하며, 재해근로자의 재활 및 사회복귀를 촉진함
5) 노인장기요양보험: 고령이나 노인성 질병 등의 사유로 일상생활을 혼자서 수행하기 어려운 노인 등에게 제공하는 신체활동 또는 가사 활동 지원 등의 장기요양급여에 관한 사항을 규정하여 노후의 건강 증진 및 생활 안정을 도모하고 그 가족의 부담을 덜어줌으로써 국민의 삶의 질을 향상하도록 함을 목적으로 함

05. 10년 이상 보험료를 납부하고 퇴직 후 연금을 받도록 설계한 사회보험으로 옳은 것은?

교재 P37

① 노인장기요양보험 ② 국민연금보험
③ 고용보험 ④ 노인장기요양보험
⑤ 산업재해보상보험

06. 노인 중 퇴직 전 산업현장에서 업무상 재해를 입었을 때 사망 전까지 급여를 받을 수 있는 사회보험으로 옳은 것은?

교재 P37

① 고용보험 ② 국민건강보험
③ 산업재해보상보험 ④ 노인장기요양보험
⑤ 국민연금보험

06 [해설]

산업재해보상보험제도
노인 중 퇴직 전 산업현장에서업무상 재해(질병, 부상, 장해등)를 입었을 경우 사망전까지 필요한 급여를 받아 생활할수 있도록 설계되어 있다.

07. 고령이나 노인성 질병 등의 사유로 일상생활을 혼자서 수행하기 어려운 노인 등에게 제공하는 신체활동 또는 가사활동을 지원하는 사회보험으로 옳은 것은?

교재 P37

① 국민건강보험 ② 산업재해보상보험
③ 노인장기요양보험 ④ 국민연금보험
⑤ 고용보험

07 [해설]

신체 활동 또는 가사 활동 지원 등의 장기요양급여에 관한 사항을 규정하여 노후의 건강 증진 및 생활 안정을 도모하고 그 가족의 부담을 덜어줌으로써 국민의 삶의 질을 향상하도록 함을 목적으로 함.

08. 다음 중 고령화 사회의 기준이 되는 것은?

교재 P37

① 총인구 대비 65세 이상 노인인구가 5% 이상13%미만인 국가
② 총인구 대비 65세 이상 노인인구가 7% 이상14% 미만인 국가
③ 총인구 대비 65세 이상 노인인구가 10% 이상13%미만인 국가
④ 총인구 대비 65세 이상 노인인구가 14% 미만인 국가
⑤ 총인구 대비 65세 이상 노인인구가 20%미만인 국가

08 [해설]

- **고령화 사회 :** 전체 인구 대비 65세 이상 노인인구가 7%이상 14% 미만인 국가
- **고령 사회 :** 전체인구 대비 65세 이상 노인인구가 14%이상 20% 미만인 국가
- **초고령 사회 :** 전체인구 대비 65세이상 노인인구가 20% 이상인 국가

09 [해설]

- 고령화 사회:전체 인구 대비 65세 이상 노인인구가 7%이상 14% 미만인 국가
- 고령 사회:전체인구 대비 65세 이상 노인인구가 14%이상 20% 미만인 국가
- 초고령 사회:전체인구 대비 65세 이상 노인인구가 20% 이상인 국가

09. 다음 중 65세 이상 노인인구의 구성비를 사회현상과 잘 연결된 것은?

교재 P37

	고령화/고령 사회/ 초고령 사회		
①	7 %	14%	28%
②	5 %	10%	15%
③	7 %	14%	20%
④	10%	20%	30%
⑤	3 %	6%	9%

10 [해설]

노인복지란 노인이 인간다운 생활을 영위 하면서 자기가 속한 가족과 사회에 적응하고 통합될 수 있도록 인적 · 물적 자원을 지원하는 것이다.

10. 노인복지에 대한 설명으로 옳은 것은?

교재 P38

① 상담, 보건의료, 생활보호 및 가사활동이 해당된다.
② 가족수당, 의료부조, 가족치료를 지원한다.
③ 노인이 인간다운 생활을 영위할 수 있도록 인적, 물적 자원을 지원하는 것이다.
④ 편의시설, 직업재활, 생활안전을 위한 경제적 지원을한다.
⑤ 국가나 사회로부터 동등한 권리를 보장받을 수 있도록 각종법과 제도를 개선한다.

11 [해설]

1991년 유엔총회가 채택한 노인을 위한 5가지 원칙

① 독립의 원칙
② 참여의 원칙
③ 보호의 원칙
④ 자아실현의 원칙
⑤ 존엄의 원칙

11. 국제연합이 채택한 노인을 위한 유엔의 원칙 중 '독립의 원칙'에 해당하는 것은? 〈28회〉

교재 P38

① 가능한 한 오랫동안 가정에서 생활할 수 있어야 한다.
② 교육 훈련 프로그램의 참여를 제한한다
③ 지식과 기술을 젊은이와 분리한다
④ 경제적 기여도에 따라 노인을 평가한다
⑤ 노인의 건강 유지를 위한 비용은 전적으로 국가가 부담한다.

12. 노인은 존엄과 안전 속에서 살 수 있어야 하며, 착취와 육체적, 정신적 학대로부터 자유로워야 한다는 것은 어떤 원칙에 입각한 것인가?

교재 P39

① 독립의 원칙
② 참여의 원칙
③ 보호의 원칙
④ 자아실현의 원칙
⑤ 존엄의 원칙

13. 노인복지의 원칙과 설명으로 옳지 않은 것은?

교재 P39

① 독립의 원칙–일할 수 있는 기회나 다른 소득을 얻을 수 있어야 한다.
② 참여의 원칙–봉사 기회를 갖고 흥미와 능력에 맞는 자원봉사자로 활동할 수 있다.
③ 보호의 원칙–보호 및 치료 시설에 거주할 때도 기본적 인권과 자유를 누릴 수 있다.
④ 자아실현의 원칙–노인을 위한 사회운동을 하고 단체를 조직할 수 있다.
⑤ 존엄의 원칙–착취와 육체적, 정신적 학대로부터 자유로워야 한다.

13 [해설]

자아실현의 원칙

· 노인의 잠재력을 완전히 계발할 수 있는 기회가 있어야 한다.
· 사회의 교육적, 문화적, 정신적 자원과 여가서비스를 이용할 수 있어야 한다.

14. 노인복지사업유형 중 어디에 속하는 내용인가?

교재 P40

사업 대상은 일반노인, 치매 노인, 및 가족이며 사업 내용은 치매 관련 상담 및 조기 검진, 치매 환자의 등록 관리, 치매 예방 교육 등이 있다.

① 독거노인 보호사업　② 노인보호전문기관
③ 노인돌봄종합서비스　④ 치매안심센터
⑤ 노인실명 예방사업

15. 치매초기상담 및 치매조기검진, 1:1사례관리, 치매단기쉼터 및 치매카페 운영, 관련서비스 안내 및 치매 서비스 제공기관 간 연계사업으로 옳은 것은?

교재 P40

①치매안심센터　②노인돌봄종합서비스
③노인돌봄기본서비스　④학대피해노인전용쉼터
⑤노인실명예방사업

15 [해설]

치매안심센터

치매초기상담 및 치매조기검진, 1:1사례관리, 치매단기쉼터 및 치매카페 운영, 관련서비스 안내 및 치매 서비스 제공기관 간 연계사업을 한다.

- 대상: 일반 및 치매 노인
- 내용: 치매조기검진, 치매노인 등록관리, 치매인식개선 및 치매친화적 지역사회조성, 치매가족지원, 치매쉼터운영, 치매노인성년후견사업
- 사업 주체: 시군구 보건소

16. 치매안심센터의 사업주체로 옳은 것은?

교재 P40

① 보건복지부　② 노인의료나눔재단
③ 시군구 보건소　④ 시군구
⑤ 농림부

17 [해설]
사업주체는 시군구 보건소이며 질병의 조기발견 및 치료로 건강의 유지, 증진을 위한 사업이다.

19 [해설]
노인의 교양 · 취미생활 및 사회 참여활동 등 지역사회 노인들의 여가복지를 증진하는 사업이다.

17. 치매 사업 및 건강보장 사업 중 노인건강진단의 사업 주체는?

교재 P41

① 보건복지부 ② 시군구
③ 건강보험공단 ④ 시민 단체
⑤ 치매안심센터

18. 노인복지사업 중 무엇에 대한 설명인지 고르시오?

교재 P42

- 건강한 노후를 위한 예방, 취약노인 케어 기반 구축 및 확충
- 활동적인 노후를 위한 사회참여 여건 조성 및 활성화
- 안정적 노후를 위한 소득보장의 다양화와 내실화를 통해 성공적인 노후가 실현될 수 있도록 지원함

① 경로당 ② 노인복지관
③ 노인자원봉사활성화 ④ 노인일자리지원사업
⑤ 노인사회활동지원사업

19. 노인복지사업 중 무엇에 대한 설명인지 고르시오

교재 P42

지역노인들이 자율적으로 친목도모 · 취미활동 · 공동작업장 운영 및 각종 정보교환과 기타 여가활동을 할 수 있도록 하는 장소를 제공

① 노인복지관 ② 노인교실
③ 경로당 ④ 주,야간보호서비스
⑤ 노인휴양소

20. 공동생활공간 운영을 통한 독거노인 고독사 · 자살 예방 및 공동체 형성을 목적으로 하는 사업으로 옳은 것은?

교재 P43

① 결식우려 무료급식지원
② 학대피해노인전용쉼터
③ 노인돌봄종합서비스
④ 독거노인 보호사업
⑤ 독거노인 공동생활 홈서비스

21. 노인학대에 전문적이고 체계적으로 대처하여 노인권역을 보호하는 사업은?

교재 P43

① 재가방문요양센터
② 노인공동생활가정
③ 노인복지관
④ 노인요양공동생활가정
⑤ 노인보호전문기관

22. 학대피해노인에 대한 일정기간 보호조치 및 심신 치유 프로그램을 제공하는 사업으로 옳은 것은? 〈3, 7, 12, 24회〉

교재 P44

① 독거노인 보호사업
② 노인돌봄종합서비스
③ 학대피해노인전용쉼터
④치매안심센터
⑤ 결식우려 무료급식지원

23. **치매 · 중풍 등 노인성 질환 등으로 심신에 상당한 장애가 발생하여 도움을 필요로 하는 노인에게 가정과 같은 주거 여건과 급식 · 요양, 그 밖에 일상생활에 필요한 편의를 제공하는 시설(입소자 9인 이내 시설)로 옳은 것은?**

교재 P45

① 노인요양공동생활가정
② 노인요양시설
③ 방문요양
④ 양로시설
⑤ 노인복지주택

24. **양로시설, 노인 공동생활가정, 노인복지 주택은 노인 복지 시설 중 무엇에 해당하는가?**

교재 P45

① 노인의료복지시설
② 노인주거복지시설
③ 노인여가복지시설
④ 재가노인복지시설
⑤ 노인보호전문기관

21 [해설]

노인보호 전문기관(중앙/지방)노인학대행위자에 대한 상담 및 교육, 학대받은 노인의 발견 · 상담 · 보호, 노인학대예방 및 방지를 위한 홍보를 담당하는 기관

24 [해설]

노인주거복지시설

- 양로시설 : 노인을 입소시켜 급식과 그 밖에 일상생활에 필요한 편의를 제공하는 시설
- 노인공동생활가정 : 노인들에게 가정과 같은 주거여건과 급식, 그 밖에 일상생활에 필요한 편의를 제공하는 시설
- 노인복지주택 : 노인에게 주거시설을 분양하거나 임대하여 주거의 편의 · 생활지도 · 상담 · 안전관리 등 일상생활에 필요한 편의를 제공하는 시설

25. 이용시설 중 재가노인 복지시설에 속하는 것은?

교재 P46

① 노인요양시설 ② 방문요양
③ 노인공동생활가정 ④ 노인복지관
⑤ 양로시설

26. 노인복지이용시설인 재가노인복지 시설이 아닌 것은?

교재 P46

① 방문요양 ② 주,야간보호서비스
③ 방문목욕 ④ 단기보호서비스
⑤ 노인요양공동생활가정

27. 노인학대로 인하여 피해를 입은 노인을 일정기간 보호하고 심신 치유 프로그램을 제공하기 위한 전담기관으로 옳은 것은?

교재 P48

① 단기 보호 ② 주 · 야간 보호
③ 방문요양 ④ 학대노인 전용쉼터
⑤ 노인취업알선기관

28. 노인의 능력과 적성에 맞는 일자리지원사업을 전문적 · 체계적으로 수행하기 위한 전담기관으로 옳은 것은?

교재 P48

① 학대노인 전용쉼터 ② 단기 보호
③ 노인일자리 전담기관 ④ 노인복지관
⑤ 경로당

25 [해설]

[재가노인복지시설]
- 방문요양서비스
- 방문목욕서비스
- 주 · 야간보호서비스
- 단기보호서비스

26 [해설]

노인주거복지시설
- 양로시설
- 노인공동생활가정
- 노인복지주택

28 [해설]

노인일자리지원기관
- 노인인력개발기관 : 노인일자리 개발 · 보급사업, 조사사업, 교육 · 홍보 및 협력사업, 프로그램 인증 · 평가사업 등을 지원하는 기관
- 노인일자리지원기관 : 지역사회 등에서 노인일자리의 개발 · 지원, 창업 · 육성 및 노인에 의한 재화의 생산 · 판매 등을 직접 담당하는 기관
- 노인취업알선기관 : 노인에게 취업 상담 및 정보를 제공하거나 노인 일자리를 알선하는 기관

29. 다음은 무엇에 대한 설명인가?

교재 P49

> 고령이나 노인성 질병 등으로 인하여 일상생활을 혼자 수행하기 어려운 노인 등에게 신체활동 또는 가사지원 등의 장기요양급여를 제공하여 국민의 삶의 질을 향상하는 것이 제도의 목적이다.

① 바우처 제도
② 산모도우미 제도
③ 간병제도
④ 노인장기요양보험제도
⑤ 장애인활동 도우미제도

30. 노인장기요양제도에 관한 설명으로 옳지 않은 것은?

교재 P49

① 보험자는 국민건강보험공단이다.
② 가입자는 국내 거주자며 국내에 체류하는 재외국민 또는 외국인으로서 대통령령으로 정하는 사람이다.
③ 장기요양 급여의 내용에는 재가급여, 시설급여, 특별현금 급여가 있다.
④ 입원 및 외래치료가 주된 목적이다.
⑤ 장기요양등급은1~5등급, 인지지원등급이 있다.

30 [해설]

노인장기요양보험제도의 목적
고령이나 노인성 질병 등의 사유로 일상생활을 혼자서 수행하기 어려운 노인 등에게 신체 활동 또는 가사 활동 지원 등의 장기요양급여를 제공하여 노후의 건강증진 및 생활 안정을 도모하고 그 가족의 부담을 덜어줌으로써 국민의 삶의 질을 향상하는 것이 제도의 목적이다.

31. 거동이 불편한 62세 여성이 장기요양보험 대상자로 인정받을 수 있는 질환으로 옳은 것은?

교재 P50

① 혈관성 치매
② 말기 뇌종양
③ 제2당뇨병
④ 퇴행성관절염
⑤ 폐결핵

31 [해설]

노인장기요양보험급여 대상자 여부

- 결핵으로 신체 활동이 어려운 70세 남자는 장기요양급여 대상이다.
- 결핵으로 신체 활동이 어려운 60세 남자는 장기요양급여 대상이 아니다.
- 혈관성치매로 신체 활동이 어려운 40세 남자는 장기요양급여 대상이다.
- 병원 입원 중인 노인은 급여 대상자에서 제외된다.

32. 다음이 설명하는 사회보험으로 옳은 것은?

교재 P50

> '65세 이상인 자' 또는 '65세 미만이지만 노인성 질병을 가진 자'로 거동이 불편하거나 치매 등으로 인지가 저하되어 6개월 이상의 기간 동안 혼자서 일상생활을 수행하기 어려운 대상자에게 서비스를 제공한다.

① 국민연금
② 기초노령연금
③ 국민건강보험
④ 노인장기요양보험
⑤ 산업재해보상보험

33 [해설]

[장기요양급여대상]

- 결핵으로 신체활동이 어려운 70세 남자 – 장기요양급여 대상이다.
- 결핵으로 신체활동이 어려운 60세 남자 –장기요양급여 대상이 아니다.
- 혈관성치매로 신체활동이 어려운 40세 남자 –장기요양대상이다

34 [해설]

※결핵은 노인성 질병에 해당하지 않는다.

33. 다음 중 노인성 질병에 해당하며 장기요양보험 대상자로 인정받을 수 있는 질환은?

교재 P50

① 퇴행성 관절염 ② 뇌종양
③ 심부전증 ④ 당뇨병
⑤ 혈관성 치매

34. 다음 중 장기요양보험 대상자로 인정받을 수 없는 사람은?

교재 P50

① 파킨슨질환으로 거동이 불편한 78세 남성
② 혈관성치매로 거동이 불편한 40세 남자
③ 결핵으로 신체 활동이 어려운 70세 남자
④ 결핵으로 신체 활동이 어려운 60세 여자
⑤ 뇌경색으로 거동이 불편한 51세 여성

35. 65세 미만자가 앓고 있는 질병 중 장기요양보험 대상이 되는 질환으로 옳은 것은?

교재 P50

① 파킨슨병 ② 고혈압
③ 뇌종양 ④ 관절염
⑤ 신부전

36. 장기요양대상자로 노인성질병에 속하지 않는 것은?

교재 P50

① 혈관성치매 ② 뇌 내출혈
③ 파킨슨병 ④ 뇌졸중
⑤ 간암

37. 다음 중 노인장기요양보험급여를 받을 수 있는 대상자는? 〈29회〉

교재 P50

① 결핵으로 거동이 불편한 60세 남자
② 혈관성 치매로 신체활동이 어려운 40세 여자
③ 당뇨병으로 일상생활이 가능한 60세 남자
④ 기초생활수급자로 관절염이 있는 64세 여자
⑤ 난청이 있고 일상생활이 가능한 70세 남자

38. 다음 중 장기요양 급여 대상자로 옳은 것은?

교재 P50

① 당뇨병으로 고생하는67세 남자
② 뇌경색으로 신체 활동이 어려운 51세 여성
③ 골절로 다리가 불편한 66세 여성
④ 뇌출혈로 병원 장기입원중인 67세 여성
⑤ 일상생활이 가능한 77세 독거노인

38 [해설]
'65세 이상인 자' 또는 '65세 미만이지만 노인성 질병을 가진 자'로 거동이 불편하거나 치매 등으로 인지가 저하되어 6개월 이상의 기간 동안 혼자서 일상생활을 수행하기 어려운 사람이다.
뇌출혈로 병원 장기입원중인 67세 여성은 병원에 입원 중 이므로 노인장기요양보험이 아니라 국민건강보험에 해당하는 자이다

39. 65세 미만인 자가 앓고 있는 질병 중 장기요양등급에 해당하는 질환으로 옳은 것은?

교재 P50

① 고혈압
② 당뇨병
③ 퇴행성관절염
④ 위염
⑤ 알츠하이머병

40. 다음은 장기요양인정 신청절차이다. ( )에 들어 갈 말은?

교재 P51

신청 → 방문조사 → 장기요양 인정점수 산정 → 의사소견서 → (　　) → 등급판정

① 의사진단서 제출
② 방문조사
③ 공단 방문
④ 등급판정위원회 개최
⑤ 가정의 재정조사

40 [해설]
장기요양인정 신청 및 판정 절차

인정신청 – 방문조사 – 장기요양인정점수산정 – 의사소견서제출 – 등급판정위원회심의판정 – 등급판정

※ 교재 51쪽 표 참고

41. 다음 중 등급판정 과정 중에서 옳은 것은?

교재 P52

① 보험자는 시 · 도 이다.
② 등급은 방문조사자가 판정한다.
③ 장기요양신청은 본인만 가능하다.
④ 방문조사는 교육을 이수한 공단 직원이 한다.
⑤ 독거노인은 등급이 없어도 서비스를 받을 수 있다.

41 [해설]
① 장기요양보험사업의 보험자는 공단으로 한다.
② 등급은 등급판정위원회에서 판정한다.
③ 본인, 가족이나 친족 또는 이해관계인, 사회복지전담공무원(본인이나 가족 등의 동의 필요), 시장 · 군수 · 구청장이 지정하는 자가 신청할 수 있다.
⑤ 장기요양급여 대상자는 '65세 이상인 자' 또는 '65세 미만이지만 노인성 질병을 가진 자'로 거동이 불편하거나 치매 등으로 인지가 저하되어 6개월 이상의 기간 동안 혼자서 일상생활을 수행하기 어려운 사람이다.

42 [해설]
공단 직원(사회복지사, 간호사 등)이 신청인의 거주지를 방문하여 심신 상태를 나타내는 장기요양인정 조사 항목에 대하여 조사한다.

42. **장기요양서비스 신청 후 등급판정을 위해 공단에서 방문조사를 하는 사람은?**

교재 P52

가) 의사	나) 간호사
다) 요양보호사	라) 사회복지사

① 가, 나 ② 가, 다
③ 나, 라 ④ 라
⑤ 가, 나, 다, 라

43. **장기 요양 인정 신청시 내용으로 옳지 않은 것은?**

교재 P52

① 65세 이상 또는 65세 미만 노인성 질환 대상자가 신청한다.
② 공단에 의사, 한의사가 발급하는 소견서를 첨부한다.
③ 가족 또는 친족이 대리 신청할 수 있다.
④ 사회복지 전담 공무원 또는 치매안심센터장이 대리 신청할 경우 가족의 동의를 받는다.
⑤ 대상자의 가족관계 확인서가 필요하다.

44. **장기요양 인정신청자가 신청서를 제출 했다면 판정완료는 언제까지로 하는가?**

교재 P52

① 신청서를 제출한 날로부터 30일 이내
② 신청서를 제출한 날로부터 45일 이내
③ 신청서를 제출한 날로부터 60일 이내
④ 신청서를 제출한 다음날로부터 30일 이내
⑤ 신청서를 제출한 즉시

45. **장기요양인정 신청자가 될 수 없는 사람은?**

교재 P52

① 본인
② 친척
③ 시장 · 군수 · 구청장이 지정하는 자
④ 사회복지전담공무원
⑤ 신청인이 위임한 재가장기요양기관의 사회복지사

46. **장기요양 등급과 판정기준이 바르게 연결된 것은?**

교재 P53

① 장기요양1등급- 85점 이상
② 장기요양2등급- 75점 이상 85점 미만
③ 장기요양3등급- 60점 이상 75점 미만
④ 장기요양4등급- 45점 이상 51점 미만
⑤ 장기요양5등급- 45점 이상 61점 미만

47. **장기요양 1등급이 되려면 장기요양인정점수가 몇 점 이상 이어야 하는가?**

교재 P53

① 55점 ② 60점
③ 75점 ④ 90점
⑤ 95점

48. **다음은 무엇에 관한 설명인가?**

교재 P53

장기 요양 인정 및 등급 판정 등을 심의하기 위하여 공단에 두는 회의 기구

① 건강보험공단 ② 보건복지부
③ 재가장기요양기관 ④ 등급판정위원회
⑤ 보험심사평가원

49. **다음이 설명하는 판정 등급은 무엇인가?**

교재 P53

• 치매 환자로 도움이 필요한 자 • 인정 점수가 45점 미만인 경우

① 장기요양5등급 ② 장기요양4등급
③ 장기요양등급외 ④ 장기요양인지지원등급
⑤ 장기요양3등급

46 [해설]

[장기요양등급별상태]

· 장기요양1등급 : 전적으로 다른 사람의 도움이 필요한 자 (장기요양인정 점수가95점 이상)
· 장기요양2등급 : 상당부분 다른 사람의 도움이 필요한 자 (장기요양인정 점수가 75점 이상 95점 미만)
· 장기요양3등급 : 부분적으로 다른사람의 도움이 필요한 자 (장기요양인정점수가 60점이상 75점 미만)
· 장기요양4등급 : 일정부분 다른 사람의 도움이 필요한 자 (장기요양인정 점수가 51점 이상 60점 미만)
· 장기요양5등급 : 치매환자로서 다른사람의 도움이 필요한 자 (장기요양인정 점수가45점 이상 51점 미만(치매로 확인받은 자)
· 인지지원등급 : 치매환자(노인장기요양보험법 시행령 제2조에 따른 노인성 질병으로 한정)45점미만

50. 김○○ 어르신이 장기요양 인정점수 62점을 받았다면 장기요양 몇 등급이라 할 수 있는가?

교재 P53

① 1등급 ② 2등급
③ 3등급 ④ 4등급
⑤ 5등급

51. 다음에 해당하는 장기요양인정 등급으로 옳은 것은?

교재 P53

- 치매환자(노인장기요양보험법 시행령 제2조에 따른 노인성 질병으로 한정)
- 장기요양인정점수는 45점미만이다.

① 인지지원등급 ② 5등급
③ 1등급 ④ 2등급
⑤ 3등급

52. 장기요양 인정 신청 및 판정절차에 대한 설명으로 옳은 것은?

교재 P54

① 장기요양인정 신청은 본인만 가능한다.
② 판정은 신청서를 제출한 날로부터 15일 이내에 완료한다.
③ 일상생활 수행능력평가 항목은 502개 평가 항목이다.
④ 장기요양인정 유효기간은 최대 4년 6개월까지로 한다.
⑤ 등급판정위원회는 보건복지부장관이 정하는 등급판정기준에 따른다.

53. 갱신 시 직전등급과 같은 등급으로 판정받는 장기요양 유효기간 원칙 중 옳지 않은 것은?

교재 P54

① 1등급 : 4년 ② 2등급 : 2년
③ 3등급 : 3년 ④ 5등급 : 2년
⑤ 인지지원등급 : 2년

52 [해설]

인정 신청– ·65세 이상 노인 또는 65세 미만 노인성 질환 대상자가 공단에 의사 또는 한의사가 발급하는 소견서를 첨부하여 장기요양인정 신청서를 제출한다.

① 본인, 가족이나 친족 또는 이해관계인, 사회복지전담공무원(본인이나 가족 등의 동의 필요), 시장·군수·구청장이 지정하는 자가 신청할 수 있다.
② 판정은 신청서를 제출한 날로부터 30일 이내에 완료한다.
⑤등급판정위원회는 대통령령이 정하는 등급판정기준에 따라 1차 판정 결과를 심의하여 장기요양인정 여부 및 장기요양등급을 최종 판정 한다.

53 [해설]

(해설)유효기간을 갱신할 때 갱신 직전 등급과 같은 등급으로 판정을 받는 경우 1등급의 경우: 4년/2등급~4등급의 경우: 3년 /5등급, 인지지원등급의 경우: 2년

54. 김00 어르신은 장기요양 3등급으로 갱신결과 직전등급과 같은 3등급을 받았다면 장기요양인정 유효기간은 얼마인가?

교재 P54

① 6개월
② 1년
③ 2년
④ 3년
⑤ 사망시 까지

55. 대상자에게 방문간호가 필요하면 반드시 누구에게 연계해야 하는가?

교재 P55

① 요양보호사
② 물리치료사
③ 방문간호사
④ 의사
⑤ 시설장

56. 다음에 해당하는 급여로 옳은 것은?

교재 P55

• 평소에 생활하는 친숙한 환경에서 지낼 수 있다. • 의료, 간호, 요양서비스가 단편적으로 진행되기 쉽다.

① 특례요양급여
② 시설급여
③ 재가급여
④ 가족요양급여
⑤ 특별현금급여

57. 재가급여종류로 옳지 않은 것은?

교재 P55

① 방문요양
② 노인요양시설
③ 단기보호
④ 방문목욕
⑤ 주야간보호

56 [해설]

재가급여의 장단점

장점
- 평소에 생활하는 친숙한 환경에서 지낼 수 있다.
- 사생활이 존중되고 개인 중심 생활을 할 수 있다.

단점
- 긴급한 상황에 신속하게 대응하기 어렵다.
- 의료, 간호, 요양서비스가 단편적으로 진행되기 쉽다.

57 [해설]

재가급여의 종류

– 방문요양, 방문목욕, 방문간호, 주.야간보호 ,단기보호, 기타재가급여

58 [해설]

장기요양 급여의 내용

가 재가급여: 방문요양, 방문목욕, 방문간호, 주 · 야간보호, 단기보호, 기타 재가급여
나. 시설급여: 노인요양시설, 노인요양 공동생활가정 (그룹 홈)
다. 특별현금급여: 가족요양비, 특례요양비, 요양병원간병비

61 [해설]

시설급여의 장단점

장점 : 의료, 간호, 요양서비스를 종합적으로 제공받을 수 있다.
단점 : 지역사회와 떨어져 지내며 소외되기 쉽다.
개인 중심의 생활이 어렵다.

58. 대상자의 가정에서 신체활동과 가사활동 등의 서비스를 제공하는 재가급여는? 〈22회〉

교재 P55

① 방문요양 ② 방문목욕
③ 방문간호 ④ 주야간보호
⑤ 단기보호

59. 우리나라에서 실시하는 재가급여의 종류로 묶인 것은?

교재 P55

가. 방문요양서비스	나. 주 · 야간보호서비스
다. 단기보호서비스	라. 방문목욕서비스

① 가, 나, 다 ② 가, 다
③ 나, 라 ④ 라
⑤ 가, 나, 다, 라

60. 재가급여에 속하는 것은?

교재 P55

① 독거노인방문 ② 도우미파견
③ 주,야간보호 ④ 노인 돌봄
⑤ 요양시설입소

61. 장기요양 급여 중 시설급여의 장점은? 〈32회〉

교재 P56

① 개인중심의 생활을 할 수 있다.
② 친숙한 환경에서 지낼 수 있다.
③ 사생활이 보호된다.
④ 종합적인 서비스를 받을 수 있다.
⑤ 본인일부부담금이 재가급여보다 저렴하다.

62. 다음 중 특별현금급여의 종류에 해당 되는 것은?

교재 P56

① 가족요양비
② 장례비
③ 종합병원 간병비
④ 요양병원 입원비
⑤ 종합병원 입원비

63. 시설급여와 특별현금 급여에 대한 설명으로 옳지 않은 것은?

교재 P56

① 시설급여는 노인요양시설과 노인요양 공동생활가정이 있다.
② 시설급여는 개인 중심의 생활이 어렵다.
③ 특별현금 급여는 가족요양비, 특례요양비가 있다.
④ 가족요양비는 도서 · 벽지 등 장기요양기관이 현저히 부족한 지역, 천재지변, 수급자의 신체 · 정신 또는 성격상의 사유 등으로 인해 가족 등으로 부터 방문요양에 상당한 장기요양급여를 받은 경우이다.
⑤ 특례요양비는 노인요양시설 등의 기관 또는 시설에서 재가급여 또는 시설급여에 상당한 장기요양급여를 받은 경우 수급자에게 지급되는 현금급여이다.

63 [해설]

③ 특별현금급여는 가족요양비, 특례요양비, 요양병원 간병비 가 있다.

64. 다음은 무엇에 대한 설명인가?

교재 P56

종류로는 노인요양시설과 노인요양공동생활 가정이 있다.

① 시설급여 ② 재가급여
③ 단기보호 ④ 주 · 야간보호
⑤ 방문요양

64 [해설]

시설 급여의 종류
① 노인요양시설 (10인 이상)
② 노인요양공동생활 가정 (9인 이하)

65. 다음은 보험급여의 내용 중 무엇에 대한 설명인가?

교재 P56

도서 · 벽지 등 장기요양기관이 현저히 부족한 지역, 천재지변, 수급자의 신체 · 정신 또는 성격상의 사유 등으로 인해 가족으로부터 방문요양에 상당한 장기요양급여를 받은 때 지급되는 현금급여

① 방문요양 ② 특례요양비
③ 요양병원 간병비 ④ 가족요양비
⑤ 단기보호

66. 수급자가 장기요양기관이 아닌 노인요양시설 등의 기관 또는 시설에서 재가급여 또는 시설급여에 상당한 장기요양급여를 받은경우 수급자에게 지급되는 현금급여를 무엇이라 하는가? 〈15회〉

교재 P56

① 특례요양비 ② 방문요양
③ 가족간병비 ④ 요양병원 간병비
⑤ 노령연금

67. 장기요양기관이 없는 외딴 섬에 살고 있는 대상자가 며느리로부터 방문요양에 상당하는장기요양급여를 받았다. 이 때 지급되는 특별현금 급여는?

교재 P56

① 시설급여 ② 재가급여
③ 가족요양비 ④ 특례요양비
⑤ 요양병원간병비

68. 방문요양의 장기요양요원은?

교재 P57

① 요양보호사 1급만이 서비스할 수 있다
② 요양보호사, 사회복지사
③ 시설장
④ 간호사
⑤ 물리치료사

69. 다음 중 장기요양요원에 대한 설명으로 옳은 것은?

교재 P57

① 방문요양과 방문목욕의 장기요양요원은 요양보호사이다.
② 신체활동 또는 가사활동지원 등의 서비스를 제공하는 자로 장기요양기관에 소속되어 있지 않은 자
③ 방문간호의 장기요양요원은 간호 업무 경력이 있는 자
④ 사회복지사
⑤ 방문간호의 장기요양요원은 간호조무사로 간호경력이 있는 자

67 [해설]

[특별현금급여]

(1) 가족요양비
도서·벽지 등 장기요양기관이 현저히 부족한 지역, 천재지변, 수급자의 신체·정신 또는 성격 상의 사유 등으로 인해 가족으로 부터 방문요양에 상당한 장기요양급여를 받은 때 지급되는 현금급여를 말한다.

(2) 특례요양비
수급자가 장기요양기관이 아닌 노인요양시설 등의 기관 또는 시설에서 재가급여 또는 시설급여에 상당한 장기요양급여를 받은 경우 수급자에게 지급되는 현금 급여를 말한다.

68 [해설]

장기요양요원

(노인장기요양보험법시행령 제11조 장기요양급여 종류별 장기요양요원의 범위)

- 방문요양에 관한 업무를 수행하는 장기요양요원은 요양보호사 또는 사회복지사이다.
- 방문목욕에 관한 업무를 수행하는 장기요양요원은 요양보호사이다.
- 방문간호에 관한 업무를 수행하는 장기요양요원은 다음과 같다.
  - 간호사로서 2년 이상의 간호 업무 경력이 있는 자
  - 간호조무사 중 3년 이상의 간호보조 업무 경력이 있는 자로서 보건복지부장관이 지정한 교육기관에서 소정의 교육을 이수한 자, 이 경우, 교육기관 지정 기준 및 절차 등 교육에 필요한 사항은 보건복지부장관이 정한다.
  - 치과 위생사

70. 장기요양기관은 수급자에게 재가급여 또는 시설급여를 제공한 경우 누구에게 장기요양급여비용을 청구하여야 하는가?

교재 P57

① 보건복지부장관 ② 시 · 도지사
③ 시장 · 군수 · 구청장 ④ 국민건강보험공단
⑤ 보험심사평가원

71. 본인일부 부담금에 대한 내용으로 옳지 않은 것은?

교재 P58

① 시설급여의 본인부담금은 20%이다
② 재가급여의 본인부담금은 15%이다
③ 저소득층, 의료급여수급권자 등은 법정 본인부담금의 100분의 40~60% 경감 하여준다.
④ 국민기초생활수급권자는 본인부담금이 15%이다
⑤ 비급여 항목은 전액을 본인이 부담한다.

72. 다음 중 ㉠과 ㉡에 들어갈 알맞은 말은?

교재 P58

> 노인장기요양보험법상 수급자가 장기요양급여 이용시 시설 급여비용은 당해 장기요양급여비용의 (㉠), 재가급여비용은 당해 장기요양급요비용의 (㉡)를 본인이 부담한다

	㉠	㉡		㉠	㉡
①	20%	15%	②	15%	20%
③	10%	5%	④	5%	10%
⑤	20%	10%			

73. 다음은 장기요양서비스 이용절차이다 ( )안에 들어갈 내용은?

교재 P58

> 서비스 신청접수 및 방문상담→(A)→ 서비스 이용계약 체결→(B) 모니터링실시/서비스 종료 또는 계속

	(A)		(B)
①	서비스제공계획 수립	→	서비스 제공
②	서비스제공계획 수립	→	장기요양인정 신청
③	장기요양이용계획수립	→	장기요양인정 신청
④	장기요양이용계획수립	→	서비스 제공
⑤	장기요양인정 신청	→	서비스 제공

71 [해설]

④ 국민기초생활수급권자는 본인부담금이 없다.

72 [해설]

본인부담금

급여 대상자가 시설급여를 이용하면 20%, 재가급여를 이용하게 되면 15%를 본인이 부담한다.

74. 장기요양서비스 이용절차로 옳은 것은?

교재 P58

① 장기요양기관과의 상담–서비스제공계획 –서비스이용계약–서비스제공–모니터링–서비스 종료
② 서비스이용계약–모니터링–장기요양기관과의 상담–서비스제공계획–서비스제공–서비스종료
③ 장기요양기관과의 상담–모니터링–서비스이용계약–서비스제공계획–서비스제공–서비스 종료
④ 서비스이용계약–서비스제공계획–모니터링–서비스제공–장기요양기관과의 상담–서비스종료
⑤ 서비스이용계약–서비스제공–모니터링–서비스제공계획–장기요양기관과의 상담–서비스 종료

75. 다음에 해당하는 내용은 무엇에 대한 설명인가?

교재 P59

대상자의 기본인적사항과 장기요양등급, 유효기간, 이용할 수 있는 급여의 종류와 내용, 대상자가 장기요양서비스를 제공받을 때 필요한 안내 사항 등이 포함되어 있다.

① 장기요양인정서
② 개인별장기요양이용계획서
③ 서비스 이용계약체결
④ 서비스 제공계획서
⑤ 장기요양표준계약서

76. 개인별장기요양이용계획서의 역할로 옳은 것은?

교재 P59

① 건강보험공단의 평가내용이다.
② 장기요양기관이 대상자를 잘 이해하는데 도움을 주는 자료이다.
③ 장기요양기관에서 계약 시 꼭 필요로 하지는 않는다.
④ 복지용구 구입 시 참고로 사용되는 필수 자료이다.
⑤ 장기요양기관에서의 모니터링 자료로 반드시 있어야 하는 자료이다.

참 고

수급자는 장기요양급여를 받으려면 장기요양기관에 장기요양인정서와 개인별 장기요양이용계획서를 제시하고,
장기요양기관은 수급자가 제시한 장기요양인정서와 개인별 장기요양계획서를 바탕으로 "장기요양급여제공계획서"를 작성하고 수급자의 동의를 받는다.

77. **다음은 무엇에 관한 내용인가?**

교재 P59

- 등급판정을 받은 대상자에게 국민보험공단이 발급한다.
- 대상자의 기본인적사항, 장기요양등급 등이 기재된다.

① 개인별 장기이용계획서 ② 장기요양인정서
③ 장기요양급여제공계획서 ④ 모니터링
⑤ 서비스신청서

78. **장기요양인정에서 수급자 안내사항으로 옳지 않은 것은?**

교재 P60

① 장기요양 보험료 2회 미납 시 장기요양급여를 받을 수 없다.
② 의료급여수급권자는 본인부담금이 면제 된다
③ 갱신신청을 할 경우 유효기간이 끝나기 90일 전부터 30일 전까지 공단에 신청한다.
④ 초과비용은 및 비급여비용은 전액부담 한다.
⑤ 등급판정에 이의가 있는 경우 통보 받은 날로 부터 90일 이내에 이의신청한다.

79. **대상자 요청에 의한 서비스 제공 계획을 수립 하기 전 장기요양기관이 해야 할 일은?**

교재 P62

① 서비스 이용계약을 체결한다.
② 서비스를 제공한다.
③ 대상자의 기능 상태와 욕구를 파악한다.
④ 모니터링 을 실시한다.
⑤ 서비스 종료 계획을 세운다.

80. **다음은 장기요양서비스 이용절차에 대한 설명이다. 설명에 알맞은 것은?**

교재 P62

- 대상자의 기능 상태와 욕구평가를 실시한다.
- 서비스의 목표를 설정하고 구체적인 서비스의 내용과 횟수, 비용을 결정한다.

① 서비스이용 계약 체결 ② 모니터링
③ 서비스 신청 및 상담접수 ④ 서비스 종료 혹은 계속
⑤ 서비스 제공 계획 수립

78 [해설]

【수급자 안내사항】

- 「노인장기요양보험법」 제40조에 따라 「의료급여법」 제3조제1항제1호에 따른 의료급여를 받는 사람은 본인부담금이 면제되고, 「의료급여법」 제3조제1항제1호 외의 규정에 따른 의료급여를 받는 사람은 본인부담금이 60% 경감됩니다.
- 장기요양급여는 월 한도액 범위 내에서 이용이 가능하며, 이를 초과하는 비용 및 비급여비용은 본인이 전액 부담합니다.
- 장기요양보험료를 6회 이상 납부하지 아니하면 장기요양급여를 받을 수 없습니다.
- 장기요양인정 등급판정결과에 대해 이의가 있는 경우 통보를 받은 날로부터 90일 이내에 공단에 증명서류를 첨부하여 심사청구할 수 있습니다.
- 장기요양인정의 갱신신청을 하려는 경우에는 유효기간이 끝나기 90일 전부터 30일 전까지의 기간 동안에 공단에 신청해야 합니다.
- 장기요양급여의 종류 및 내용이"가족요양비"인 경우 「노인장기요양보험법」제27조의2 및 같은 법 시행규칙 제21조의3에 따라 지급계좌를 특별현금급여수급계좌로 신청 · 변경 할 수 있습니다.
- 「노인장기요양보험법」제15조제4항에 따라 거짓이나 그 밖의 부정한 방법 등으로 장기요양인정을 받은 것으로 의심되는 경우 공단은 인정조사를 실시하여 다시 등급판정을 할 수 있습니다.

79 [해설]

욕구평가

대상자의 욕구와 문제를 해결하기 위하여 정보를 수집하고 분석하여 대상자의 상황을 명확하게 하는 것이다. 욕구평가를 할 때는 대상자의 신체적 상황뿐만 아니라 정신심리 상태, 사회 환경까지 파악해야 한다.

81. **장기요양서비스가 종료되는 시점이 아닌 것은?**

교재 P62

① 대상자가 원할 때
② 요양병원에 입원 했을 때
③ 대상자가 다른 가족과 살게 되었을 때
④ 대상자가 사망했을 때
⑤ 대상자의 유효기간 만료 이후

82. **다음은 메슬로우 욕구 단계 중 몇 단계인가?**

교재 P63

• 신체나 정신이 고통이나 위험으로부터 안전하기를 추구하는 단계

① 5단계
② 3단계
③ 4단계
④ 1단계
⑤ 2단계

82 [해설]

매슬로의 욕구단계

- 1단계 (생리적 욕구) : 배고픔, 목마름, 배설, 수면, 성 등과 같은 생리적 욕구를 해결하는 단계
- 2단계 (안전의 욕구) : 신체나 정신이 고통이나 위험으로부터 안전하기를 추구하는 단계
- 3단계 (사랑과 소속의 욕구) : 가족이나 친구 모임 등 어떤 단체에 소속되어 사랑받고 싶어 하는 단계
- 4단계 (존경의 욕구) : 타인에게 지위, 명예 등을 인정받고 존중받고 싶어 하는 단계
- 5단계 (자아실현의 욕구) : 가장 상위인 욕구. 자기완성, 삶의 보람, 자기만족 등을 느끼는 단계

83. **매슬로우(Maslow, A. H)의 인간의 욕구 5단계 중 대상자의 기본적인 생리적 욕구를 충족시켜주는 요양보호사 활동으로 옳은 것은?**

교재 P63

① 대상자의 식사를 챙겨준다.
② 함께 산책한다.
③ 함께 시장간다.
④ 음악을 들려드린다.
⑤ 통증이 있는 부위를 마사지한다.

84. 매슬로우(Maslow, A. H)는 인간의 욕구를 5단계로 분류하였다. 대상자의 생존에 필요한 물, 음식, 수면 등과 같은 욕구 단계에 해당하는 것으로 옳은 것은? 〈26회〉

교재 P63

① 자아실현의 욕구
② 존경의 욕구
③ 사랑과 소속의 욕구
④ 안전의 욕구
⑤ 생리적 욕구

85. 매슬로우의 욕구 1단계인 생리적 욕구에 속하는 것은?

교재 P63

① 책임 ② 안전
③ 소속 ④ 자아존중
⑤ 배고픔

86. 신체활동지원서비스의 내용이 아닌 것은?

교재 P64

① 세면 도움은 얼굴, 목, 손 씻기, 세면장까지의 이동 보조, 세면 동작지도, 세면 지켜보기를 원칙으로 한다.
② 옷 갈아입히기는 의복준비, 지켜보기 및 지도, 속옷, 겉옷 갈아입히기, 의복 정리를 원칙으로 한다.
③ 체위변경은 자세의 변경, 일어나 앉기시 도움을 원칙으로 한다.
④ 이동 도움은 침대에서 휠체어로 옮겨 타기 등, 시설 내 보행 지켜보기, 보행 도움, 산책을 원칙으로 한다.
⑤ 식사 도움은 한 끼의 식사준비만을 원칙으로 한다.

87. 요양보호서비스 분류가 잘못된 것은?

교재 P64

① 신체활동지원 – 세면도움, 구강청결도움
② 가사 및 일상생활지원 – 식사준비, 체위변경
③ 정서지원 – 말벗, 격려
④ 방문목욕 – 입욕준비, 몸씻기
⑤ 시설환경관리 – 린넨정리, 침구관리

88. 신체기능의 유지증진이라 할 수 있는 서비스는?

교재 P65

① 기저귀교환 ② 머리단장
③ 관절 오그라듦 예방 ④ 기저귀 교환
⑤ 산책 돕기

85 [해설]

매슬로의 욕구단계

- 1단계 (생리적 욕구) : 배고픔, 목마름, 배설, 수면, 성 등과 같은 생리적 욕구를 해결하는 단계
- 2단계 (안전의 욕구) : 신체나 정신이 고통이나 위험으로부터 안전하기를 추구하는 단계
- 3단계 (사랑과 소속의 욕구) : 가족이나 친구 모임 등 어떤 단체에 소속되어 사랑받고 싶어 하는 단계
- 4단계 (존경의 욕구) : 타인에게 지위, 명예 등을 인정받고 존중받고 싶어 하는 단계
- 5단계 (자아실현의 욕구) : 가장 상위인 욕구. 자기완성, 삶의 보람, 자기만족 등을 느끼는 단계

88 [해설]

신체기능의 유지 · 증진? 관절 오그라듦 예방, 일어나 앉기 연습 도움, 보행, 서있기 연습, 보조기구 사용 운동 보조, 보장구 장치 도움(지켜보기 포함)을 포함한다.

꼭 알아두기

요양보호업무의 유형

① 신체활동지원
② 가사 및 일상생활지원
③ 정서지원 및 의사소통지원
④ 인지지원
⑤ 방문목욕

89. **다음에 해당하는 요양보호업무의 유형은?**

교재 P65

- 외출 시 동행, 병원방문 시 부축
- 식사준비, 세탁

① 신체지원 ② 가사 및 일상생활지원
③ 응급서비스 ④ 정서지원
⑤ 방문목욕서비스

90 [해설]

기존에 놓여있던 생활용품 등을 요양보호사의 판단으로 다른 곳으로 옮겨서는 안 된다.

90. **대상자에게 제공하는 가사 및 일상생활 지원 서비스에 해당하는것은?**

교재 P65

① 대상자에게 몸단장을 해준다
② 대상자와 함께 보건소 방문을 한다
③ 대상자의 이야기를 들어준다
④ 이불, 침구류를 세탁 후 장롱에 정리해 준다
⑤ 대상자가 앉았다 일어서는 행동을 도와준다

91. **요양보호사의 업무서비스에 대한 설명으로 옳지 않은 것은?**

교재 P65

① 체위 변경은 자세 변경, 앉거나 일어나기 시 도움.
② 몸 씻기 도움은 무조건 스스로 하게 한다.
③ 개인활동지원은 외출 시 부축도 포함된다.
④ 의사소통 도움은 말벗, 격려 등이다.
⑤ 기능회복훈련 서비스는 요양보호업무가 아니다.

92. **다음에 해당하는 요양보호업무의 유형은?**

교재 P66

- 인지관리지원, 인지활동형 프로그램 제공

① 방문목욕 지원 ② 정서 지원
③ 의사소통 지원 ④ 인지 지원
⑤ 신체활동 지원

93. 요양보호서비스에 해당하지 않는 서비스는?

교재 P66

① 욕창관리, 도뇨 ② 청소 및 주변정돈
③ 의사소통 도움 ④ 방문목욕
⑤ 옷 갈아입히기

93 [해설]
요양보호사의 제한된 업무
노인장기요양보험표준서비스 분류 중,
• 기능회복훈련서비스
• 간호처치서비스 등은 해당 분야의 전문적인 교육과 훈련을 받고 자격을 갖춘 자가 제공한다.

94. 요양보호 업무의 유형 중 제한된 서비스는?

교재 P66

① 신체활동지원서비스 ② 일상생활지원서비스
③ 개인활동지원서비스 ④ 정서지원서비스
⑤ 간호처치서비스

94 [해설]
간호처치서비스– 전문적인 교육과 훈련을 받고 자격을 갖춘 자가 제공해야 하므로 요양보호사의 업무에서 제외된다.

95. 요양보호사가 할 수 있는 신체활동지원 서비스로 옳은 것은? 〈27회〉

교재 P66

① 구강관리 ② 흡인
③ 도뇨 ④ 위관영양
⑤ 활력징후 측정

96. 다음은 요양보호문제 사례이다. 요양보호사의 대처방안으로 옳은 것은?

교재 P67

대상자가 식사 후에 양치질을 하지 않으려고 한다.

① 다음에는 꼭 닦자고 얘기해둔다.
② 식사를 제공하지 않는다고 협박한다.
③ 의사소통이 되지 않으면 그냥 둔다.
④ 양치를 심하게 거부하면 입안 헹구기를 하는 등 방법을 바꾸어 본다.
⑤ 거즈를 입안에 물려 놓는다.

97. 기저귀 교환을 거부하는 대상자를 돕는 방법으로 가장 적합한 것은?

교재 P69

① 기저귀를 착용하지 않고 그냥 둔다.
② 유치도뇨관을 삽입한다.
③ 오염되고 더러워진다고 야단친다.
④ 거부하는 이유를 파악하여 신뢰감을 가질 수 있도록 한다.
⑤ 두 손을 묶어 둔다.

98. 기저귀 안으로 자주 손을 넣는 대상자를 도울 수 있는 방법으로 옳지 않은 것은?

교재 P70

① 기저귀를 채우지 않는 것도 검토하고, 식사시간과 배설시간의 관계를 알아본 후 화장실에 규칙적으로 데리고 간다.
② 의식적으로 손을 넣는 것은 피부에 무언가 이상이 발생하여 가려워서 그럴 수 있기 때문에 음부에 습진, 발진 등 피부 이상이 있는지 확인한다.
③ 음부에 손을 넣어 긁혀서 상처가나지 않도록 손톱을 항상 짧게 하고, 손을 자주 씻겨 청결을 유지한다.
④ 습관적으로 손을 넣는 경우에는 수용적인 태도를 취한다.
⑤ 오염이 될 수 있으므로 손을 묶는다.

98 [해설]

피부에 무언가 이상이 발생하여 가려워서 그럴 수 있으므로 음부에 습진, 발진 등 이상이 없는지 기저귀 착용이 잘못되어 있는지 확인하고 음부에 손을 넣어 긁혀서 상처가 나지않도록 손톱을 항상 짧게하고, 손을 자주 씻겨 청결을 유지한다.

99. 변비인 대상자가 관장을 해달라고 요구할 때 요양보호사의 행동으로 옳은 것은? 〈21회〉

교재 P70

① 관장을 해드린다.
② 못 들은 척한다.
③ 의료행위라 요양보호사의 업무가 아님을 설명하고 의료진과 상의한다.
④ 내 업무가 아님으로 무시한다.
⑤ 요양보호사의 판단에 따라 변비약을 제공한다.

100. 입맛이 없다고 식사를 거부하는 대상자를 돕는 방법으로 옳은 것은?

교재 P72

① 식욕저하의 원인을 파악하고 필요시 보고한다.
② 병원에 모시고 가서 영양제를 맞게 권유한다.
③ 억지로 먹인다.
④ 입맛이 돌아올 때 까지 기다린다.
⑤ 자극적인 음식을 제공한다.

101. 대상자가 큰 돈을 은행가서 아들에게 보내 달라고 요구했을 때 올바른 돕기 방법은? 〈15회〉

교재 P74

① 흔쾌히 심부름을 한다.
② 시설장에게 보고한다.
③ 반드시 대상자와 함께 은행에 간다.
④ 은행 업무 수행 사전에 가족에게 알린다.
⑤ 고액과 관련된 서비스는 수행할 수 없음을 설명한다.

101 [해설]
대상자나 가족과 동반하기 어려운 경우에는 은행업무 수행 사전에 가족에게 알리고 확인을 받는다.

102. 다음 중 상황별 요양보호서비스 대처방법으로 옳은 것은?

교재 P67~75

① 외출 시 요양보호사 차량을 이용한다.
② 차량 이용 시 요양보호사는 길 안내를 위해 운전석 옆자리에 앉는다.
③ 때리고 고함치며 목욕을 거부하는 대상자는 무리하게 목욕을 시키지 않는다.
④ 대상자 가족과 관련된 은행업무 요청 시 흔쾌히 응한다.
⑤ 고액과 관련된 은행 업무는 절대 하지 않는다.

103. 요양보호사 준수사항 3가지 기본원칙에 맞지 않는 것은?

교재 P76

① 수급자 또는 보호자와 상담을 실시한다. - 수급자 중심의 급여 제공
② 수급자의 욕구를 종합적으로 파악한다. - 수급자 중심의 급여 제공
③ 기관의 운영규정, 근로계약의 내용을 숙지한다. - 급여제공 계획과 기준에 근거한 급여제공
④ 급여를 제공할 때 항상 단정하고 위생적인 복장을 착용한다. - 급여제공 계획과 기준에 근거한 급여제공
⑤ 수급자의 가족이 부당한 요구를 할 경우 즉시 거절한다. - 급여제공계획과 기준에 근거한 급여제공

104 [해설]
대상자가 치매 등으로 인지능력이 없는 경우에는 보호자에게 동의를 구한다.

105 [해설]
- 대상자의 개인정보 및 서비스 제공 중 알게 된 비밀을 누설하여서는 안된다.
- 대상자의 상태변화 서비스를 추가, 변경, 의료적 진단 등이 필요하다고 판단되는 경우 시설장 또는 관리책임자에게 신속하게 보고한다.

104. 요양보호사 준수사항으로 옳지 않은 것은?

교재 P77

① 대상자의 자립생활을 위해 대상자의 능력을 최대한 활용한다.
② 대상자가 치매 등으로 인지능력이 없는 경우 요양보호사의 판단에 의해 서비스 제공한다.
③ 대상자의 개인정보 및 서비스 제공 중 알게 된 비밀을 누설하지 않는다.
④ 요양보호사의 모든 서비스는 대상자에게만 제공한다.
⑤ 대상자에게 응급 상황이 발생한 경우 응급처치하고 응급처치를 할 수 없는 경우 가장 가까운 의료기관으로 대상자를 옮긴다.

105. 요양보호사 준수사항으로 옳은 것은? 〈25회〉

교재 P77

① 요양보호사 중심의 서비스가 이루어져야 한다.
② 서비스 제공 전 보호자와 상의한다.
③ 대상자의 비밀은 시설장과 공유한다.
④ 요양보호사가 제공하는 서비스는 대상자에게만 제공한다.
⑤ 대상자의 상태 변화가 있을 시 즉시 병원으로 이송한다

106. 요양보호사 준수사항으로 옳은 것은?

교재 P77

① 대상자가 싫어해도 서비스를 제공한다.
② 대상자가 동의하지 않아도 서비스를 제공해야 한다.
③ 대상자가 원하면 모두 다 해준다.
④ 서비스 제공 중 예기치 못한 사고 발생 시 보호자에게 신속히 보고한다.
⑤ 서비스 제공 중 보호자나 대상자와의 의견이 상충 될 때는 불필요한 마찰을 피하고 시설장 또는 관리책임자에게 보고한다.

107. 요양보호사 금지 행위가 아닌 것은?

교재 P77

① 동료와 자신의 사적 비밀 공유 행위
② 수급자 유인 알선 행위
③ 본인부담금 면제 행위
④ 부당수급 관련 행위
⑤ 자료 거짓 작성 행위

108. **다음은 요양보호사의 금지 행위 중 어디에 해당하는가?**

교재 P78

영리를 목적으로 금전, 물품, 노무, 향응 등을 제공하거나 제공할 것을 약속하는 방법으로 수급자를 장기요양기관에 소개, 유인하는 행위

① 본인 부담금 면제 및 감경 금지
② 비밀 누설 금지
③ 수급자 유인 알선 행위 금지
④ 부당수급관련행위 금지
⑤ 급여제공자료 거짓 작성 금지

109. **요양보호사의 자격 취소 사유가 아닌 것은?**

교재 P79

① 요양보호사의 결격사유에 해당되는 경우
② 노인에 대한 금지 행위를 위반하여 처벌받은 경우
③ 거짓이나 그 밖의 부정한 방법으로 자격을 취득한 경우
④ 몸이 불편하여 센타장에게 보고하고 다른 요양보호사에게 업무를 부탁한 경우
⑤ 자격증을 대여 또는 위조, 변조한 경우

110. **숙련된 요양서비스에에 대한 지식과 기술로 대상자를 도와주는 역할은?**

교재 P80

① 정보 전달자 역할　② 말벗과상담자 역할
③ 관찰자 역할　④ 숙련된수발자 역할
⑤ 동기유발자 역할

111. **요양보호사의 역할 중 대상자의 맥박, 호흡, 체온, 혈압 등의 변화와 투약 여부, 질병의 변화에 대한 증상뿐 아니라 심리적인 변화까지 힘쓰는 요양보호사의 역할로 옳은 것은?**

교재 P81

① 숙련된수발자　② 정보전달자
③ 관찰자　④ 말벗과상담자
⑤ 동기유발자

[해설]

[요양보호사의 역할]

요양보호사는 대상자의 신체를 돌보는 업무와 식사, 배설, 목욕, 이동, 청소, 세탁, 외출 돕기 등의 일상업무 보조와 생활 상담을 지원한다. 이러한 서비스를 하는 요양보호사의 주요한 역할은 다음과 같다.

(1) 정보 전달자 역할

대상자의 신체적 심리적인 정보를 가족, 시설장 또는 관리책임자, 의료기관의 의료진에게 전달하며 필요시 이들의 지시사항을 대상자와 가족에게 전달한다.

(2) 관찰자 역할

맥박, 호흡, 체온, 혈압 등의 변화와 투약 여부, 질병의 변화에 대한 증상뿐만 아니라 심리적인 변화까지 관찰한다.

(3) 숙련된 수발자역할

숙련된 요양보호서비스에 대한 지식과 기술로 대상자의 불편함을 경감해주기위해 필요한 서 비스를 지원하여 대상자를 도와준다.

(4) 말벗과 상담자 역할

효율적인 의사소통 기법을 활용 하여 대상자와 관계를 형성하고 필요로 하는 서비스를 제공하여 대상자의 신체적, 정신적, 심리적 안위를 도모한다.

(5) 동기 유발자 역할

신체활동지원서비스나 일상생활지원서비스 등을 제공하는 것에 그치지 않고 대상자가 능력을 최대한 발휘하도록 동기를 유발하며 지지한다.

(6) 옹호자 역할

가정이나, 시설, 지역사회에서 학대를 당하거나 소외되고 차별 받는 대상자를 위해 대상자의 입장에서 편들어 주고 지켜준다.

정답

112. ⑤ 113. ① 114. ③

112. 신체활동지원서비스나 일상생활지원서비스 등을 제공하는 것에 그치지 않고 대상자에게 동기를 부여하여 자신의 능력을 최대한 발휘하도록 돕는 것은 요양보호사의 어떤 역할인가?

교재 P81

① 정보 전달자 역할
② 말벗과상담자 역할
③ 관찰자 역할
④ 숙련된수발자 역할
⑤ 동기 유발자 역할

113. 수급자가 요양보호사에게 요구해서는 안 되는 행위에 속하지 않는 것은?

교재 P81

① 수급자 방 정리
② 수급자 가족의 식사준비
③ 수급자 집 잔디 깎기
④ 수급자 가족 가게 보기
⑤ 수급자 집안 경조사 지원

114. 요양보호사 고충상담 전용 전화 연결이 잘못된 것은?

교재 P82

① 직장 내 성희롱 - 국번없이 1350
② 직장 내 직원 간 괴롭힘 - 1522-9000
③ 직원에 대한 이용자 괴롭힘 - 국번없이 3883
④ 여성폭력, 성폭력 채팅상담 - 지역번호+1366
⑤ 근로자 심리상담지원 프로그램 - 1566-5228

I부 요양보호와 인권

3장 인권과 직업윤리

01. 1. 인권의 의미를 설명한 것으로 옳은 것은?

교재 P86

① 인간이 자연인으로 누려야 할 당연한 권리를 의미한다.
② 인권의 법적 근거는 보건복지법에 따른다.
③ 인권은 노동을 하는 사람에게만 있다.
④ 사생활의 비밀과 자유보장은 인권이 아니다.
⑤ 인권은 참는 것이다.

02. 노인인권의 영역에 속하지 않는 것은

교재 P87~88

① 건강권
② 정치 · 종교 · 문화 생활권
③ 주거권
④ 자기결정권
⑤ 자유권

02 [해설]

노인의 인권 영역
① 건강권
② 주거권
③ 인간존엄권 및 경제, 노동권
④ 정치, 종교, 문화 생활권
⑤ 교류, 소통권
⑥ 자기결정권

03. 노인의 인권영역 중 무엇에 대한 설명인가?

교재 P87

• 적절한 치료와 간호서비스를 받을 권리 • 개인적 일상생활을 보호받을 권리

① 주거권
② 인간존엄권 및 경제 · 노동권
③ 건강권
④ 자기결정권
⑤ 자유권

04. 재가노인의 인권보호에 대한 설명으로 옳은 것은?

교재 P89

① 시설정보에 대한 접근성을 보장받을 권리가 있다.
② 사생활과 비밀 보장에 관한 권리가 있다.
③ 건강권을 위해 국민건강보험과 노인장기요양보험 노인돌봄사업이 있다.
④ 안락한 가정과 같은 환경에서 생활할 권리가 있다.
⑤ 신체구속을 받지 않을 권리가 있다.

05. 재가노인 인권보호 중 생존권을 위한 정부의 사업으로 알맞은 것은?

교재 P89

① 국민건강보험
② 노인장기요양보험
③ 노인돌봄사업
④ 노인일자리 지원사업
⑤ 노인복지관

06. 건강권 보호를 위한 사업 설명으로 바르게 된 것은?

교재 P89

① 공적연금으로 국민연금과 기초연금을 사용하고 있다.
② 국민건강보험은 재가 서비스를 통해 필요한 서비스를 제공한다.
③ 장기요양보험은 재가노인의 건강 유지와 치료권을 보장하고 있다.
④ 노인일자리지원사업은 경제활동을 할 수 있도록 한다.
⑤ 장기요양보험은 가정에서 필요한 요양서비스를 제공받을 수 있다.

06 [해설]

건강권 보호를 위해 국민건강보험은 질병의 치료, 예방, 건강증진 사업을 통해 재가 노인의 건강 유지와 치료권을 보장하고, 노인장기요양보험은 재가서비스를 통해 노인이 익숙한 자신의 집에서 필요한 요양서비스를 제공받을 수 있게 하고 있다.

07. 시설생활노인 권리보호를 위한 윤리강령에 대한 설명이다. 바르게 된 것은?

교재 P90

① 가족들의 인간다운 생활을 보장하기 위함이다.
② 입소 전 단계에서 시설정보에 대해 접근성을 보장받을 권리가 있다.
③ 입소 전 단계에서 개별화된 서비스를 제공받을 권리가 있다.
④ 생활단계에서 노인 스스로 결정하고 거주지를 선택할 권리가 있다.
⑤ 퇴소단계에서 질 높은 서비스를 제공받을 권리가 있다.

07 [해설]

- 시설정보에 대한 접근성을 보장받을 권리
- 충분한 정보를 제공받을 권리
- 스스로 입소를 결정하고 계약할 권리

08. 다음은 시설생활노인 윤리강령 중 어느 단계에 해당되는가?

교재 P90

- 시설정보에 대한 접근성을 보장받을 권리
- 충분한 정보를 제공받을 권리
- 스스로 입소를 결정하고 계약할 권리

① 재가 단계
② 입소전 단계
③ 생활 단계
④ 입원 단계
⑤ 퇴소 단계

09. 다음에서 설명하는 시설 생활 노인 권리보호를 위한 윤리강령에 해당되는 것은?

교재 P92

- 노인의 욕구를 파악하고 돌봄 계획을 수립하여야 한다
- 시설의 모든 내용은 사전에 설명을 하고 자유선택에 의해 진행되어야 한다
- 생활실에 노인 개인물품을 설치하거나 이용하는 것을 허용해야 한다

① 개별화된 서비스를 제공받고 선택할 권리
② 안락하고 안전한 생활환경을 제공받을 권리
③ 사생활과 비밀 보장에 관한 권리
④ 존엄한 존재로 대우받을 권리
⑤ 질 높은 서비스를 받을 권리

10. 시설에 입소하고 있는 노인의 권리보호를 위한 윤리강령이다. 바르지 못한 것은?

교재 P92~98

① 존엄한 존재로 대우 받을 권리
② 질 높은 서비스를 받을 권리
③ 가정과 같은 환경에서 생활할 권리
④ 신체구속을 받지 않을 권리
⑤ 신체 문제와 상관없이 언제든지 외출이 가능하고 자유롭게 바깥출입을 할 수 있는 권리

[해설]

〈시설생활 윤리강령〉

- 시설 운영 및 생활관련 정보를 제공받고 입소를 선택할 수 있는 권리
- 개인적 욕구에 상응하는 서비스를 제공받고 선택할 수 있는 권리
- 안락한 가정과 같은 환경과 안전한 주거환경에서 생활할 권리
- 개인적 사생활과 비밀보장에 대한 권리
- 존경과 존엄한 존재로 대우받고, 차별 및 노인학대를 받지 않을 권리
- 부당한 신체구속을 받지 않을 권리
- 건강한 생활을 위한 서비스를 제공받을 권리
- 시설 내 · 외부 활동 및 사회적(종교, 정치 등) 관계에 참여할 권리
- 개인 소유의 재산과 소유물을 스스로 관리할 권리
- 이성교재, 성생활, 기호품 사용에 관한 자기 결정의 권리
- 고충의 표현과 해결을 요구할 권리
- 퇴소를 결정하고 퇴소 후 거주지를 선택할 권리
- 시설 종사자와 동료 노인의 인권을 보호해야 할 권리

[해설]

〈생활 단계〉

(1) 개별화된 서비스를 제공받고 선택할 권리
(2) 안락하고 안전한 생활환경을 제공받을 권리
(3) 사생활과 비밀 보장에 관한 권리
(4) 존엄한 존재로 대우받을 권리
(5) 차별 및 노인학대를 받지 않을 권리
(6) 신체구속을 받지 않을 권리
(7) 질 높은 서비스를 받을 권리
(8) 시설 내 · 외부 활동 및 사회적 관계에 참여할 권리
(9) 자신의 재산과 소유물을 스스로 관리할 권리
(10) 이성교제, 성생활, 기호품 사용에 관한 자기 결정의 권리
(11) 자신의 견해와 불평을 표현하고 해결을 요구할 권리

11. 다음은 생활단계에서 지켜야 할 윤리강령이다 해당 되는 것은?

교재 P92

> • 신체기능을 고려한 주거환경을 제공하여야 한다.
> • 가정과 같은 환경을 제공하기 위해 환기, 채광, 청소상태 등을 점검해야 한다.
> • 소방기구를 정기적으로 점검해야 한다.

① 개별화된 서비스를 제공받고 선택할 권리
② 안락하고 안전한 생활환경을 제공받을 권리
③ 사생활과 비밀 보장에 관한 권리
④ 존엄한 존재로 대우받을 권리
⑤ 질 높은 서비스를 받을 권리

12. 다음은 생활단계에서 지켜야 할 윤리강령이다 무엇에 대한 설명인가?

교재 P93

> • 개인정보를 수집하고 활용하기 전에 사전에 충분히 설명하고 동의를 구해야 한다.
> • 입소상담을 통해 얻은 정보를 당사자의 허락 없이 타인에게 노출해서는 안된다.
> • 정보와 기록에 대한 접근을 허용해야 된다.

① 존엄한 존재로 대우 받을 권리
② 개별화된 서비스를 제공받고 선택할 권리
③ 사생활과 비밀 보장에 관한 권리
④ 차별 및 노인 학대를 받지 않을 권리
⑤ 신체구속을 받지 않을 권리

13. 다음에 해당하는 문제 사례는 무엇에 대한 설명인가?

교재 P93

> 박씨 할아버지는 와상상태로 거동이 매우 불편하다 박씨 할아버지의 유일한 낙은 자녀들과 얘기를 나누는 일이다 그러나 휴대전화가 없고 방에는 별도의 전화가 설치되어 있지 않다 그렇기 때문에 자녀들이 방문 했을 때만 이야기를 나눌 수 있고 평소에는 늘 외롭게 지내고 있다

① 존엄한 존재로 대우 받을 권리
② 개별화된 서비스를 제공받고 선택할 권리
③ 사생활과 비밀 보장에 관한 권리
④ 차별 및 노인학대를 받지 않을 권리
⑤ 자신의 견해와 불평을 표현하고 해결을 요구할 권리

14. 다음 설명에 해당하는 시설 생활노인 권리보호를 위한 윤리강령은?

교재 P93

노인의 권리가 침해될 우려가 있거나, 침해 받은 경우 이의 회복과 구제를 위한 적극적 조치를 강구해야 한다.

① 안락하고 안전한 생활환경을 제공받을 권리
② 질 높은 서비스를 받을 권리
③ 존엄한 존재로 대우 받을 권리
④ 신체구속을 받지 않을 권리
⑤ 불평의 표현과 해결을 요구할 권리

15. 다음은 생활단계에서 지켜야 할 윤리강령이다. 무엇에 대한 설명인가?

교재 P94

• 노인의 권익신장을 위한 상담과 조치를 취하여야 한다. • 노인의 인권을 존중할 의무가 있으며 인권교육을 실시하여야한다. • 생활노인, 가족, 시설장, 종사자는 상호 존엄성을 인정하여야 한다.

① 신체구속을 받지 않을 권리
② 차별 및 학대를 받지 않을 권리
③ 존엄한 존재로 대우받을 권리
④ 개별화된 서비스를 제공받고 선택할 권리
⑤ 사생활과 비밀보장에 대한 권리

16. 다음은 생활단계에서 지켜야 할 윤리강령이다. 무엇에 대한 설명인가?

교재 P94

• 성별, 종교, 신분, 경제력, 장애 등을 이유로 차별해서는 안된다. • 어떠한 이유로도 학대 행위를 해서는 안되며 학대피해노인에 대한 조치를 취해야 한다. • 노인의 의사에 반하는 노동행위를 시켜서는 안된다.

① 존엄한 존재로 대우 받을 권리
② 신체구속을 받지 않을 권리
③ 질 높은 서비스를 받을 권리
④ 안락하고 안전한 생활환경을 제공받을 권리
⑤ 차별 및 노인학대를 받지 않을 권리

17. 다음에 해당되는 문제 사례는 무엇에 대한 설명인가?

교재 P94

김씨할머니는 "저 노인네는 자식들이 자주 오고, 여기 직원들한테 선물도 하고 먹을 것도 자주 사와, 그래서 그런지 요양보호사들이 말 한마디를 해도 다른 사람한테 하는 것보다 고분고분하게 해, 아무래도 기분이 좋지는 않지" 라고 말했다

① 신체구속을 받지 않을 권리
② 차별 및 학대를 받지 않을 권리
③ 존엄한 존재로 대우받을 권리
④ 개별화된 서비스를 제공받고 선택할 권리
⑤ 사생활과 비밀보장에 대한 권리

18. 다음은 생활단계에서 지켜야 할 윤리강령이다. 무엇에 대한 설명인가?

교재 P95

• 급여제공과정에서 생활노인을 격리하거나 억제대 등을 사용하여 묶는 등 신체적 제한을 하면 안된다. • 긴급하거나 어쩔 수 없는 경우로 사용할 경우에는 본인이나 가족에게 알려야 한다.

① 존엄한 존재로 대우 받을 권리
② 신체구속을 받지 않을 권리
③ 질높은 서비스를 받을 권리
④ 안락하고 안전한 생활환경을 제공받을 권리
⑤ 차별 및 노인학대를 받지 않을 권리

19. 다음에 해당되는 문제 사례는 무엇에 대한 설명인가?

교재 P95

거동이 불편한 백씨 할아버지는 배회 중에 넘어져 다리가 골절된 경험이 있다. 이후부터 요양보호사가 자리를 비울 때는 손과 발을 묶어 놓고 나가기 때문에 하루에도 몇 번씩 억제를 당하고 있다

① 신체구속을 받지 않을 권리
② 차별 및 학대를 받지 않을 권리
③ 존엄한 존재로 대우받을 권리
④ 개별화된 서비스를 제공받고 선택할 권리
⑤ 사생활과 비밀보장에 대한 권리

20. 다음은 생활단계에서 지켜야 할 윤리강령이다. 무엇에 대한 설명인가?

교재 P95

- 개인적인 선호와 건강 및 기능 상태에 따라 다양한 급식을 개별화된 식단으로 운영해야 한다.
- 기저귀케어가 불필요한 노인에게 일괄적으로 기저귀를 사용하지 않도록한다.
- 월별 입소비용 미납 등의 이유로 시설에서 제공하는 서비스 이용을 제한해서는 안된다.

① 개별화된 서비스를 제공받고 선택할 권리
② 존엄한 존재로 대우받을 권리
③ 안락하고 안전한 생활환경을 제공받을 권리
④ 건강한 생활을 위한 질 높은 생활서비스 및 보건의료 서비스를 받을 권리
⑤ 사생활과 비밀보장에 대한 권리

21. 다음에 해당되는 문제 사례는 무엇에 대한 설명인가?

교재 P96

이씨 할머니는 머리를 만지면서 "아무리 나이를 먹었고, 시설에서도 남의 도움으로 생활하고 있다고 하지만 저 사람한테 파마를 하면 머리카락이 많이 상해 약이 안 좋은가봐 못돼 먹은 봉사자야" 라며 화를 내신다. 봉사자는 "봉사는 제가 해도 파마약값은 시설장이 내는데 가장 싼 약으로 하라고 해서 어쩔수 없었어요 저도 마음이 아파요" 라고 하였다 .

① 사생활과 비밀보장에 대한 권리
② 건강한 생활을 위한 질 높은 생활서비스 및 보건의료서비스를 받을 권리
③ 개별화된 서비스를 제공받고 선택할 권리
④ 차별 및 학대를 받지 않을 권리
⑤ 존엄한 존재로 대우받을 권리

22. 다음은 생활단계에서 지켜야 할 윤리강령이다. 무엇에 대한 설명인가?

교재 P96

- 시설 내에서의 자발적인 모임에 참여하는데 제재를 가해서는 안된다.
- 노인이 원치 않는 경우를 제외하고 면회나 방문객을 거부해서는 안된다.
- 노인의 삶을 방식 등 문화적 차이와 생활양식을 최대한 존중하여 프로그램 서비스 제공해야 한다.

① 존엄한 존재로 대우받을 권리
② 질높은 서비스를 받을 권리
③ 자신의 견해와 불평을 표현하고 해결을 요구할 권리
④시설 내·외부 활동 및 사회적 관계에 참여할 권리
⑤ 이성교제, 성생활, 기호품 사용에 관한 자기결정의 권리

23. ○○노인요양시설의 장은 지역보궐선거에 자신이 지지하는 후보자를 소개하며 입소 어르신들에게 홍보하고 강조하였다면 입소시설 대상자의 어떤 권리에 위반되는 것인가?

교재 P96

① 정보접근과 자기결정권 행사의 권리
② 시설 내외부활동 및 사회적 관계에 참여할 권리
③ 불평의 표현과 해결을 요구할 권리
④ 사생활 및 비밀보장에 관한 권리
⑤ 신체적 제한을 받지 않을 권리

24. 다음에 해당되는 문제 사례는 무엇에 대한 설명인가?

교재 P97

> "이놈의 다리가 문제여, 남들은 단풍구경 간다고 좋아서 난린데 나야 어디 걸을 수가 있어야 엄두를 내보지 휠체어 타고 가면 갈수야 있겠지만 내방을 담당하는 호리호리한 여자 선생이 휠체어 밀다가 병이라도날까봐 걱정돼서 애당초 생각을 접었어 내가 안 가는 것이 모두에게 편하면 나가지 말아야지...."

① 존엄한 존재로 대우받을 권리
② 시설 내외부 활동 및 사회적 관계에 참여할 권리
③ 자신의 견해와 불평을 표현하고 해결을 요구할 권리
④ 이성교제, 성생활, 기호품 사용에 관한 자기결정의 권리
⑤ 질높은 서비스를 받을 권리

25. 다음은 생활단계에서 지켜야 할 윤리강령이다. 무엇에 대한 설명인가?

교재 P97

> • 공간이 허용하는 한 개인물품을 관리, 보관하는 보안장치가 마련된 사물함이 제공되어야 한다.
> • 노인에게 후원금을 강요하거나 노인의 개인재산을 기부한 것으로 조작해서는 안된다.

① 정치, 문화, 종교적 신념의 자유에 대한 권리
② 질높은 서비스를 받을 권리
③ 자신의 견해와 불평을 표현하고 해결을 요구할 권리
④ 이성교제, 성생활, 기호품 사용에 관한 자기결정의 권리
⑤ 개인소유의 재산과 소유물을 스스로 관리할 권리

26. 다음에 해당되는 문제 사례는 무엇에 대한 설명인가?

교재 P97

> 이씨 할아버지는 치매가 있으므로 시설에서 통장을 맡아서 관리해 달라는 큰아들의 요청으로 시설에서 통장을 관리하고 있었다 입소한 지 두달 정도 지난 시점에 둘째 아들이라며 찾아와서는 가족끼리 합의하여 이씨 할아버지의 재산을 자신이 사전에 상속받기로 하였으니 돌려 달라고 요청하여 요양보호사는 특별한 의심 없이 통장을 내주고 확인서를 받아두었다 그로부터 2주정도 시간이 흐른 후 큰아들이 찾아와서 이 할아버지의 통장을 가족들의 동의도 없이 내주었다면서 시설에 강하게 항의 하였다

① 개인소유의 재산과 소유물을 스스로 관리할 권리
② 질높은 서비스를 받을 권리
③ 자신의 견해와 불평을 표현하고 해결을 요구할 권리
④ 존엄한 존재로 대우받을 권리
⑤ 정치, 문화, 종교적 신념의 자유에 대한 권리

27. 다음은 생활단계에서 지켜야 할 윤리강령이다. 무엇에 대한 설명인가?

교재 P98

> • 노인의 성적욕구를 인간의 기본욕구로서 선입견 없이 받아들여야 한다.
> • 흡연, 음주 등 특정 기호품 사용에 대한 욕구가 있는 경우, 타인의 권리가 침해되지 않는 범위에서 시설환경 내에서 충족할 수 있는 방안을 마련해야 한다.

① 질높은 서비스를 받을 권리
② 자신의 견해와 불평을 표현하고 해결을 요구할 권리
③ 이성교제, 성생활, 기호품 사용에 관한 자기결정의 권리
④ 자신의 재산과 소유물을 스스로 관리할 권리
⑤ 존엄한 존재로 대우받을 권리

28. 다음은 생활단계에서 지켜야 할 윤리강령이다. 무엇에 대한 설명인가?

교재 P98

> • 노인과 보호자의 불만 및 고충을 처리하기 위한 규정을 마련해야 한다.
> • 노인과 보호자의 불평을 즉각적으로 해결하기 위한 조치를 취해야 한다.

① 사생활과 비밀보장에 대한 권리
② 시설운영과 서비스에 대한 개인적 견해를 표현하고 해결을 요구할 권리
③ 이성교제, 성생활, 기호품 사용에 관한 자기결정의 권리
④ 자신의 재산과 소유물을 스스로 관리할 권리
⑤ 존엄한 존재로 대우받을 권리

29. **다음의 사례에서 시설 생활노인의 권리침해에 해당하는 것은?**

교재 P99

어르신의 건강상태가 나빠지면 가족들에게 연락을하여 입원이나 전원을 권유하게 되는데 그때마다 자식들은 어르신의 의사는 묻지도 않고 전원 시키는 경우가 대부분이라고 한다.

① 노인 스스로 퇴소를 결정하고 퇴소 후 거주지를 선택할 권리
② 질높은 서비스를 받을 권리
③ 자신의 재산과 소유물을 스스로 관리할 권리
④ 신체적 제한을 받지 않을 권리
⑤ 시설 내 외부 활동 참여의 자유에 대한 권리

30. **퇴소단계에서 지켜져야 하는 윤리강령으로 알맞은 것은?**

교재 P99

① 노인과 보호자를 위한 불만과 고충 처리 규정이 마련되어야 한다.
② 노인 및 보호자의 퇴소결정은 최대한 존중되어야 한다.
③ 다른 시설로 전원시 대상자의 의견보다는 가족의 의견이 중시되어야 한다.
④ 보호자의 방임, 생활노인의 개인적인 성향, 종사자의 불화 등의 이유는 퇴소의 사유가 된다.
⑤ 퇴소 후에는 노인에 대해서 신경 쓸 필요 없다.

30 [해설]

퇴소 단계

※ 노인 스스로 퇴소를 결정하고 퇴소 후 거주지를 선택할 권리

- 노인 및 보호자의 퇴소 결정은 최대한 존중되어야 하며, 노인의 퇴소 결정을 번복시키고자 회유, 강요, 협박 등의 부적절한 언행을 해서는안 된다.
- 다른 시설로 전원을 검토하거나 의료기관에 입원할 필요가 있는 노인은 전원 상담 등을 통해 자유로운 의사표현 및 선택을 할 수 있도록 자기 결정권을 보장해야 한다.
- 퇴소 후 지역사회 내 서비스 연계가 필요한 경우 생활노인의 욕구를 반영하여 충분한 정보를 제공할 수 있도록 노력해야 한다.
- 보호자의 방임, 생활노인의 개인적 성향, 종사자와의 불화 등의 사유로 노인의 퇴소를 권유하거나 강요하지 않아야 한다.

참 고

퇴소 후 거주지

: 가정으로 복귀, 다른 요양시설로 전원, 의료기관 입원 등

31. **의료복지시설 생활 노인의 인권영역 항목이 바르게 연결된 것은?**

교재 P100

① 입소이전단계 – 초기적응지원
② 입소초기단계 – 여가문화, 종교활동
③ 입소생활단계Ⅰ – 의료 및 재활서비스
④ 입소생활단계Ⅱ – 서비스의뢰 및 추후서비스
⑤ 퇴소단계 – 의사소통 및 고충처리

32. 노인학대의 발생요인이라 할 수 있는 것은?

교재 P102

① 대처능력이 좋다
② 일상생활의 의존성과 관계가 없다
③ 가족과의 동거 여부와는 관계가 없다
④ 부양자의 부양부담과 스트레스
⑤ 사회서비스체계의 강화

33. 노인학대 발생요인 설명 중 ( ) 안에 들어갈 내용은?

교재 P103

사회서비스체계의 인지 및 이용, 노인차별주의, 가족주의 같은 ( ) 이 노인학대 발생의 원인이 된다.

① 인구사회학적 특성 요인
② 경제 심리적 기능 요인
③ 가족 상황적 요인
④ 사회 문화적 요인
⑤ 사회 관계망 요인

34. 노인학대에 대한 설명으로 맞는 것은?

교재 P103

① 학대 피해의 연령으로 70대가 가장 많다.
② 남성노인이 더 피해가 많다.
③ 생활 및 이용시설에서 학대가 많이 일어난다.
④ 유기 및 방임이 가장 많이 일어나고 있다.
⑤ 요양보호사는 신고의무자가 아니다.

35. 노인학대 발견 시 상담전화 번호는?

교재 P103

① 1588-1389 ② 1577-1389
③ 1566-1389 ④ 1588-2100
⑤ 1577-2100

[해설]

노인학대

「노인복지법」 제1조의2(정의) 제4항에 따르면 "노인학대"란 노인에 대하여 신체적 · 정신적 · 정서적 · 성적 폭력 및 경제적 착취 또는 가혹행위를 하거나 유기 또는 방임을 하는 것을 말한다.

• 연령대별 학대 발생률

60대 19.1% 70대 44.2% 80대 30.9%

32 [해설]

노인학대의 발생요인

① 노인의 인구사회학적 특성 요인
② 노인의 건강, 경제, 심리적 기능 요인
③ 가족 상황적 요인
④ 사회 관계망 요인
⑤ 사회문화적 요인

참 고

연령대별 학대 발생률
- 60대 19.1%
- 70대 44.2%
- 80대 30.9%

장소별 학대 발생률
- 가정내 89.3%
- 생활시설 7.1%
- 이용시설 0.3%

36. 노인학대 신고의무자에 대한 내용으로 맞는 것은?

교재 P103

① 의료인, 노인복지시설관련 종사자, 재가장기요양기관 종사자들은 신고 의무자이다.
② 신고는 가족만 할 수 있다.
③ 알고도 신고하지 않으면 형사처벌 대상이다.
④ 신고의무 위반 시 100만원의 과태료가 부과된다.
⑤ 신고의무 내용은 법에 명시되어 있지 않다.

꼭 알아두기

신고의무자의 신고의무 위반시 500만원 이하의 과태료 부과 (노인복지법 제61조의2 제2항)

37. 노인학대 유형 중 가장 많이 발생하고 있는 것은?

교재 P104

① 유기 ② 방임
③ 성적 학대 ④ 정서적 학대
⑤ 경제적 학대

38. 노인학대 행위자로 가장 많은 유형은?

교재 P105

① 아들 ② 며느리
③ 딸 ④ 사위
⑤ 배우자

39 [해설]

■ 신체적 학대

물리적인 힘이나 도구를 이용하여 노인에게 신체적 손상, 고통, 장애 등을 유발하는 행위를 말한다.

39. 신체적 학대의 증상으로 옳은 것은?

교재 P106

① 강제 입맞춤
② 노인과 관련된 결정사항에 소외시킨다.
③ 임금을 가로챈다.
④ 거주지 출입을 제한한다.
⑤ 무시한다.

40. 〈보기〉는 어떤 노인학대의 징후를 설명한 것이다. 가장 관련이 깊은 노인 학대 유형은?

교재 P106

• 불필요한 약물주입 • 집에 들어오지 못하게 한다 • 목을 조른다

① 경제적 학대 ② 신체적 학대
③ 정서적 학대 ④ 성적 학대
⑤ 방임

41. 정서적 학대의 증상으로 옳은 것은?

교재 P107

① 속옷이 찢어짐
② 위협, 협박한다.
③ 신체에 대한 굴욕감을 준다.
④ 주식을 임의로 사용한다.
⑤ 필요한 보호 장구를 제공하지 않는다.

42. 다음은 노인 학대이다. 어떤 유형인가?

교재 P107

• 노인과의 접촉을 기피한다. • 노인의 사회관계 유지를 방해한다. • 노인을 위협, 협박하는 언어적 표현을 한다. • 의사결정 과정에서 소외시킨다.

① 경제적 학대 ② 정서적 학대
③ 신체적 학대 ④ 방임
⑤ 유기

43. 다음은 노인학대 중 어느 유형에 속하는가?

교재 P108

• 강제적으로 입맞춤 • 혐오감을 주는 언어 사용 • 다른 사람이 보는 앞에서 기저귀를 교체한다.

① 경제적 학대 ② 신체적 학대
③ 방임 ④ 유기
⑤ 성적 학대

꼭 알아두기

노인 학대의 유형
- 신체적 학대
- 정서적 학대
- 성적 학대
- 경제적 학대
- 방임
- 자기 방임
- 유기

41 [해설]

■ **정서적 학대**

정서적 학대는 비난, 모욕, 위협, 협박 등의 언어 및 비언어적 행위를 통하여 노인에게 정서적으로 고통을 주는 것이다. 신체적 학대에 비해 학대라는 인식을 못하지만, 당사자가 받는 충격은 신체적 학대보다 덜하지 않다.

44 [해설]

경제적 학대

노인의 자산을 당사자의 동의 없이 사용하거나 부당하게 착취하여 이용하는 행위 및 노동에 대해 합당한 보상을 하지 않는 행위를 말한다.

경제적 학대 내용

- 노인의 소득 및 재산, 임금을 가로채거나 임의로 사용한다.
- 노인의 재산에 관한 법률적 권리를 침해하는 행위를 한다.
- 노인의 재산 사용 또는 관리에 대한 결정을 통제한다.

45 [해설]

방임

부양 의무자로서의 책임이나 의무를 의도적 혹은 비의도적으로 거부, 불이행하거나 포기하여 노인에게 의식주 및 의료를 적절하게 제공하지 않는 것을 말한다.

방임 내용

- 거동이 불편한 노인의 의식주 등 일상생활 관련 보호를 제공하지 않는다.
- 경제적 능력이 없는 노인의 생존을 위한 경제적인 보호를 제공하지 않는다.
- 의료 관련 욕구가 있는 노인에게 의료적 보호를 제공하지 않는다.

44. 다음은 노인학대 중 어떤 유형에 속하는가?

교재 P109

- 노인의 소득을 가로챈다.
- 노인 재산에 관한 권리를 침해한다.
- 노인의 재산관리 결정을 통제한다.

① 경제적 학대 ② 신체적 학대
③ 방임 ④ 유기
⑤ 성적 학대

45. 다음은 노인학대 유형 중 어떤 것에 대한 설명인가?

교재 P110

부양 의무자로서의 책임이나 의무를 의도적 혹은 비의도적으로 거부, 불이행 혹은 포기하여 노인의 의식주 및 의료를 적절하게 제공하지 않는 행위

① 신체적 학대 ② 유기
③ 성적 학대 ④ 방임
⑤ 정서적 학대

46. 다음에 해당하는 노인학대 유형으로 옳은 것은?

교재 P110

김씨 할머니는 거동이 불편한 노인이다. 최근 들어 부쩍 몸이 아파 병원에가야함에도 불구하고 김씨 할머니의 남편인 할아버지는 관심을 가지지 않고 병원에도 데리고 가지 않는다.

① 신체적 학대 ② 정서적 학대
③ 재정적 학대 ④ 방임
⑤ 유기

47. 다음에서 설명하는 노인학대 유형은?

교재 P110

- 식사하기 힘든 노인을 방치한다.
- 부적절한 주거공간(컨테이너 등)에 거주하는 것을 방치한다.
- 필요한 보장구를 제공하지 않는다.
- 생활관련 요금 납부를 방치한다.

① 유기 ② 방임
③ 정서적 학대 ④ 신체적 학대
⑤ 경제적 학대

48. **다음은 노인학대 유형 중 어떤 것에 대한 설명인가?**

교재 P111

노인 스스로 의도적으로 자기 보호관련 행위를 포기하거나 관리하지 않는 행위

① 신체적 학대
② 정서적 학대
③ 재정적 학대
④ 자기 방임
⑤ 유기

49. **다음 사례에 해당하는 노인 학대의 유형은?**

교재 P111

쪽방에서 생활하고 있는 대상자는 1개월 전에 배우자와 사별한 후, 식사를 거부하고 약 복용을 중지한 채로 홀로 지내고 있다. 그 결과로 체중이 급격히 줄고 날로 기력이 쇠약해지고 있다.

① 방임
② 유기
③ 자기방임
④ 신체적 학대
⑤ 정서적 학대

50. **다음에 해당하는 의존적인 노인의 학대유형으로 옳은 것은?**

교재 P111

- 연락을 두절하거나 왕래하지 않는다.
- 낯선 장소에 버린다.
- 시설,병원에 입소 후 연락을 하지 않는다.

① 방임
② 유기
③ 자기방임
④ 신체적 학대
⑤ 정서적 학대

51. **다음에서 설명하는 노인학대 유형은?**

교재 P111

스스로 독립 할 수 없는 노인을 격리 하거나 방치하는 행위를 말한다.

① 유기
② 방임
③ 정서적 학대
④ 신체적 학대
⑤ 경제적 학대

48 [해설]

자기방임

노인 스스로 의식주 제공 및 의료 처치 등의 최소한의 자기 보호관련행위를 의도적으로 포기하거
나 비의도적으로 관리하지 않아 심신이 위험한 상황 또는 사망에 이르게 되는 경우를 말한다.

자기방임 내용

- 자신을 돌보지 않거나, 돌봄을 거부함으로써 노인의 생명이 위협받는다.

[해설]

〈노인학대 신고의무와 절차〉

다음 각 호의 어느 하나에 해당하는 자는 그 직무상 65세 이상의 사람에 대한 노인 학대를 알게 된 때에는 즉시 노인보호전문기관 또는 수사기관에 신고하여야 한다. 〈개정 2018. 12. 11.〉

- 「사회복지사업」 제14조에 따른 사회복지전담공무원 및 같은 법 제34조에 따른 사회복지관, 부랑인 및 노숙인보호를 위한 시설의 장과 그 종사자
- 「노인장기요양보험법」 제31조에 따른 장기요양기관 및 제32조에 따른 재가장기 요양기관의 장과 그 종사자

52. 노인학대 신고의무자가 아닌 것은?

교재 P112

① 노인요양시설 간호사
② 이웃 주민
③ 재가센터 요양보호사
④ 재가장기요양기관의 사회복지사
⑤ 사회복지 전담 공무원

53. 아들로부터 학대를 당하는 노인을 발견 했을 때 신고할 수 있는 곳은?

교재 P113

① 주민자치센터
② 의료기관
③ 국민건강관리공단
④ 노인보호전문기관
⑤ 재가노인복지센터

54. 노인학대 예방 및 방지를 위한 유관기관이 아닌 것은?

교재 P113

① 보건복지부
② 요양보호사 교육원
③ 시. 군. 구
④ 노인복지시설
⑤ 노인학대예방센터

55. 노인학대 예방을 위한 유관기관 중 다음의 역할을 하는 기관이라 할 수 있는 것은?

교재 P113

> 노인학대 사례의 신고접수, 신고된 시설학대 사례에 대한 개입, 시설 의 학대사례 판정에 대한 자문, 학대사례에 대한 사례관리 절차 지원

① 보건복지부
② 시. 군. 구
③ 의료기관
④ 노인보호전문기관
⑤ 법률기관

56. 다음은 노인학대에 대한 사례이다. 어떤 유형에 속하는 것인가?

교재 P114

며칠 후 시어머니 생신을 맞아 방문한 작은 아들이 준 용돈을 빌려 달라고 하여 다 써버리고 경로연금이 지급된 통장과 도장을 가져가서는 돌려주지 않았다.

① 경제적 학대 ② 정서적 학대
③ 신체적 학대 ④ 방임
⑤ 유기

57. 화가 난 아들이 "내가 노친네 때문에 진짜 힘들어서 못살겠어! 안 들어오고 뭐해요." 라고 고함을 질렀다. 다음 중 해당되는 노인학대 유형은?

교재 P114

① 신체적 학대 ② 유기
③ 경제적 학대 ④ 방임
⑤ 정서적 학대

58. 걸음이 늦다는 이유로 넘어뜨리고 빨리 일어나지 않는다고 주먹으로 수차례 구타하였다. 다음 중 해당되는 노인 학대 유형은?

교재 P114

① 신체적 학대 ② 유기
③ 경제적 학대 ④ 방임
⑤ 정서적 학대

59. 타박상과 갑작스런 감기 증세로 어르신이 몸져누웠지만 아픈 어르신을 병원에 데려갈 생각은 않고 하루 종일 방안에 혼자 있게 하였다. 다음에 해당되는 노인학대 유형은?

교재 P114

① 신체적 학대 ② 유기
③ 경제적 학대 ④ 방임
⑤ 정서적 학대

60. **어르신은 삶의 의욕을 잃고 세수도 하지 않고 식사도 전혀 하지 않아 몸이 날로 쇠약해져 갔다. 다음 중 해당되는 노인학대 유형은?**

교재 P114

① 신체적 학대 ② 유기
③ 경제적학대 ④ 자기 방임
⑤ 정서적 학대

I부 요양보호와 인권

4장 요양보호사의 인권보호와 자기계발

01. 요양보호사의 기본적인 인권에 속하는 것은?

교재 P116

① 노동관련 권리
② 업무 개별권
③ 처우 개선권
④ 참여권
⑤ 보호권

02. 다음 설명은 요양보호사의 기본적 인권 중 어떤 권리에 해당하는가?

교재 P116

- 휴식과 여가를 누릴 권리 보장
- 노동시간의 합리적 제한
- 노동과 관련된 의견을 자유롭게 표현할 권리
- 동등한 보수의 보장

① 평등권
② 자유권
③ 노동관련 권리
④ 존엄권
⑤ 기본권

03. 요양보호사의 인권보호를 위한 지방자치단체가 하는 일에 속하는 것은?

교재 P117

① 장기요양지원센터를 설치하고 권리침해에 대한 상담, 지원 등을 한다.
② 장기요양기관의 비리를 고발할 때 함께 징계를 받을 수 있다.
③ 요양보호사 처우개선은 노인인권보호와는 무관하다.
④ 폭언, 폭행에 관련된 사항은 요양보호사 본인이 해결해야 한다.
⑤ 요양보호사의 인권보호는 노인복지법에 따른다.

01 [해설]

인간으로서의 존엄과 자유 시민으로서의 자유권을 존중받으며, 직업인으로서 노동권을 보장받을 권리를 갖는다.

참 고

요양보호사의 인권 보호를 위한 법적 근거

노인장기요양법 제 47조의2(장기요양지원센터의 설치 등)에 근거하여 지방자치단체는 장기요양지원센터를 설치하고 장기요양요원의 권리침해에 관한 상담 및 지원, 역량강화를 위한 교육지원, 건강검진 등 건강관리를 위한 사업 지원 등을 하고 있다.

04. **요양보호사의 법적 권익보호를 위한 것이다 다음이 설명하는 것에 알맞은 것은?**

교재 P117

- 임금 및 근로시간이 명시되어 있다.
- 취업의 장소와 종사하여야 할 업무에 관한사항

① 산업안전보건법 ② 근로계약서
③ 산업재해 보상보험법 ④ 4대보험법
⑤ 장기요양보험법

05. **근로계약서에 명시 되어야 할 부분을 모두 고르시오**

교재 P117

ㄱ.임금 및 근로시간 ㄴ.취업 장소 ㄷ.종사해야 할 업무
ㄹ.근로자의 취미 ㅁ.취업규칙 내용

① ㄱ, ㄴ ② ㄱ, ㄴ, ㄷ
③ ㄱ, ㄴ, ㄷ, ㄹ ④ ㄱ, ㄴ, ㄷ, ㄹ, ㅁ
⑤ ㄱ, ㄴ, ㄷ, ㅁ

06. **산업재해를 예방하고 쾌적한 작업환경을 조성함으로써 근로자의 안전과 보건을 유지, 증진함을 목적으로 제정된 법은?**

교재 P118

① 산업재해보상보험법 ② 국민건강보험법
③ 산업안전보건법 ④ 고용보험법
⑤ 배상책임보험법

07. **다음 중 산업재해 근로자 보호의 주요 내용으로 옳은 것은?**

교재 P119

① 퇴직을 해야 산재보험을 받을 수 있다.
② 산재보험 급여에는 조세 및 기타공과금이 부과된다.
③ 산재를 당했다는 이유로 해고할 수 없다.
④ 산재보험급여는 양도 또는 압류 할 수 있다.
⑤ 사업장이 폐업하면 산재보험급여를 지급받지 못한다.

07 [해설]

산재근로자 보호의 주요 내용

- 산재로 요양 중에 퇴직하거나 사업장이 부도, 폐업하여 없어진 경우에도 재요양, 휴업급여, 장해급여 지급에는 지장받지 않는다.
- 산재를 당했다는 이유로 해고할 수 없다. 산재요양으로 휴업하는 기간과 치료를 종결한 후 30일간은 해고하지 못하도록 되어 있으며, 요양이 끝난 30일 이후에 해고할 경우 해고 및 정리해고의 요건을 충족해야 한다.
- 보험급여는 조세 및 기타 공과금 부과가 면제되어 세금을 떼지 않는다.
- 보험급여를 받을 권리는 급여 내용에 따라 3년 혹은 5년간 유효하며 퇴직 여부와 상관없이 받을 수 있다.
- 보험급여는 양도 또는 압류 할 수 없어 채권자가 건드릴 수 없다.

08. 다음과 같이 대상자가 요양보호사에게 행한 성희롱 유형은? 〈32회〉

교재 P120

• 음란한 농담 • 옆에 앉아서 술을 따르라고 말한다.

① 물리적 성희롱 ② 육체적 성희롱
③ 사회적 성희롱 ④ 언어적 성희롱
⑤ 시각적 성희롱

09. 장기요양기관장이 요양보호사 성희롱 피해를 예방하기 위한 대처방안으로 옳은 것은?

교재 P120

① 성희롱 예방교육을 1년에 1회 이상 실시한다.
② 성희롱 피해자의 업무 배치를 다른 곳으로 이동시킨다.
③ 성희롱 처리지침 등을 요양보호사에게 나누어 준다.
④ 대상자 가족에게는 말하지 않는다.
⑤ 성희롱을 한 대상자에게 사과를 받고 용서 해 준다.

10. 요양보호사의 성희롱 피해를 위한 대처방안으로 옳은 것은?

교재 P120

① 기관의 담당자에게 보고하지 않는다.
② 감정적인 대응은 삼가고 단호히 거부의사 를 표현한다.
③ 외부기관에는 알리지 않도록 한다.
④ 외부기관인 노인보호기관 에 도움을 받는다.
⑤ 평소에 예비지식은 쓸모가 없다.

11. 다음은 무엇에 대한 설명인가?

교재 P123

개인의 자질이나 능력에 관계없이 직업인으로서 마땅히 지켜야하는 도덕적 가치관으로 사회적으로 요구되는 행동 규범을 의미한다.

① 업무능력 ② 대인관계
③ 직업윤리 ④ 도덕적 생활
⑤ 직장 규율

09 [해설]

장기요양기관장의 대처

- 요양보호사들에게 성희롱 예방교육을 1년에 1번 이상 해야 한다.
- 성희롱으로 인한 피해가 있을 때 그 피해자에게 원하지 않는 업무 배치 등의 불이익한 조치를 해서는 안 된다.
- 직원들 사이에 성희롱이 발생하였을 경우에는 행위자를 징계해야 한다. 성희롱을 한 서비스 이용자에게 재발 방지 약속이나 서비스 중단 등의 적절한 조치를 취해야 한다.
- 성희롱 처리지침을 문서화하여 기관 내에 두어야 한다.
- 성희롱 시 가해자가 받을 수 있는 불이익과 향후 대처 계획을 명확히 설명한다.
- 대상자 가족에게 사정을 말하고 시정해 줄 것을 요구한다.
- 시정 요구에도 상습적으로 계속할 경우 녹취하거나 일지를 작성해 둔다.

10 [해설]

요양보호사의 대처

- 감정적인 대응은 삼가고, 단호히 거부의사를 표현한다.
- 모 든 피해사실에 대하여 기관의 담당자에게 보고하여 기관에서 적절한 조치를 취하게 한다.
- 심 리적 치유상담 및 법적 대응이 필요하다고 판단될 경우 외부의 전문기관(성폭력상담소, 여성노동상담소 등)에 상담하여 도움을 받는다.
- 평소 성폭력에 대한 충분한 예비지식과 대처방법을 숙지한다.

참 고

직업윤리 원칙

① 요양보호사는 인종, 연령, 성별, 성격, 종교, 경제적 지위, 정치적 신념, 신체 · 정신적 장애, 기타 개인적 선호 등을 이유로 대상자를 차별 대우 하지 않는다.
② 요양보호사는 인도주의 정신 및 봉사 정신을 바탕으로 대상자의 인권을 옹호하고 대상자의 자기 결정을 최대한 존중한다.
③ 요양보호사는 지시에 따라 업무와 보조를 성실히 수행하고 업무의 경과와 결과를 시설장 또는 관리책임자에게 보고한다.
④ 요양보호사는 효율적이고 안전하게 업무를 수행하기 위해 지속적으로 지식과 기술을 습득한다.
⑤ 요양보호사는 업무 수행에 방해가 되지 않도록 건강관리, 복장 및 외모 관리 등을 포함하여 자기 관리를 철저히 한다.
⑥ 요양보호사는 업무 수행 시 항상 친절한 태도로 예의 바르게 행동한다.
⑦ 요양보호사는 대상자의 사생활을 존중하고 업무상 알게 된 개인정보를 비밀로 유지한다.
⑧ 요양보호사는 업무와 관련하여 대상자의 가족, 의사, 간호사, 사회복지사 등과 적극적으로 협력한다.
⑨ 대상자가 의사소통이 어렵고 협조를 안 한다는 등의 이유로 신체적, 언어적, 정서적 학대를 해서는 안 된다. 학대를 발견하면 반드시 신고해야 한다.
⑩ 대상자로부터 서비스에 대한 물질적 보상을 받지 않는다.
⑪ 대상자에게 일방적으로 도움을 제공하는 수직적인 관계가 아닌 함께하는 상호 대등한 관계임을 인식해야 한다.

12. 다음 중 요양보호사의 직업윤리 원칙으로 틀린 것은?

교재 P123

① 신체적, 정신적 장애가 있어도 차별하지 않는다.
② 대상자가 어떤 결정을 하더라도 존중해 준다.
③ 요양보호사는 업무의 결과와 경과를 기록만 해 놓으면 된다.
④ 요양보호사는 복장과 외모 관리 등 자기 관리를 철저히 해야 한다.
⑤ 요양보호사와 대상자는 상호 대등한 관계임을 인식해야 한다.

13. 다음 중 요양보호사의 직업윤리원칙으로 옳은 것은?

교재 P123

① 종교적 이유로 대상자를 차별한다.
② 대상자보다는 보호자의 결정을 존중한다.
③ 업무수행에 있어서 단독으로 계획, 결정, 수행해야 한다.
④ 지속적으로 지식과 기술을 습득한다.
⑤ 업무의 경과와 결과를 대상자와 가족에게 반드시 보고한다.

14. 다음 상황에서 요양보호사의 대처 방법은? 〈32회〉

교재 P123

대상자가 추석을 앞두고 요양보호사에게 감사의 의미로 상품권을 주려고 한다.

① "다음에 좋아하시는 음료를 사다 드릴게요."라고 하며 받는다.
② "고맙습니다."라고 하며 받은 후 다음 날 돌려준다.
③ "이런 것을 받으면 안 돼요. 마음만 받을게요." 라고 한다.
④ "정말 왜 이러세요!"라고 정색하며 거절한다.
⑤ "마침 센터에 생수가 떨어졌는데 이걸로 살게요." 라고 하며 받는다.

15. 다음에서 설명하는 요양보호사의 직업윤리로 옳은 것은?

교재 P125

• 직무를 수행하는데 필요한 전문적 지식과 기술을 갖추어야 한다 • 보수교육에 적극참여하여 자기계발의 기회로 삼는다. • 자가평가, 지도받은 내용, 앞으로의 발전 등을 자료로 보관한다.

① 대상자를 차별대우하지 않는다.
② 대상자의 인권을 옹호하고 자기 결정권을 최대한 존중 한다.
③ 업무수행 시 항상 친절한 태도로 예의 바르게 행동한다.
④ 지속적으로 학습하고 자신을 계발한다.
⑤ 요양보호사는 자기 관리를 철저히 한다.

16. 요양보호사가 법적 · 윤리적 책임을 다하기 위해 지켜야 할 사항으로 옳은 것은? 〈26회〉

교재 P125

① 대상자나 가족으로부터 돈을 빌리거나 팁을 받지 않는다
② 사정이 어려운 대상자의 본인 부담금을 할인해준다
③ 사고 발생 시에는 보호자에게 연락한다
④ 장기요양등급을 받을 수 있도록 유도한다
⑤ 서비스 방법이 확실하지 않을 때는 동료와 의논한다

17. 요양보호사의 윤리적 태도로 올바른 것은?

교재 P126

① 대상자가 원하는 욕구에 맞추어 요양보호서비스를 제공한다.
② 전문가의 진단이 필요할 경우 요양보호사가 판단, 조언하지 말아야 한다.
③ 대상자의 권리보다는 기관의 입장을 우선시 한다.
④ 제공한 서비스 기록은 일주일에 한번 기록한다.
⑤ 힘들 때에는 나태한 모습을 보여도 된다.

18. 요양보호사가 법적인 소송에 휘말리지 않기 위한 윤리적 태도로 옳은 것은?

교재 P126

① 제공해야할 서비스 내용과 방법이 확실하지 않을 때 에는 시행하지 않는다.
② 요양보호사의 판단에 따라 서비스를 제공한다.
③ 대상자의 개인적인 권리를 보호한다.
④ 대상자의 상태는 중요한 것만 기록한다.
⑤ 시설장이나 간호사에게 보고한 내용은 기록하지 않아도 된다.

18 [해설]

법적인 소송에 휘말리지 않기 위해

① 대상자의 권리를 보호한다.
② 요양보호서비스 제공 시 정해진 원칙과 절차에 따른다.
③ 제공된 요양보호서비스 내용을 정확히 기록한다.
④ 대상자의 상태 변화를 세심하게 관찰하며 이를 정확히 기록한다.
⑤ 제공해야 할 서비스 내용 및 방법이 확실하지 않을 때는 도움을 청한다.
⑥ 누군가에 의해 대상자가 학대를 받는다고 의심되는 경우는 보고하거나 신고한다.

19. 대상자로부터 본인부담금 면제를 강요 받은 경우 대처방법은? 〈27회〉

교재 P128

① 가정형편을 고려해서 면제해준다
② 불법임을 설명하고 안 된다고 말한다
③ 별도의 서비스를 추가로 제공한다
④ 수수료를 받고 면제받을 수 있도록 해준다
⑤ 서비스 이용기간을 1년 조건으로 면제해준다

20. 요양보호사가 대상자의 기저귀를 갈아드리려고 할 때, 보호자가 알려서 재사용 할 것을 강요하였다. 요양보호사의 대처방법으로 올바른 것은?

교재 P129

① 보호자가 원하는 대로 한다.
② 대상자에게 물어보고 대상자가 원하는 대로 한다.
③ 안 된다고 하고 일을 하지 않는다.
④ 무해성 원칙에 어긋나며 대상자에게 해가 됨을 보호자에게 설명한다.
⑤ 계속 강요를 하면 노동부에 신고한다.

21. 노인장기요양보험법 위반의 벌칙에서 징역 또는 벌금에 처하는 경우가 아닌 것은?

교재 P133

① 본인부담금을 면제 또는 감경하는 행위를 한 자
② 업무수행 중 알게 된 비밀을 누설한 자
③ 정당한 사유 없이 권익 보호조치를 하지 아니한 자
④ 장기요양기관을 부정한 방법으로 지정받은 자
⑤ 요양보호사 자격증으로 3등급 시어머니에게 요양보호서비스를 제공한 자

22. 요양보호사에게 노출된 근골격계 질환이 발생하는 작업적 상황이 아닌 것은?

교재 P134

① 반복동작
② 불편한 자세에서 행하는 작업
③ 무거운 물건을 드는 경우
④ 무리한 힘이 필요한 경우
⑤ 감염된 대상자들과의 신체적 접촉

23. 근골격계 질환이 발생되는 환경으로 알맞은 것은?

교재 P135

① 잘 정돈된 통로
② 적절하지 않은 계단높이
③ 밤근무 시 밝은 조명
④ 물기를 제거한바닥
⑤ 미끄럼방지 매트

22 [해설]

[근골격계의 직업 요인]

- 반복적 동작
- 무리한 힘의 사용
- 부자연스러운 자세
- 정적인 자세
- 날카로운 면과의 접촉
- 진동이나 추운 날씨 등 작업환경

23 [해설]

[근골격계 질환이 발생되는 환경]

① 미끄럽거나 물기가 있는 바닥
② 평평하지 않은 바닥
③ 매우 어지럽혀져 있거나 물체가 바닥에 많이 있는 작업장이나 통로
④ 정비 · 수리가 되지 않은 보행로 또는 고장난 장비
⑤ 적절하지 않은 계단높이
⑥ 밤 근무 시 어두운 조명

[요양보호사의통증호소 부위]

- 목 69.88%
- 어깨 84.31%
- 팔/팔꿈치 69.46%
- 손/손목/손가락 77.52%
- 허리 84.94%
- 다리/무릎 75.61%

24. 요양보호사가 업무 중 근골격계 질환으로 가장 손상이 빈번한 신체 부위는?

교재 P136

① 어깨 부위 ② 목 부위
③ 허리부위 ④ 손목 부위
⑤ 다리 부위

25. 근골격계 질환 중 어깨통증 예방으로 알맞은 것은?

교재 P137

① 스트레칭운동과 근육운동이 있다.
② 스트레칭운동은 살짝 팔꿈치를 구부리고 몸을 아래로 내린다.
③ 스트레칭운동을 할 때 엎드린 자세로 손을 수직으로 내려준다.
④ 근육운동방법으로 등 뒤쪽에서 양팔로 수건을 잡고 지그시 당겨 유지한다.
⑤ 모든 동작은 5~10초간 유지하고 10~15회 반복한다.

26. 어깨통증 예방 운동법으로 스트레칭 운동방법이 있다. 올바른 것은?

교재 P137

① 팔을 반대편 어깨 쪽으로 펴고 반대편 손으로 목 뒤를 눌러준다.
② 모든 동작은 10~15초 간 유지하고 5~10회 반복한다.
③ 등 뒤쪽으로 손을 올려 맞잡고 당겨준다.
④ 엎드려 누운 상태에서 손을 수직 방향으로 올린다.
⑤ 앉은 자세에서 어깨를 살짝 올린다.

27. 어깨 통증 운동법으로 근육운동 방법으로 올바른 것은?

교재 P137

① 팔을 반대편 어깨 쪽으로 펴고 반대편 손으로 팔꿈치를 눌러준다.
② 등 뒤쪽에서 양팔로 수건의 양 끝을 잡고 수건을 지그시 잡아당겨 유지한다.
③ 손을 뒤로 한 자세에서 어깨를 뒤로 젖혀 날개 뼈를 서로 모은다.
④ 모든 동작은 15회 이상 반복한다.
⑤ 팔을 올린 상태에서 반대편 손으로 팔꿈치 부위를 잡고 등 뒤쪽으로 지그시 눌러준다.

25 [해설]

[어깨 통증 예방 운동요법]

• 스트레칭 운동
① 팔을 반대편 어깨 쪽으로 쭉 펴고 반대편 손으로 팔꿈치를 지그시 눌러준다.
② 팔꿈치가 머리끝에 닿도록 들어올리고 반대편 손으로 팔꿈치를 잡고 몸통 쪽으로 지그시 당겨준다.
③ 팔을 올린 상태에서 반대편 손으로 팔꿈치 부위를 잡고 등 뒤쪽으로 지그시 눌러준다.
④ 등 뒤쪽에서 양팔로 수건의 양 끝을 잡고 수건을 지그시 잡아당겨서 유지한다.
⑤ 모든 동작은 10~15초간 유지하고 5~10회 반복하는 것이 좋다.

27 [해설]

근육 운동

① 몸을 일자로 엎드린 자세에서 양 무릎을 살짝 굽혀 바닥에 닿게 하고 팔을 뻗어 자세를 유지한다.
② 살짝 팔꿈치를 구부려 몸을 아래로 내린다(①과 ②의 동작을 10회 반복함).
③ 앉은 자세에서 어깨를 살짝 위로 올린다.
④ 손을 뒤로 한 자세에서 어깨를 뒤로 젖혀서 날개뼈를 서로 모은다.
⑤ 엎드려 누운 자세에서 손을 편안하게 뻗어 어깨를 수직 방향으로 위로 올린다.
⑥ 엎드려 누운 자세에서 손을 뒤로 수직방향으로 올린다.

28~29 [해설]

수근관

손목 앞쪽의 피부조직 밑에 손목을 이루는 뼈와 인대들로 형성된 작은 통로이다. 이곳으로 9개의 힘줄과 정중신경이 손 쪽으로 지나간다.

30 [해설]

손목 통증 예방 스트레칭 운동법

① 손을 앞으로 향하게 하고 팔을 전방으로 쭉 편 다음 부드럽게 잡아당긴다.
② 손끝이 바닥을 향하게 하고 팔을 전방으로 쭉 편 다음 부드럽게 잡아당긴다.

31 [해설]

자가진단법

손, 손목 부위의 근골격계질환은 양측의 손등을 맞대고 미는 동작을 유지한 채 최소한 1분 정도 손목을 구부릴 때 손바닥과 손가락의 저린 증상이 심해지는지로 확인한다. 이 동작으로 1분 정도 있을 때 손저림이 심해지면 수근관증후군이다.

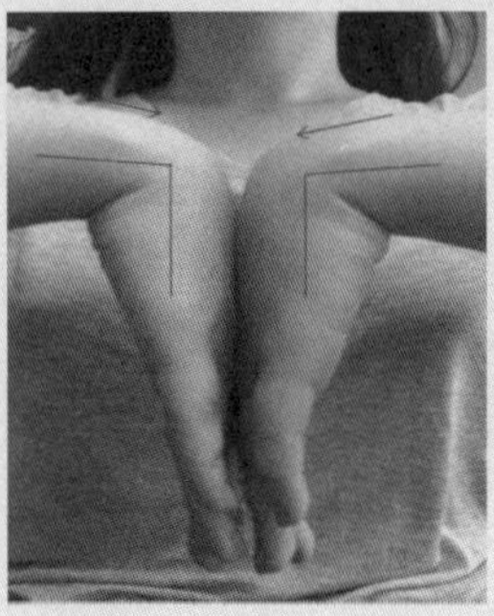

28. **손목 관절이 좁아지거나 내부 압력이 증가하여 신경이 자극되는 경우 손목에 통증이 나타나는 질환은 무엇인가?**

교재 P138

① 오십견 ② 팔꿈치 내측상과염
③ 팔꿈치외측 상과염 ④ 수근관 증후군
⑤ 요통

29. **다음 중 손, 손목 부위의 저린 현상이 나타나는 수근관 증후군 증상으로 옳은 것은?**

교재 P138

① 손의 감각 저하, 저린 감각, 통증, 근력 약화가 특징이다.
② 손목을 손등 방향으로 젖힐 때 통증이 악화된다.
③ 밤 보다 낮에 통증은 더 심하다.
④ 손을 털게 되면 통증은 더 심해진다.
⑤ 통증이 있는 부위가 발갛게 부어오른다.

30. **손목 통증의 스트레칭 운동법으로 옳은 것은?**

교재 P139

① 팔꿈치를 뒤로 젖힌다.
② 손끝이 바닥으로 향하게 하고 팔을 전방으로 쭉 편 다음 부드럽게 잡아당긴다.
③ 발끝을 세워 위로 올린다.
④ 허리를 앞으로 숙이고 바닥에 손을 닿게 한다.
⑤ 손바닥으로 머리를 잡고 누른다.

31. **다음 사항에 해당하는 요양보호사의 근골격계 질환으로 옳은 것은?**

교재 P139

손, 손목 부위의 근골격 질환으로 양측의 손등을 맞대고 미는 동작을 한 후 최소한 1분 정도 손목을 구부리면 손바닥과 손가락의 저린 증상이 심해지는지 확인한다.

① 오십견 ② 팔꿈치내측 상과염
③ 팔꿈치외측 상과염 ④ 수근관 증후군
⑤ 요통

32. 근골격계 질환 중 요통에 대한 설명이다 옳은 것은?

교재 P140

① 급성 요통은 일정기간 반복적인 동작과 부적합한 자세로 허리에 무리가 가해져 발생한다.
② 만성 요통은 허리에 급격한 힘이 돌발적으로 작용하여 발생한다.
③ 평소 꾸준히 운동을 하면 예방 할 수 있다.
④ 허리 디스크가 돌출 되면 허리 통증이심하다.
⑤ 오랜 시간 활동하거나 앉아 있는 것이 요통 예방에 도움이 된다.

33. 요통 예방에 도움을 주는 운동으로 가장 좋은 것은?

교재 P140

① 어깨 돌리기
② 요추안정화 운동
③ 허리 굽히기
④ 서서다리 들어올리기
⑤ 손목 밀어 올리기

34. 요통 예방을 위한 요추안정화 운동 방법으로 맞는 것을 모두 고르시오

교재 P140

ㄱ. 바로 누워 무릎을 굽힌 상태에서 엉덩이 들기
ㄴ. 바로 누워 무릎을 굽힌 상태에서 옆으로 허리 돌리기
ㄷ. 옆으로 누워 다리를 벌린 상태에서 아랫다리를 들어 올려붙이기
ㄹ. 엎드려 누운 상태에서 위로 다리 들어올리기
ㅁ. 네 발 엎드린 자세에서 엉덩이를 뒤로 밀어 쪼그려 앉기

① ㄱ, ㄴ
② ㄱ, ㄴ, ㄷ
③ ㄱ, ㄴ, ㄷ, ㄹ
④ ㄱ, ㄴ, ㄷ, ㅁ
⑤ ㄱ, ㄴ, ㄷ, ㄹ, ㅁ

35. 요양보호사가 업무수행 시 요통을 예방하기 위한 방법으로 옳은 것은?

교재 P141

① 대상자를 이동시킬 때 허리를 구부려 옮긴다.
② 물건은 가급적 몸에서 멀리 간격을 두고 들어 올린다.
③ 최대한 몸 가까이서 들어 올린다.
④ 대상자를 휠체어에서 침대로 이동시킬 때 신속하게 한다.
⑤ 허리의 힘으로 들어 올린다.

33~35 [해설]

요통예방 요추 안정화 운동

요통을 예방하거나 줄이기 위한 운동으로는 요추안정화 운동이 필수적이다.
① 바로 누워 무릎을 굽힌 상태에서 엉덩이 들기
② 바로 누워 무릎을 굽힌 상태에서 옆으로 허리 돌리기(천천히)
③ 옆으로 누워 다리를 벌린 상태에서 아랫다리 들어 올려 붙이기
④ 엎드려 누운 자세에서 위로 다리 들어 올리기
⑤ 엎드려 누운 자세에서 위로 머리와 다리를 동시에 들어 올리기
⑥ 양반다리로 앉은 자세에서 팔을 앞으로 곧게 펴고 허리 굽히기
⑦ 네발 엎드린 자세에서 엉덩이를 뒤로 밀어 쪼그려 앉기

35 [해설]

요통을 예방하면서 물건을 이동하는 방법

1. 물건을 양손으로 들어 올릴 때
• 허리를 펴고 무릎을 굽혀 몸의 무게 중심을 낮추고 지지면을 넓힌다.

• 무릎을 펴서 들어올린다.
• 물건을 든 상태에서 방향을 바꿀 때 허리를 돌리지 않고 발을 움직여 조절한다.
• 물체는 최대한 몸 가까이 위치하도록 하여 들어올린다.
• 허리가 아닌 다리를 펴서 들어 올린다.

2. 물건을 한 손으로 들어 올릴 때
• 발을 앞뒤로 벌려 지지면을 넓힌 후 무릎을 굽혀 몸의 무게 중심을 낮춘다.
• 무릎을 펴서 들어올린다.

3. 침대 또는 높고 넓은 바닥에 있는 물체를 움직일 때
• 한쪽 무릎을 위에 올리고 자세를 낮추어 움직인다.

37~38 [해설]

목 통증 예방 스트레칭 운동

목의 통증을 예방하기 위해서 어깨와 목 주변부의 근육 강화 운동과 스트레칭이 필수적이다. 통증이 느껴지는 경우에는 무리하게 운동하기보다는 물리치료사에게 운동요법을 받는 것이 좋다.
① 턱을 가볍게 목 쪽으로 당긴다.
② 머리를 뒤로 지그시 젖힌다.
③ 머리를 앞으로 숙이고 지그시 양손으로 눌러준다.
④ 머리를 옆으로 기울이고 손으로 지그시 눌러준다.
⑤ 머리를 천천히 옆으로 돌린다.

39~40 [해설]

팔꿈치 통증 예방 스트레칭 운동

① 손가락을 깍지 끼고 손바닥이 밖으로 향하도록 팔꿈치를 천천히 편다.
② 손가락이 몸쪽으로 향하도록 바닥을 짚고 네발기기자세를 취한다.
③ 손바닥이 몸쪽으로 향하도록 하고 손등을 잡고 몸쪽으로 천천히 당긴다.
④ 손등이 몸쪽을 향하도록 하고 반대쪽 손으로 손바닥을 잡고 몸쪽으로 천천히 당기며 팔을 안으로 회전시킨다.

36. 다음의 증상이 나타나는 근골격계 질환은?

교재 P141

• 목이 뻣뻣하고 목덜미가 당긴다.
• 현기증이나 어지럼증과 같은 두통이 있다.
• 팔에 힘이 빠진다.

① 어깨 통증
② 허리 통증
③ 목통증
④ 손목 통증
⑤ 팔꿈치 통증

37. 목 통증을 예방하기 위한 스트레칭 방법으로 옳은 것은?

교재 P142

① 통증이 느껴지는 경우에는 물리치료를 받는 것보다 스트레칭을 더 자주 한다.
② 빠르게 목을 돌린다.
③ 머리 전체를 돌려준다.
④ 머리를 뒤쪽으로 젖히면 통증이 더 심하다.
⑤ 어깨와 목 주변부 근육강화운동과 스트레칭이 필수적이다.

38. 목 근육 운동 방법으로 알맞은 것을 모두 고르시오

교재 P142

ㄱ. 머리를 앞으로 밀 때 손으로는 뒤로 밀어 저항을 준다.
ㄴ. 머리를 옆으로 밀 때 손으로는 반대쪽을 밀어 저항을 준다.
ㄷ. 머리를 뒤로 밀 때 양손을 앞으로 밀어 저항을 준다.
ㄹ. 머리를 천천히 돌린다.

① ㄱ, ㄴ
② ㄱ, ㄷ
③ ㄱ, ㄴ, ㄷ
④ ㄱ, ㄷ, ㄹ
⑤ ㄱ, ㄴ, ㄷ, ㄹ

39. 근골격계 질환 중 팔꿈치 통증의 설명으로 옳은 것은?

교재 P143

① 팔꿈치 외측상과염은 골프를 치는 사람에게 주로 잘 나타난다.
② 팔꿈치 내측상과염은 테니스 선수들에게 많이 발생한다.
③ 반복적으로 무거운 물건을 들어 올리고 주먹을 쥐거나 손목을 뒤로 젖히는 동작으로 발생한다.
④ 손바닥에 저림 현상이 일어난다.
⑤ 손목과 함께 어깨까지 통증이 나타난다.

40. 팔꿈치 통증 예방 스트레칭 운동으로 옳은 것은?

교재 P143

① 손가락을 깍지 끼고 손바닥이 밖으로 향하도록 팔꿈치를 천천히 민다.
② 머리를 앞으로 민다.
③ 어깨를 앞으로 숙인다.
④ 손목을 규칙적으로 돌려준다.
⑤ 팔꿈치를 굽혀서 통증을 완화시킨다.

41. 근골격계 질환의 발병 단계 중 3단계라 할 수 있는 것은?

교재 P144

① 작업 중 통증, 피로감을 느낀다.
② 작업시작초기부터 통증이 나타난다.
③ 작업 수행 능력에는 변화가 없다.
④ 하룻밤이 지나도 통증이 지속된다.
⑤ 하루종일 통증이 있으며, 잠을 방해함

42. 작업관련 근골격계 관리의 시기로 가장 좋은 단계는?

교재 P144

① 1단계 ② 2단계
③ 3단계 ④ 언제든 상관없다
⑤ 자연적으로 낫는다.

43. 김요양보호사는 어르신을 들다 갑자기 허리에 통증을 느꼈다. 초기치료가 시행되어야 할 시기는?

교재 P144

① 손상 후 3일이내
② 손상 후 7일이내
③ 1달 이내
④ 몇 달간 지속 후
⑤ 몇 년간 지켜보고 나서

[해설]

근골격계질환 발병 단계별 특징

– 1단계
• 작업 중 통증, 피로감을 느낌
• 하룻밤 지나거나 휴식을 하면 증상이 없어짐
• 작업 수행 능력에는 변화 없음
• 며칠 동안 지속되며, 악화와 회복이 반복됨

– 2단계
• 작업 시작부터 통증이 나타남
• 하룻밤 지나도 통증이 지속되며, 잠을 방해함
• 반복적 작업 능력이 낮아짐
• 몇 주 혹은 몇 달간 지속되며, 악화와 회복이 반복됨

– 3단계
• 휴식 중이거나 일상적인 움직임에도 통증이 나타남
• 하루 종일 통증이 있으며, 잠을 방해함
• 가벼운 작업 수행에서도 어려움을 느낌
• 몇 달 혹은 몇 년간 지속됨.

[해설]

꼭 알아두기

– 손상 후 초기 치료(급성기 3일 정도)에는 냉찜질이 좋으나 만성 통증에는 온찜질이 좋다.
〈예 1〉 손목 삠
냉찜질(얼음주머니)
〈예 2〉 만성관절염
온찜질

[해설]

꼭 알아두기

근골격계질환 초기 치료

손상 후 24~72시간에 치료하는 것이다.
① 휴식 ② 냉찜질 ③ 압박
④ 올리기 ⑤ 아픈 부위 고정
⑥ 약물

44. 침대의 자세를 조절하기 위해서 반복적으로 레버를 돌리다가 손목에 통증과 부종이 생길 경우 초기 대처방법은?

교재 P145

① 운동치료한다.
② 냉찜질 한다.
③ 스테로이드 주사를 맞는다.
④ 수술한다.
⑤ 그냥 둔다.

45. 초기치료에 관한 설명이다. 옳은 것은?

교재 P145

① 초기치료는 손상 후 72시간이후에 이루어진다.
② 휴식은 외상을 조절하고 추가적인 조직손상을 막아 준다.
③ 초기치료에는 온찜질이 좋고 만성통증에는 냉찜질로 치료한다.
④ 압박을 통해서 혈액을 심장으로 되돌려준다.
⑤ 약물사용을 반드시 한다.

46. 손상 부위에 축적되어 있는 부종을 조절하고 원하지 않는 움직임을 최소화하기 위한 근골격계 손상의 초기치료방법으로 옳은 것은?

교재 P145

① 휴식
② 냉찜질
③ 압박
④ 올리기
⑤ 아픈 부위고정

47 [해설]

스트레칭시 주의사항

스트레칭방법은 다양하지만, 전체 4~5분 간 스트레칭하되 각 1분은 10~15초 스트레칭, 5~10초 휴식으로 구성하도록 권장함. 따라서, 4~5분간 권장되는 스트레칭 횟수는 대략 5~10회임

47. 스트레칭 시 주의 사항으로 옳은 것은?

교재 P147

① 같은 동작은 2~3회 반복한다.
② 동작과 동작사이는 쉬지 않고 한다.
③ 빠르게 힘 있게 한다.
④ 통증을 느낄 때까지 이완시킨다.
⑤ 호흡은 편안하고 자연스럽게 한다.

48. **감염성 질환의 예방으로 기관차원에서 할 일은?**

교재 P148

① 적절한 보호장구를 시설장이 요양보호사에게 지급해야 한다.
② 예방접종은 개인이 접종하도록 한다.
③ 직원의 종합검진을 한다.
④ 개인위생을 관리한다.
⑤ 손을 자주 씻는다.

49. **감염성 질환예방을 위해 요양보호사가 해야 할 일은?**

교재 P148

① 요양보호사가 감염 되었을 경우에는 대상자와 접촉을 하지 않는다.
② 임신을 하였을 경우라도 모든 질병과 상관없이 최선을 다 해야 한다.
③ 안전교육을 제공한다.
④ 마스크는 착용하지 않아도 된다.
⑤ 장갑을 착용 했다면 손 씻기는 생략해도 된다.

50. **요양보호사의 감염성 질환이라 볼 수 없는 것은?**

교재 P148

① 결핵 ② 독감
③ 뇌출혈 ④ 옴
⑤ 장염

51. **감염성 질환 중 결핵에 대한 설명으로 옳은 것은?**

교재 P148

① 결핵균은 폐에만 감염된다.
② 호흡기 증상으로는 2주이상의기침, 가래, 흉통 등이 나타난다.
③ 결핵균은 사람과 사람 사이 혈액을 통해서 감염된다.
④ 결핵균은 햇빛에 강하기 때문에 직사광선을 쪼이는 것을 조심해야 한다.
⑤ 결핵이 의심되면 반드시 격리해야 한다.

48 [해설]

일반적 감염 예방

기관 차원에서 할 일
① 장기요양기관의 장은 적절한 보호장구를 지급해야 한다.
② 반드시 인플루엔자 등 예방접종을 한다.
③ 정기적으로 건강검진을 받도록 한다.
④ 감염 예방에 대한 직원 교육을 한다.

49 [해설]

요양보호사가 할 일

① 요양보호사가 감염된 경우 대상자에게도 전염될 수 있으므로 대상자와 접촉하지 않는다. 또한 대상자가 감염된 경우 요양보호사는 보호장구를 착용한 후 접촉한다.
② 임신한 요양보호사는 풍진·수두 등 선천성 기형을 유발할 수 있는 감염성 질환을가진 대상자와 접촉을 하지 않는다.
③ 손을 자주 씻는다.
④ 개인위생을 철저히 하고 적절한 소독법을 시행한다.

50 [해설]

요양보호사에게 흔한 감염성 질환 예방

1) 결핵 2) 독감(인플루엔자)
3) 노로바이러스 장염 4) 옴
5) 머릿니

51 [해설]

• 결핵에 걸린 대상자와 접촉했을 때에는 병원 또는 보건소를 방문하여 결핵감염에 대한 검사를 받아야 하며. 2~3주 이상의 기침, 발열, 체중감소, 수면 중 식은땀 등의 증상이 나타날 경우 가까운 의료기관에서 반드시 결핵검사를 받는다.

• 결핵균에 감염된 사람이 대화, 기침 또는 재채기를 할 때 결핵균이 섞인 미세한 가래 방울이 일시적으로 공기중에 떠 있게 되는데, 주위 사람들이 숨을 들이쉴 때 그 공기와 함께 폐 속으로 들어가 감염된다.

[해설]

옴 관리법

① 옴진드기에 의한 피부 감염증으로 사람이나 동물을 물어 피하조직에 침입해발생되고, 감염력이 매우 강하여 잘 옮는다.
② 대상자는 물론, 같이 사는 가족이나 동거인, 요양보호사 등 대상자와 접촉을 한 사람은 증상 유무와 상관없이 함께 동시에 치료한다.
③ 개인위생을 철저하게 하고 내의 및 침구류를 뜨거운 물로 10~20분간 세탁한 후 건조하고, 세탁 후 3일 이상 사용하지 않는다.
④ 세탁이 어려운 것은 3일간 햇볕을 쬐도록 널거나 다리미로 다린 후 사용한다.

52. 다음은 감염성 질환 중 무엇에 대한 설명인가?

교재 P149

• 인플루엔자 바이러스에 의한 급성 호흡기 질환으로. 매년 12월경부터 다음해 5월까지 유행한다.
• 갑작스런 발열, 두통, 전신쇠약감, 마름기침, 인두통, 꼬막힘, 근육통 등의 증상을 보인다.
• 병을 퍼뜨릴 수 있기 때문에 일주일 정도 쉬어야 한다.

① 독감
② 결핵
③ 장염
④ 옴
⑤ 폐렴

53. 요양보호사가 감염되면 대상자에게도 전염될 수 있어 주의해야 하는 질병은? 〈32회〉

교재 P150

① 신장염
② 요로감염
③ 알레르기성 비염
④ 노로바이러스 장염
⑤ 위궤양

54. 감염성 질환 중 옴 에 대한 설명으로 옳은 것은?

교재 P150

① 발병요인으로는 기온이 떨어지는 계절에 잘 생긴다.
② 직접 전파와 간접전파로 전파된다.
③ 야간보다는 낮 동안에 가려움이 심하다
④ 감염력은 높지 않다
⑤ 대상자만 치료하면 요양보호사는 자연 치료된다.

55. 옴의 전파경로로 옳은 것은?

교재 P150

① 옴이 있는 대상자의 기침을 통해서 전파된다.
② 옴이 있는 대상자와 함께 화장실 이용할 때 전파된다.
③ 곤충에 의해 전파된다.
④ 옴이 있는 대상자와의 신체접촉에 의해 전파된다.
⑤ 옴이 있는 대상자와 함께 식사 시 전파된다.

56. 감염성 질환 중 머릿니에 대한 설명으로 옳은 것은?

교재 P151

① 주로 사람의 목에 잘 생긴다.
② 감염환자와 직접 머리 부위를 접촉해서 감염된다.
③ 머릿니는 한번 생기면 치료가 어렵다.
④ 감염환자의 베게, 모자 등은 재사용이 어려우므로 버리는 것이 좋다.
⑤ 침구류, 수건, 옷 등에 떨어져 있던 이는 바로 사멸되기 때문에 신경 쓸 필요 없다.

56 [해설]

■ 전파 방법
① 감염자와 직접 머리 부위를 접촉하여 감염됨
② 침구류나 머리빗을 공동으로 사용하여 감염될 수 있음
③ 일년중 언제나 발생 가능함
• 감염자의 베개, 모자 등은 뜨거운 물에 세탁한 후 건조(55°C 이상에 5분 이상 노출 시 사멸) 한다.

57. 요양보호사의 직무 스트레스에 대한 설명 중 맞는 것은?

교재 P152

① 스트레스는 무조건 해롭다.
② 흡연, 음주 등으로 해소할 수 있다.
③ 적당한 스트레스는 집중력, 능력, 생산력을 향상해 주기도 한다.
④ 스트레스는 업무 수행능력에 지장이 없다.
⑤ 스트레스로 성격이나 신체 구조에 영향을 주지는 않는다.

57 [해설]

직무스트레스가 주는 영향
① 건강상의 많은 문제를 일으키고 사고를 발생할 수 있는 위험요인이 된다.
② 극심한 스트레스 상황에 노출되거나 성격적 요인으로 신체의 구조와 기능에 손상이 발생할 수 있다.
③ 흡연, 알코올, 카페인 음용의 증가, 수면제 등의 약물남용, 대인관계 기피, 자기비하 및 학대, 수면장애 등의 행동 변화가 발생한다.
④ 업무 수행능력이 저하되어 일에 집중하지 못하거나 책임감을 상실하고 결근하거나 퇴직할 가능성이 높아진다.
⑤ 우울 등 정신건강이 저하되며 심한 경우 자살과 같은 극단적이고 병리적인 행동으로 발전할 수 있다.

58. 다음 중 직무스트레스가 주는 영향이 아닌 것은?

교재 P152

① 건강상 많은 문제를 일으킬 수 있다.
② 흡연, 알코올, 수면제 등의 약물남용을 일으킬 수 있다.
③ 업무 수행 능력이 저하될 수 있다.
④ 스트레스가 신체의 구조와 기능에 손상을 발생시키지는 않는다.
⑤ 우울 등 정신건강이 저하되어 심한 경우 자살로 발전할 수도 있다.

59. 요양보호사의 직무스트레스 요인이 아닌 것은?

교재 P153

① 직무요구 ② 감정노동
③ 성희롱 ④ 조직체계
⑤ 대상자의 성별

60. 스트레스 자기관리법 중 무엇에 관한 내용인가?

교재 P157

- 과거의 편안했던 기억을 떠올린다.
- 복식호흡을 천천히 하면서 "편해","쉬어" 등의 단어를 속으로 반복한다.

① 긴장이완법
② 호흡법
③ 심상훈련
④ 생각변화
⑤ 놀이법

정답

Ⅱ부

노화와 건강증진

Ⅱ부 노화와 건강증진

5장. 노화에 따른 변화와 질환

01. 다음 중 노인성 질환의 특성으로 옳지 않은 것은?

교재 P162

① 노인성 질환은 단독으로 발생하는 경우는 드물다.
② 노인성 질환은 증상이 거의 없거나 애매하여 단순한 식욕부진이나 전신 허약감에도 주의를 기울여야 한다.
③ 노인성 질환은 원인이 불명확한 급성 퇴행성 질환이 대부분이다.
④ 노인성 질환은 경과가 길고, 합병증이 생기기 쉽다.
⑤ 신장기능이 저하되어, 의식장애, 심장수축 이상, 신경 이상 등이 발생한다.

02. 노인성 질환의 특성으로 옳지 않은 것은?

교재 P162

① 하나의 질병에 걸리면 다른 질병을 동반하기 쉽다.
② 원인이 불명확한 만성 퇴행성 질환이 대부분이다.
③ 노인은 젊은 사람보다 약물에 둔감하다.
④ 신장의 소변 농축 능력과 배설 능력이 저하 되어 중독 상태에 빠질 수 있다.
⑤ 노인은 질환에 민감하기 때문에 질병에 쉽게 걸리게 된다.

03. 노인성 질환의 특성상 약물중독에 쉽게 빠지는 이유로 옳은 것은?

교재 P162

① 경과가 짧고 재발이 안 된다.
② 소변 배설, 농축능력이 저하된다.
③ 질환에 대한 민감도가 낮다.
④ 관절의 경축과 욕창이 드물다.
⑤ 원인이 명확하다.

01 [해설]

노인성 질환은 원인이 불명확한 만성 퇴행성 질환이 대부분이다.

02 [해설]

노인은 젊은 사람보다 약물에 더욱 민감하게 반응하기 때문에 약물을 사용할 때 더욱 신중해야 한다. 신장의 소변 농축 능력과 배설 능력이 저하되어 약물성분이 신체 내에 오래 남아 중독 상태에 빠질 수 있다.

03 [해설]

[노인성 질환의 특성]

① 하나의 질병에 걸리면 다른 질병을 동반하기 쉽다.
② 노인성 질환은 증상이 거의 없거나 애매하여 정상적인 노화과정과 구분하기 어렵다.
③ 노인성 질환은 원인이 불명확한 만성 퇴행성 질환이 대부분이다.
④ 노인성 질환은 경과가 길고, 재발이 빈번하며, 합병증이 생기기 쉽다.
⑤ 노화에 따라 신장기능이 저하되어 수분과 전해질의 균형이 깨지기 쉽고, 이로 인해 의식장애, 심장수축이상, 신경이상 등이 발생한다.
⑥ 신장은 소변 농축 능력과 배설 능력이 저하되어 약물성분이 신체 내에 오래 남아 중독 상태에 빠질 수 있다.

04. 다음 ( )안에 들어갈 내용은?

교재 P163

주머니 모양으로 생긴 ( )는 소화효소를 분비히여 섭취한 음식을 잘게 부수어 적당한 속도로 소장으로 내려 보낸다.

① 위
② 대장
③ 간
④ 폐
⑤ 신장

05. 노인의 소화기계 설명으로 옳은 것은? 〈15회〉

교재 P164

① 지방의 흡수력이 낮다.
② 짠맛을 잘 느끼게 된다.
③ 타액과 위액 분비의 저하로 소화 능력이 좋아진다.
④ 씹는 것이 좋아져 변비가 생기지 않는다.
⑤ 호르몬 분비 증가로 당뇨병에 잘 걸리지 않는다.

05 [해설]
① 췌장에서의 소화효소 생산이 감소하여 지방의 흡수력이 떨어진다.
② 짠맛과 단맛에 둔해지고 쓴맛은 잘 느끼게 된다.
③ 타액과 위액분비 저하 및 위액의 산도 저하로 소화 능력이 저하된다.
④ 씹는 것이 어려워 영양 상태가 악화될 수 있고, 섬유식이의 섭취 부족으로 변비가 생기기 쉽다.
⑤ 췌장에서의 호르몬 분비 감소로 당내성이 떨어져 당뇨병에 걸리기 쉽다.

06. 소화기계의 노화에 따른 특성이다. 옳은 것은?

교재 P164

① 짠맛과 단맛은 잘 느끼고 쓴맛에 대해서는 둔해진다.
② 타액과 위액의 분비가 증가한다.
③ 지방의 흡수력이 떨어진다.
④ 약물의 대사와 제거 능력이 향상된다.
⑤ 항문 괄약근의 긴장도가 발달한다.

07. 노화에 따른 소화기계의 특징 중 맞는 것은?

교재 P164

① 단맛과 쓴맛의 미각 저하
② 미각과 후각의 기능 저하
③ 타액과 위액 증가
④ 지방흡수력 증가
⑤ 당내성 증가

07 [해설]
• 맛을 느끼는 세포수가 줄고 후각 기능이 떨어져 미각이 둔화 된다.
• 짠맛과 단맛이 둔해지고 쓴맛과 신맛은 잘 느끼게 된다.

08. **김씨 할머니는 식사 때마다 음식이 싱겁다며 소금과 설탕을 더 달라고 하신다. 김씨 노인의 미각의 특징으로 옳은 것은?**

교재 P164

① 후각 기능의 증가
② 미뢰 개수와 기능증가
③ 짠맛 감지 기능감소
④ 단맛 감지 기능증가
⑤ 신맛 감지 기능감소

08 [해설]
① 후각 기능의 저하
② 미뢰 개수 감소
④ 짠맛, 단맛 감지 기능 감소
⑤ 신맛 감지 기능 증가

09. 노화현상으로 인해 나타나는 소화기계의 변화로 옳은 것은? 〈28회〉

교재 P164

① 연동운동 증가
② 쓴맛을 느끼는 감각 상승
③ 지방흡수 증가
④ 타액 분비 증가
⑤ 위액 산도 증가

09 [해설]
맛을 느끼는 세포수가 줄고 후각 기능이 떨어져 미각이 둔화 되며 짠맛과 단맛에 둔해지고 쓴맛은 잘 느끼게 된다.

10. **위염에 대한 설명 중 맞는 것은?**

교재 P164

① 위 점막의 천공을 의미한다.
② 급성 위염을 방치하면 만성위염으로 진행된다.
③ 위염은 순환기계 질환이다.
④ 급성 위염은 식사 직후 명치의 심한 통증이 나타난다.
⑤ 제산제는 위염의 증상 완화에 별 도움이 되지 않는다.

10 [해설]
급성 위염은 갑자기 발생하는 위 점막의 염증이며 급성 위염이 완치되지 못하고 방치되거나 재발하는 경우 만성 위염으로 변화한다.

11. **위염의 예방 관리방법 중 옳지 않은 것은?**

교재 P165

① 위염을 일으키는 요인에 대한 교육은 필요하지 않다.
② 규칙적인 식사를 한다.
③ 부드럽고 소화가 잘되는 음식을 섭취한다.
④ 자극적인 음식은 제한한다.
⑤ 구토를 조절한다.

11 [해설]
① 하루 정도 금식을 하여 위의 부담을 덜고 구토를 조절한다.
② 처방받은 제산제, 진정제 등의 약물을 사용하여 치료하기도 한다.
③ 과식, 과음을 피하고, 너무 뜨겁거나 찬 음식을 섭취하지 않는다.
④ 자극적인 음식을 피하고 규칙적으로 식사하여 위를 자극하지 않는다.

12. 위궤양의 증상에 대한 설명이다. 맞는 것은?

교재 P166

가. 속쓰림	나. 소화불량
다. 식후 상복부 불편감	라. 협착의 발생
마. 심한 경우 위출혈	

① 가,다
② 가, 나, 다, 마
③ 나, 다, 라.
④ 다, 라, 마
⑤ 가, 나, 라, 마

13. 위벽의 점막뿐만 아니라 근육층까지 손상이 있는 위장병을 무엇이라고 하는가?

교재 P165

① 위염
② 위궤양
③ 위암
④ 위출혈
⑤ 소화불량

14. 위궤양의 예방 관리방법으로 올바른 것은?

교재 P166

① 아스피린을 복용한다.
② 위궤양 진단 후에는 절대적으로 금연한다.
③ 통증이 심할 때는 위산 분비가 많이 되도록 처치한다.
④ 술은 마시면 안 되지만 흡연은 해도 된다.
⑤ 위 출혈, 위 천공 등의 증상이 발생한 경우 지체 없이 점막 보호제를 복용한다.

15. 용어와 그 정의가 잘못 연결된 것은?

교재 P165, 166, 169

① 저잔여식이 – 섬유소가 적어 빨리 소화되고 흡수되어 장에는 별로 남지 않는 음식물
② 위 천공 – 위에 구멍이 생기는 것
③ 위 협착 – 위가 상처 난 부분끼리 달라붙거나 좁아지는 것
④ 염장식품 – 설탕을 첨가하여 저장성을 높인 식품
⑤ 하제 – 설사가 나게 하는 약

12 [해설]

[위궤양의 증상]

① 속쓰림
② 소화불량
③ 새벽 1~2시에 발생하는 상복부 불편감
④ 심한 경우 위출혈, 위 천공, 위 협착

14 [해설]

위궤양의 치료 및 예방

- 규칙적인 식사를 한다.
- 진통제를 먹어야 할 경우에는 반드시 점막 보호제를 함께 복용해야 한다.
- 위 출혈, 위 천공, 위 협착 등의 증상이 발생한 경우에는 지체 없이 병원치료를 받아야 한다.
- 약물요법과 함께 식이요법, 충분한 수면, 심신 안정이 중요하다.

15 [해설]

염장식품

소금을 첨가하여 저장성을 높인 식품으로 굴비,젓갈류,햄,베이컨,김치,단무지,짠지 등이 해당된다.

16 [해설]

조기 위암의 경우 약 80% 이상에서 특별한 증상이 없이 우연히 발견되는 경우가 많음. 증상만으로 위암, 특히 조기 위암을 진단하는 것은 거의 불가능

18 [해설]

[대장암 증상]

▶ 장습관의 변화와 대변의 출혈, 폐색
▶ 설사, 변비
▶ 허약감, 체중감소, 점액 분비, 직장 출혈
▶ 노인에서는 양성종양이나 치질, 변비 등에서도 이러한 증상이 나타날 수 있으므로 주의 깊은 관찰이 필요하다.

16. 위암에 대한 설명 중 맞는 것은?

교재 P166

① 싱겁게 먹는 음식을 원인으로 본다.
② 조기위암의 경우 80%이상에서 특별한 증상 없이 우연히 발견된다.
③ 체중증가가 나타난다.
④ 위암은 가족력이 없다.
⑤ 위암의 치료로는 화학요법이 최선의 방법이다.

17. 대장암에 대한 설명 중 틀린 것은?

교재 P169

① 대장 용정의 과거력
② 고지방, 고칼로리, 저섬유소의 음식섭취
③ 방사선 치료로 완치된다
④ 가족력이 있다
⑤ 장기간의 궤양성 대장염

18. 대장암의 증상에 대한 설명이다 맞는 것은?

교재 P169

가.장습관의 변화	나.설사, 변비	
다.허약감	라.체중증가	마.직장출혈

① 가　　② 가, 마
③ 가, 나, 다　　④ 가, 나, 다, 마
⑤ 가, 나, 다, 라

19. 대장암 대상자 수술 후 식이요법으로 옳은 것은?

교재 P169

① 훈제 통조림 연어　　② 황태 매운 찜
③ 삼겹살　　④ 통 곡식, 생 채소
⑤ 양념치킨

20. 대장암 환자 식사의 설명으로 옳지 않은 것은?

교재 P169

① 영양소가 골고루 들어있는 식품을 소량씩 규칙적으로 섭취한다.
② 통 곡식, 생 채소, 생과일을 많이 섭취한다.
③ 하루에 6~8잔 생수를 마신다.
④ 소화에 도움이 되는 적당량의 운동을 한다.
⑤ 자극을 주는 찬 음식을 자주 섭취한다.

21. 대장암 환자의 수술 후 주의사항으로 옳은 것은?

교재 P169

① 간식을 자주 먹는다.
② 식품을 소량씩 섭취한다.
③ 치료 후 2년간은 정기검진을 받는다.
④ 동물성지방을 많이 섭취한다.
⑤ 좋아하는 식품을 마음껏 섭취한다.

22. 설사에 대한 설명 중 맞는 것은?

교재 P169

① 주 3회에서 하루 3회 정도가 정상 배변이다.
② 매일 1회 이상 배변이 정상이다.
③ 배변 횟수와 양은 설사와 관련 없다.
④ 스트레스는 설사의 원인이 아니다.
⑤ 하제 사용은 설사의 원인이 아니다.

23. 설사의 원인 중 틀린 것은?

교재 P169

① 장의 감염 ② 스트레스
③ 하제 등 약물의 남용 ④ 규칙적인 식사
⑤ 소화기능의 저하

24. 하루에 세번 설사를 하는 대상자를 돕는 방법은?

교재 P170

① 찬 음료를 마시게 한다.
② 한꺼번에 많이 먹는다.
③ 과일이나 섬유질 음식을 많이 먹는다.
④ 몸을 따뜻하게 하고 수분섭취를 해준다.
⑤ 지사제를 바로 공급한다.

20 [해설]

자극을 주는 찬 음식을 피한다

- 음식의 소화가 쉽도록 천천히 꼭꼭 씹어서 먹는다.
- 잦은 간식과 늦은 식사를 피한다
- 음식을 싱겁게 먹는다
-동물성 식품의 섭취를 줄이고,식물성 지방을 섭취한다.
- 가공식품, 인스턴트식품,훈연식품을 피한다
-금연, 절주한다.

22 [해설]

설사란 변 속의 수분량이 증가하여 물 같은 대변을 보는 상태로 배변량뿐 아니라 배변횟수가 증가한 것을 말한다.

25. 설사의 치료 및 예방에 대한 설명이다. 옳은 것은?

교재 P170

① 감염증인 경우 의사의 진단에 따라 약물요법을 사용한다.
② 찬 음식을 먹고 몸을 차게 한다.
③ 음식물을 많이 먹는다.
④ 물의 섭취를 제한한다.
⑤ 설사가 나면 무조건 지사제를 복용한다.

26. 변비에 대한 바른 설명은?

교재 P171

가. 변을 보는 횟수가 일주일에 2~3회 이상인 경우
나. 변의 딱딱한 정도가 아주 심한 경우
다. 변을 보는데 많은 시간이 필요한 경우.
라. 배변 후에도 대장에 변이 남아 있는 듯한 느낌이 3개월 이상 지속

① 가, 나
② 가, 다, 라
③ 가, 라
④ 가, 나, 라
⑤ 나, 다, 라

27. 변비 관련 요인은? 〈14회〉

교재 P171

① 과도한 운동
② 반복된 하제 사용
③ 고잔여식이 섭취
④ 저작능력 강화
⑤ 지나친 수분 섭취

28. 변비의 치료 및 예방으로 옳지 않은 것은??

교재 P171

① 식물성 식이섬유, 유산균을 섭취한다.
② 변비를 유발하는 약의 복용을 지속한다.
③ 수분을 충분히 섭취 및 복부 마사지를 실시한다.
④ 규칙적인 식사 및 운동을 한다.
⑤ 변의가 생기면 즉시 화장실을 찾는다.

26 [해설]

정상 배변 횟수-주 3회에서 하루 3회까지

27 [해설]

[변비의 원인]

① 위, 대장반사 감소 및 약화에 따른 장운동 저하
② 저작능력 저하와 관련된 지나친 저잔여식이 섭취
③ 복부 근육의 힘 약화
④ 식사섭취량의 감소, 특히 수분과 섬유질을 포함한 음식섭취의 감소
⑤ 하제 남용으로 인한 배변반사 저하
⑥ 운동량 감소에 따른 장운동 저하
⑦ 요실금과 관련된 염려로 수분섭취 부족
⑧ 스트레스, 우울과 같은 심리적 요인
⑨ 대장암, 뇌졸중, 심부전 등의 합병증상
⑩ 변비를 유발하는 약물 사용

29. 소화기계 주요 질환인 변비 대상자에게 제한해야 할 식품으로 옳은 것은? 〈25회〉

교재 P171

① 지나친 저잔여식이 섭취
② 우유
③ 충분한 수분 섭취
④ 유산균
⑤ 고섬유질 음식

30. 대상자가 변비가 있어 관장을 해달라고 했을 때 요양보호사의 대처방법으로 맞는 것은?

교재 P172

① 요양보호사의 업무가 아님을 설명하고, 간호사 등 의료인과 상의하게 한다.
② 글리 세린으로 관장을 한다.
③ 손가락을 넣어 파낸다.
④ 수분섭취를 줄인다.
⑤ 모르는 척한다.

31. 노인의 호흡기 감염을 의심해 볼 수 있는 증상은 무엇인가? 〈15회〉

교재 P173

① 인후통
② 두통
③ 경련
④ 창백해 보임
⑤ 어지러움

32. 호흡기계 노화에 따른 특성 중 설명으로 옳은 것은?

교재 P173

① 폐포의 탄력성이 증가한다.
② 폐활량이 증가한다.
③ 기침반사의 저하로 미세물질을 걸러내지 못한다.
④ 호흡감염이 잘 생기지 않는다.
⑤ 호흡근육이 발달한다.

29 [해설]
카페인이 많이 든 음식은 제한한다.

참 고
저잔여식이
섬유소가 적어 빨리 소화되고 흡수되어 장에는 별로 남지 않는 음식

32 [해설]
노화에 따른 특성
① 신체조직 내 수분 함유량의 감소로 콧속의 점막이 건조하게 되어 공기를 효과적으로 흡입하지 못한다.
② 폐포의 탄력성 저하, 폐 순환량 감소로 폐활량이 줄어들어 쉽게 숨이 찬다.
③ 호흡근육의 위축과 근력의 약화로 호흡증가 시 피로해지기 쉽다.
④ 기침반사와 섬모운동 저하로 미세물질들을 걸러내지 못한다.
⑤ 기관지 내 분비물이 증가되어 호흡기계 감염이 쉽게 발생한다.

33. **인플루엔자 바이러스에 의한 감염병으로 겨울철에 유행하며 고열과 함께 기침 등 호흡기 증상을 일으키는 질환으로 옳은 것은?**

교재 P173

① 폐렴 ② 폐결핵
③ 만성기관지염 ④ 독감
⑤ 폐암

34 [해설]
매년 1회 예방접종을 통해 인플루엔자 감염을 예방한다.

34. **독감의 치료 및 예방방법으로 옳지 않은 것은?**

교재 P174

① 안정을 취한다.
② 충분한 수분섭취를 한다.
③ 필요 시 해열제, 항바이러스제를 복용한다.
④ 매년 2회 예방접종을 한다.
⑤ 감염 시 마스크를 착용한다.

35 [해설]
[만성기관지염]
만성기관지염이란 기관지의 만성적 염증으로 기도가 좁아진 경우를 말하며 세균성 혹은 바이러스성 감염에 의한 만성 염증으로 인하여 기관지벽의 파괴를 유발하므로 흡연 또는 매연에의 노출을 삼간다.

35. **기관지의 만성적 염증으로 기도가 좁아지는 질환은 무엇인가?**

교재 P174

① 감기 ② 신종플루
③ 후두염 ④ 만성기관지염
⑤ 폐렴

36. **기관지의 만성적 염증으로 기도가 좁아진 대상자를 돕는 방법으로 옳은 것은?** 〈21회〉

교재 P175

① 얕은 호흡을 시킨다.
② 실내공기를 차게 한다.
③ 흡연자는 금연하게 한다.
④ 매운 음식을 제공한다.
⑤ 뜨거운 음료를 제공한다

37. 세균이나 바이러스 침범 또는 음식물이 기도로 넘어가 폐에 염증이 생긴 질병을 무엇이라고 하는가?

교재 P175

① 식도염 ② 위염
③ 폐렴 ④ 폐결핵
⑤ 천식

38. **폐렴의 치료 및 예방법이다. 옳지 않은 것은?**

교재 P176

① 세균성 폐렴은 항생제로도 치료되지 않는다.
② 산소를 공급하여 혈액의 산소농도를 적절하게 한다.
③ 규칙적인 환기와 적절한 습도 및 온도를 유지한다.
④ 외출 후 손발 깨끗이 씻는다.
⑤ 환절기 이전에 독감예방 접종을 한다.

39. **기도에 만성적으로 염증이 있어 기관지벽의 부종과 기도 협착으로 기침, 숨을 내쉴 때 색색거리는 호흡음을 나타내는 질환은?**

교재 P176

① 폐렴 ② 폐결핵
③ 폐암 ④ 천식
⑤ 위염

40. 천식이 있는 대상자가 꽃놀이 행사에 참여하던 중 가슴이 답답하고 기침과 콧물이 심하다고 할 때 요양보호사의 올바른 대처 방법은 무엇인가? 〈15회〉

교재 P176

① 차가운 물수건을 입에 대어 준다.
② 빠르게 숨을 쉬도록 한다.
③ 뜨거운 물을 마시도록 한다.
④ 마스크를 쓰게한다.
⑤ 머리를 낮추고 다리를 올려준다.

37 [해설]

증상

① 두통, 근육통
② 감기 정도의 가벼운 증상
③ 고열, 기침, 흉통, 호흡곤란, 화농성 가래
④ 마른기침이나 짙은 가래를 뱉어내는 기침

38 [해설]

[폐렴의 치료 및 예방법]

- 세균성 폐렴 : 항생제 치료
- 산소 공급, 체위 변경, 규칙적인 기침 및 심호흡으로 체내 혈액의 산소 농도를 적절하게 유지
- 정해진 시간에 항생제 투여
- 규칙적인 환기와 적절한 습도 및 온도 유지
- 영양과 수분을 충분히 섭취 하고 감염의 전파 예방
- 외출 후 손발을 깨끗이 씻고, 사람이 많은 장소의 출입 제한
- 환절기 이전에 폐렴구균 및 독감 예방 주사 접종

39 [해설]

증상

① 기침, 숨을 내쉴 때 쌕쌕거리는 호흡음, 호흡 곤란
② 점액 분비량의 증가
③ 가슴이 답답한 느낌이나 불쾌감
④ 기도 경련
⑤ 알레르기성 비염

41. 기관지확장 흡인기 사용방법으로 옳은 것은?

교재 P177

① 사용 전 흡인기를 흔들어서는 안된다.
② 사용 시 고개를 숙이고 주입한다.
③ 입을 열고 마개를 깊숙이 넣어서 빨아 먹는다.
④ 한번 주입 시 한꺼번에 여러 번 눌러 준다.
⑤ 흡인기분사후 3~5초간은 깊게 숨을 들이쉰다.

41 [해설]

기관지확장제(흡인기) 사용 순서

① 사용 전에 뚜껑을 열고 흔든다.
② 머리를 약간 뒤로 젖히고 충분히 숨을 내쉰다.
③ 입을 열고 마개를 입으로 문다.
④ 입으로 심호흡을 하면서 1회 용량이 흡입되도록 흡인기를 누른다.
⑤ 3~5초간 천천히 깊게 숨을 들이쉰다.

42. 폐결핵에 대한 설명으로 옳은 것은? 〈21회〉

교재 P178

① 초기에 객혈과 가슴 통증이 있다.
② 주기적으로 간기능, 객담 검사를 실시한다.
③ 아침에 고열 증상이 나타나고 저녁에 열이 내린다.
④ 결핵 약제를 일주일 정도만 복용하면 완치가 된다.
⑤ 결핵은 감염성이 없는 유전병이다.

42 [해설]

〈꼭 알아두기〉

폐결핵 환자의 약물 복용

- 항결핵제는 여러 가지이고, 약의 양이 많고, 복용기간이 비교적 길다. 처방된 항결핵제는 자의로 중단하거나 줄여서 먹으면 안 된다. 처방된 기간에 충실하게 약을 복용하는 것이 결핵 완치의 유일한 방법이다.
- 항결핵제를 불규칙적으로 먹거나 임의로 중단하면 약제 효과가 미치지 않은 균들이 살아남아 몸에서 활발하게 증식하게 되어 치료가 실패로 돌아가고 결핵이 더욱 악화된다.

43. 결핵 대상자 교육으로 적합하지 않는 것은?

교재 P178~179

① 결핵제는 약의 양이 많고 복용 기간이 길다는 것을 교육한다.
② 6개월 정도 충실하게 처방대로 복용하게 한다.
③ 기침 시에는 휴지나 손수건으로 입과 코를 가리게 한다.
④ 기침이 계속 되면 마스크를 착용한다.
⑤ 증상호전이 보이면 약물을 복용하지 않는다.

43 [해설]

결핵 감염 예방을 위한 기침 예절

- 기침이나 재채기를 할 때는 코와 입을 휴지나 손수건으로 가리고, 없을 경우에는 소매로 가린다. 손으로 가리면 손에 묻은 균이 다른 물건에 묻어 결핵균이 전파되기 쉽기 때문에 반드시 소매로 가린다.
- 사용한 휴지는 즉시 휴지통에 버리고 흐르는 물에 비누나 소독제로 손을 씻거나 물 없이 사용하는 알코올 제제를 사용하여 손을 씻는다.

44. 호흡곤란 대상자를 돕는 요양보호사의 활동으로 옳은 것은?

교재 P180

① 질병명을 예측하여 말해준다.
② 대상자가 기분 나빠하면 마스크를 벗는다.
③ 반 앉은 자세를 취하게 하고 옆에 있어 준다.
④ 요양보호사 판단으로 병원으로 이송한다.
⑤ 기침과 호흡곤란이 있을 때 물을 먹인다.

45. **노화에 따른 심혈관계의 특성으로 옳은 것은?**

교재 P181

① 심장의 근육이 얇아져서 탄력성이 좋아진다.
② 심박출량과 심박동수가 빨라진다.
③ 말초혈관으로 가는 혈액순환이 활발해진다.
④ 정맥의 약화로 하지에 부종과 정맥류가 생긴다.
⑤ 체위 변화 시 기립성저혈압이 발생할 확률이 적다.

- 호흡기 감염증상이 있는 사람은 가급적 마스크를 착용한다.
- 일회용 마스크는 젖으면 필터링 능력이 떨어지므로 바로 교환하고 재활용하지 않는다.

46. **고혈압에 대한 설명 중 옳지 않은 것은?**

교재 P182

① 160/90mmHg 이상을 고혈압이라 한다.
② 다른 질병이 원인이 되어 고혈압이 발생한 경우를 이차성 고혈압이라 한다.
③ 혈압약을 꾸준히 복용하여 합병증을 예방해야 한다.
④ 증상으로 이른 아침의 두통이 있다.
⑤ 저염식이, 저지방식이를 한다.

46 [해설]

고혈압

일반적으로 고혈압이란 성인의 최고 혈압(수축기 혈압)이 140mmHg, 최저 혈압(이완기혈압)이 90mmHg 이상인 경우를 말한다.

47. **혈압이 높은 대상자에게 나타나는 증상으로 옳은 것은?** 〈16회〉

교재 P182

① 식은땀　　② 요실금
③ 기침　　④ 두통
⑤ 구토

48. **고혈압 예방을 위한 관리방법으로 옳지 않은 것은?**

교재 P182

① 비만을 예방하여, 정상 체중을 유지하도록 한다.
② 금연, 금주한다.
③ 음식은 싱겁게 먹도록 한다.
④ 콜레스테롤, 동물성 지방의 섭취를 권장한다.
⑤ 스트레스는 그때그때 바로 해소하도록 한다.

48 [해설]

고혈압을 예방하려면

- 체중 관리
- 짠 음식 덜 먹기
- 규칙적인 생활
- 적절한 운동
- 절주
- 금연

49. 고혈압의 치료 및 예방으로 옳은 것은?

교재 P183

① 혈압이 조절되면 약을 먹지 않아도 된다.
② 혈압약을 오래 먹으면 몸이 약해진다.
③ 술은 끊어야 하지만 담배는 계속 피워도 된다.
④ 규칙적인 운동을 한다.
⑤ 두통 등의 증상이 있을 때만 약을 먹는다.

49 [해설]

고혈압 약물치료에 대한 편견

- 편견 1 : 증상이 없으면 치료하지 않아도 된다.
  → 증상이 없어도 혈압이 높으면 치료해야 한다.
- 편견 2 : 두통 등의 증상이 있을 때만 약을 먹는다.
  → 고혈압은 증상이 없는 경우가 대부분이기 때문에 의사의 처방이 있으면 계속 약을 먹어야 한다.
- 편견 3 : 혈압약을 오래 먹으면 몸이 약해진다.
  → 약을 오래 복용하는 것이 몸에 좋지는 않지만, 고혈압의 합병증을 발생시키는 것보다는 안전하다.
- 편견 4 : 혈압이 조절되면 약을 먹지 않아도 된다.
  → 혈압이 조절되다가도 약을 안 먹으면 약효가 떨어지자마자 혈압이 다시 올라간다. 따라서 의사의 처방이 있으면 계속 약을 먹어야 한다

50. 다음이 설명하는 것은 무엇인가?

교재 P184

동맥 혈관의 안쪽 벽에 지방이 축적되어 혈관 내부가 좁아지거나 막혀 혈액의 흐름에 장애를 일으키고 혈관벽이 굳어지는 것

① 하지정맥류
② 동맥류
③ 동맥경화증
④ 뇌출혈
⑤ 심부전

51. 동맥경화증의 원인으로 옳지 않은 것은?

교재 P184

① 폐경
② 콜레스테롤 과다 섭취
③ 당뇨병
④ 운동부족
⑤ 식이섬유 섭취

51 [해설]

동맥경화 관련 요인

① 지방대사 이상
② 콜레스테롤이나 지방 섭취 과다
③ 가족적 소인
④ 스트레스, 비만, 흡연, 과음, 폐경
⑤ 운동 부족
⑥ 고지혈증, 당뇨병, 고혈압

52. 다음이 설명하는 것은 무엇인가?

교재 P185

심장의 수축력이 저하되어 신체조직에 필요한 만큼의 충분한 혈액을 심장이 내보내지 못하는 상태를 말한다.

① 신부전
② 심부전
③ 폐렴
④ 심장판막증
⑤ 관상동맥질환

53. 심부전의 원인이 될 수 있는 질환이라 볼 수 없는 것은?

교재 P185

① 고혈압 ② 관상동맥질환
③ 퇴행성 관절염 ④ 신장병
⑤ 심장병

54. 심부전의 증상으로 옳은 것은?

교재 P185

① 식욕증가
② 두통
③ 호흡곤란
④ 의식의 변화는 없음
⑤ 기침이나 객담은 심부전 증상이 아님

55. 심부전의 치료 및 예방법으로 옳지 않은 것은?

교재 P185

① 원인을 치료하는 약물을 투여한다.
② 염분, 수분, 고지방, 고 콜레스테롤을 제한하는 식사를 소량씩 섭취한다.
③ 규칙적인 운동을 한다.
④ 독감이나 폐렴을 예방한다.
⑤ 하루 1시간 이상 조깅한다.

56. 적혈구나 헤모글로빈이 부족하여 혈액이 몸에서 필요한 만큼의 산소를 공급하지 못하여 생기는 질환은?

교재 P186

① 빈혈 ② 심부전
③ 동맥경화증 ④ 고혈압
⑤ 부정맥

53 [해설]

심부전 관련요인

① 심근허혈 또는 심근경색
② 고혈압
③ 당뇨
④ 만성 신질환
⑤ 부정맥 등이 있다.

※ 증상

① 앉은 자세 호흡
② 식욕 상실
③ 의식혼돈, 현기증

55 [해설]

치료 및 예방

① 원인을 치료하는 약물을 투여한다.
② 염 분, 수분, 고지방, 고 콜레스테롤을 제한하는 식사를 소량씩 섭취한다.
③ 규칙적인 운동을 한다.
④ 독감이나 폐렴을 예방한다.
⑤ 금연한다.
⑥ 매일 체중을 측정하여 부종 정도를 확인한다.
⑦ 고혈압과 고지혈증을 치료한다.
⑧ 스트레스를 조절한다.

[해설]

빈혈치료 및 예방

① 철분제와 철분의 흡수를 돕기 위한 비타민 C를 함께 복용한다.
② 식사 시 철분 섭취를 늘린다.
③ 출혈을 일으키는 문제가 있으면 의사와 상의한다.

꼭 알아두기

갑자기 어지러움을 느낄 경우, 곧바로 바닥에 주저앉아야 머리 손상을 줄일 수 있다.

[해설]

※ 노화에 따른 특성

① 추간판이 오그라들어 키가 줄어든다.
② 등뼈가 굽어 머리를 낮추면서 가슴을 향하여 보게 된다.
③ 뼈의 질량 감소로 골격이 작아지고 약해져 작은 충격에도 골절되기 쉽다.
④ 하악골의 쇠약으로 치아가 상실된다.
⑤ 근긴장도와 근육량이 저하되어 신체적 활동과 운동 능력이 감소된다.
⑥ 호흡기계 노화로 산소를 유용하게 사용하지 못하여 근육경련과 근육피로를 자주 느끼게 된다.
⑦ 인대 등이 탄력을 잃음에 따라 관절운동이 제한된다.
⑧ 어깨는 좁아지고 골반은 커진다.
⑨ 관절면이 마모되어 염증, 통증, 기형이 초래된다.
⑩ 팔, 다리의 지방은 감소하고 엉덩이와 허리의 피하지방은 증가하여 노인 특유의 체형을 보인다.

57. 노인에게 가장 흔히 나타나는 빈혈의 원인으로 옳은 것은?

교재 P186

① 칼슘 부족　② 칼륨 부족
③ 철분 부족　④ 비타민D 부족
⑤ 단백질 부족

58. 대상자가 빈혈로 진단받아 철분제를 복용할 때 함께 복용하면 좋은 보충제로 옳은 것은?

교재 P186

① 비타민A　② 비타민C
③ 비타민D　④ 비타민E
⑤ 비타민B

59. 빈혈로 어지러움을 호소하는 대상자에게 가장 먼저 해야 할 일은 무엇인가? 〈16회〉

교재 P186

① 철분제 복용확인　② 영양을 충분히 공급
③ 의사처방전 확인　④ 수분공급
⑤ 휴식

60. 노화로 인한 근골격계 특성으로 옳은 것은?

교재 P187

① 등뼈가 굽어 머리를 낮추면서 가슴을 향하여 보게 된다.
② 척추간판이 늘어나서 키가 줄어든다.
③ 근육량이 많아진다.
④ 관절운동이 더 좋아진다.
⑤ 팔, 다리 지방은 늘어나고 허리, 어깨의 지방은 줄어든다.

61. 다음에서 설명하는 근골격계 질환은?

교재 P188

뼈를 보호해주는 연골(물렁뼈)이 닳아서 없어지거나 관절에 염증성 변화가 생긴 상태

① 골절　② 골다공증
③ 골연화증　④ 퇴행성 관절염
⑤ 류마티스 관절염

62. 퇴행성 관절염의 치료 및 예방법으로 옳지 않은 것은?

교재 P189

① 약물요법을 사용한다.
② 체중조절을 통해 관절의 부담을 줄인다.
③ 냉, 온요법, 마사지, 물리치료를 한다.
④ 헬스 같은 순간적으로 힘이 많이 들어가는 운동을 한다.
⑤ 관절에 부담을 주지 않는 규칙적인 운동을 한다.

63. 퇴행성 관절염에 가장 좋은 운동으로 옳은 것은? 〈24회〉

교재 P189

① 수영 ② 등산
③ 계단오르기 ④ 훌라후프
⑤ 요가

64. 골다공증에 대한 설명으로 옳은 것은? 〈15회〉

교재 P191

① 칼슘 복용 시에 햇빛을 피한다.
② 서혜부와 대퇴부에 통증이 발생한다.
③ 흡연은 골다공증에 영향을 주지 않는다.
④ 카페인 섭취는 뼈의 생성을 증가한다.
⑤ 근육과 뼈에 힘을 주는 체중 부하 운동을 한다.

65. 골다공증 예방에 도움이 되지 않는 것은?

교재 P191

① 지방이 많이 함유된 육류
② 대구간유
③ 체중부하운동
④ 자외선 쬐기
⑤ 처방에 의한 호르몬 치료

[해설]

※ 골다공증 치료 및 예방

① 칼슘을 충분히 섭취함으로써 칼슘 부족에 의한 골다공증을 예방하고 치료한다.
② 의료기관에서 호르몬치료를 받는다.
③ 적당한 체중을 유지한다.
④ 근육과 뼈에 힘을 주는 체중부하운동을 한다.
⑤ 음식으로 비타민 D를 섭취한다. 햇볕을 쬐면 비타민 D가 생성되는데, 약물을 복용하기도 한다.
⑥ 술은 성호르몬을 감소시키며, 뼈 생성을 억제하므로 금주한다. 또한 과음을 하면 넘어지기 쉽고, 영양 불균형으로 골다공증 위험이 증가된다.
⑦ 흡연을 하면 여성호르몬 농도가 낮아지고, 뼈가 약해지므로 금연한다.

66. 다음 중 고관절 골절에 대한 설명으로 옳지 않은 것은?

교재 P192

① 골절사고 중에 치료기간이 짧은 편이며 예후가 좋다.
② 낙상을 예방한다.
③ 고관절 골절 시 일상생활의 수행이 어려워지면서 자신감이 떨어진다.
④ 골다공증이 고관절 골절의 원인이 되기도 한다.
⑤ 고관절 골절 시 서혜부와 대퇴부의 통증이 나타난다.

67~68 [해설]

고관절 골절

■ 관련 요인
① 고령
② 하지 기능 부전
③ 시력장애
④ 골다공증
⑤ 저체중
⑥ 보조기 사용
⑦ 알코올 섭취

■ 증상
① 서혜부와 대퇴부의 통증
② 이동의 제한
③ 뼈가 부러지는 소리

■ 치료 및 예방
① 골다공증에 대한 진단을 받고 적절한 치료를 한다.
② 골절 부위를 수술한다.
③ 낙상을 예방한다.

67. 고관절 골절의 요인이 아닌 것은?

교재 P192

① 시력장애
② 과체중
③ 보조기 사용
④ 고령
⑤ 골다공증

68. 고관절 골절에 대한 치료 및 예방법으로 옳은 것은?

교재 P192

① 되도록 보행은 삼가 하도록 한다.
② 식이섬유와 과일 섭취를 늘인다.
③ 낙상을 예방한다.
④ 체중을 줄이도록 한다.
⑤ 냉, 온 마사지를 한다.

69 [해설]

질벽이 얇아지고 탄력성이 적어지고 윤활작용이 감소되어 성교가 어렵고, 성교 시 통증이 있으나 성적 욕구가 감소되는 것은 아니다.

69. 노인의 비뇨기계 노화의 특징으로 옳지 않은 것은?

교재 P194

① 여성 노인은 질의 수축 및 분비물 저하로 질염이 발생하기 쉽다.
② 빈뇨증, 요실금, 야뇨증이 생긴다.
③ 대부분의 남성 노인은 전립선 비대를 경험한다.
④ 질의 윤활작용이 감소되어 성교가 어렵고, 성적 욕구가 감소한다.
⑤ 남성노인은 음경이 발기되는데 오래 걸린다.

70. 다음이 설명하는 질환으로 옳은 것은?

교재 P195

자신의 의지와 상관없이 때와 장소를 가리지 않고 소변이 배출되는 현상

① 변실금　② 요실금
③ 전립선비대증　④ 요로결석
⑤ 신우신염

71. 요실금의 관련요인으로 옳지 않은 것은?

교재 P195

① 노화로 인한 방광의 저장능력 감소
② 변비
③ 골반 근육 조절능력의 증가
④ 호르몬의 생산 중지로 인한 요도기능 약화
⑤ 여성은 요로 감염 및 복압상승

72. 요실금에 관련 요인으로 옳지 않은 것은?

교재 P195

① 잦은 설사
② 골반 근육 조절능력의 약화
③ 호르몬의 생산 중지로 인한 요도기능 약화
④ 노화로 인한 방광의 저장능력 감소
⑤ 당뇨병, 파킨슨병, 각종 약물 복용으로 인한 부작용

73. 요실금의 치료 및 예방이다. 옳지 않은 것은?

교재 P196

① 발생 원인에 따라 약물요법이나 수술 치료를 한다.
② 골반근육운동 등을 한다.
③ 충분한 수분 섭취로 방광의 기능을 유지
④ 식이섬유소가 풍부한 채소와 과일 섭취로 변비를 예방한다.
⑤ 변비를 예방하는 것과는 상관이 없다.

참 고

- 빈뇨증 : 24시간 동안 8회 이상 배뇨함
- 야뇨증 : 수면 중에 배뇨하려고 한 번 이상 일어나는 것

72 [해설]

요실금 관련 요인

① 노화로 인한 방광의 저장능력 감소
② 골반근육 조절능력 약화
③ 호르몬 생산 중지로 인한 요도기능 약화
④ 당뇨병, 파킨슨병, 각종 약물 복용으로 인한 부작용
⑤ 남성은 전립선비대증, 여성은 요로감염, 복압상승이 관련됨
⑥ 변비

73 [해설]

비만은 복부 내 압력을 증가시켜 복압성 요실금을 유발하기 때문에 체중을 조절한다.

[해설]

전립선 비대증 관련 요인

① 노화에 따른 남성호르몬 감소, 여성호르몬 증가 등 호르몬 불균형
② 비만
③ 고지방, 고콜레스테롤 음식 섭취

■ **증상**

① 비대된 전립선이 요도를 눌러 요도가 좁아져 소변줄기가 가늘어짐
② 소변을 보고 나서도 시원하지 않음(잔뇨감)
③ 소변이 바로 나오지 않고 힘을 주어야 나옴
④ 배뇨 후 2시간 이내에 다시 소변이 마렵고(빈뇨) 소변이 마려울 때 참기 힘듦(긴박뇨)
⑤ 밤에 자다가 소변을 보려고 자주 깸(야뇨)

76 [해설]

도뇨관을 이용한 소변 배출

- 너무 오랫동안 방광 안에 소변이 남아 있으면 방광염이 생길 수 있으므로 일정 간격으로 빼줘야 한다.
- 도뇨관을 이용해 스스로 소변을 배출하는 방법은 의료기관에서 교육받아야 한다.

74. 요실금의 증상에 대한 설명이다 옳은 것은?

교재 P195

> 가. 복압성 요실금: 역류성 요실금과 긴박성 요실금 증상이 모두 나타나는 것.
> 나. 절박성 요실금: 소변을 보고 싶다고 느끼자마자 바로 소변이 배출 되는 것.
> 다. 역류성 요실금: 소변의 배출이 원활하지 않아 소변이 가득 찬 방광에서 소변이 조금씩 넘쳐 계속 흘러나오는 것.

① 가 ② 나, 다
③ 가, 나 ④ 가, 다
⑤ 가, 나, 다

75. 다음은 무엇에 대한 설명인가?

교재 P196

> 방광 바로 아래에 위치하며 요도를 감싸고 있는 이것이 커져서 요도를 압박한다.

① 전립선 비대증 ② 요실금
③ 방광염 ④ 요도염
⑤ 고환염

76. 전립선 비대증에 대한 설명이다. 옳지 않은 것은?

교재 P198

① 노화에 따른 여성호르몬 증가가 원인이다.
② 남성에게만 나타나는 질환이다.
③ 도뇨관을 사용하여 정기적으로 소변을 빼준다.
④ 빈뇨, 야뇨, 잔뇨감이 나타난다.
⑤ 음주는 전립선비대증 악화와 관련이 없다.

77. 전립선 비대증 치료 및 예방을 위한 방법으로 옳은 것은?

교재 P198

① 도뇨관을 사용하여 정기적으로 소변을 빼준다.
② 수술요법으로 손상된 신장을 치료한다.
③ 무조건 수술해야 한다.
④ 금욕 생활을 한다.
⑤ 금연과 절주한다.

78. 비뇨기계 질환을 앓고 있는 대상자에 대한 요양 보호사의 활동으로 옳은 것은?

교재 P198

① 빈뇨를 호소하는 대상자에게 전립선비대증인 것 같다며 수술을 권유한다.
② 요실금이 있는 대상자에게 기저귀를 채운다.
③ 상황에 따라 도뇨관을 교체한다.
④ 피부자극이나 욕창예방에 신경 쓴다.
⑤ 배뇨문제로 실수한 대상자를 비난한다.

79. 노화에 따른 피부의 특성으로 옳지 않은 것은?

교재 P199

① 피하지방의 감소로 기온에 민감해진다.
② 발톱이나 손톱이 딱딱하고 두꺼워지며 잘 부서진다.
③ 상처회복이 지연되고 궤양이 생기기 쉽다.
④ 피하지방이 증가되고 눈꺼풀이 늘어지고 이중 턱이 된다.
⑤ 노인성 반점이라 불리는 갈색 반점이 생긴다.

80. 병상에 오래 누워 있어 후두부, 등, 허리, 어깨, 팔꿈치 등 바닥면과 접촉 되는 피부가 혈액의 공급을 받지 못해서 괴사 되는 상태를 무엇이라 하는가?

교재 P200

① 건조증
② 퇴행성관절염
③ 대상포진
④ 욕창
⑤ 파킨슨 질환

81. 욕창이 생길 위험 요소가 있는 대상자로 옳은 것은?

교재 P200

① 요실금, 변실금이 있는 대상자
② 변비가 있는 대상자
③ 피하지방이 많은 대상자
④ 스스로 체위변경이 가능한 대상자
⑤ 요의, 변의가 있는 대상자

78 [해설]

비뇨기계요양보호사의 활동

- 요양보호사가 대상자의 질병명을 예측하여 말하거나, 수술 혹은 약물 치료가 필요하다는 등의 말을 하면 안 된다. 요양보호사의 부정확한 판단이 대상자 및 가족에게 혼란과 걱정을 유발할 수 있기 때문이다.
- 비뇨기계에 문제가 있어 스스로 배뇨를 조절하기 힘든 대상자도 기저귀나 소변 주머니 사용은 최대한 자제하고, 되도록 스스로 할 수 있도록 유도하고 훈련해야한다.
- 요실금 대상자는 발생할 수 있는 합병증인 피부 자극, 욕창을 예방하는 데에도 신경 써야 한다.

79 [해설]

피하지방이 줄고 수분이 소실되어 건조해지고 주름살이 생기며 눈꺼풀이 늘어지고 이중 턱이 된다.

82. **욕창에 대한 설명 중 옳지 않은 것은?**

교재 P200

① 오랫동안 병상에 누워 있는 경우에 잘 생긴다.
② 체중으로 압박받는 부위에 잘 생긴다.
③ 뼈가 튀어나온 곳에 잘 생긴다.
④ 침상에 누워 있는 대상자의 경우 2시간마다 체위변경을 해준다.
⑤ 욕창은 치료가 잘 된다.

83. **피부를 누르면 색깔이 일시적으로 없어져 하얗게 보이고, 피부에 열감이 있다면 욕창의 단계로 옳은 것은?**

교재 P200

① 1단계
② 2단계
③ 3단계
④ 4단계
⑤ 5단계

84. **피부가 벗겨지고 물집이 생겨 있다면 욕창의 단계로 옳은 것은?**

교재 P200

① 1단계
② 2단계
③ 3단계
④ 4단계
⑤ 5단계

84 [해설]

[욕창의 단계별 증상]

① 1단계: 피부는 분홍색 혹은 푸른색. 피부를 누르면 색깔이 일시적으로 없어져 하얗게 보임. 피부에 열감 있음
② 2단계: 피부가 벗겨지고 물집이 생기고 조직이 상함
③ 3단계: 깊은 욕창이 생기고 괴사조직 발생
④ 4단계: 골과 근육까지 괴사가 진행

85. **욕창 증상 초기 대처법으로 옳은 것은?**

교재 P200

① 뜨거운 물로 닦아준다.
② 힘껏 눌러 마사지한다.
③ 하루에 세 번 정도 체위변경 한다.
④ 춥지 않을 때에는 30분 정도 햇볕을 쪼인다.
⑤ 차가운 바람으로 건조 시킨다.

86. 욕창 예방법이다 옳은 것은?

교재 P201

① 특정부위에 압력이 가해지도록 눕혀 둔다.
② 적어도 5~6시간에 한번은 자세를 변경한다.
③ 젖은 침대 시트는 바로 교체한다.
④ 뜨거운 물주머니를 붉어진 피부 위에 올려놓는다.
⑤ 피부는 주무르듯이 마사지한다.

87. 와상대상자의 피부가 약간 붉게 변하였을 때 요양보호사의 올바른 행위는?

교재 P201

① 젖은 시트는 바로 교환하고 시트에 주름을 편다.
② 물티슈로 닦아주고 올려준다.
③ 하루 2~3번 채위 변경을 해준 다.
④ 차갑게 했다가 뜨겁게 해 준다
⑤ 1~2시간 정도 햇볕을 쪼인다.

88. 다음이 설명하는 것으로 옳은 것은?

교재 P202

노화에 따라 피부외층이 건조해지며 거칠어지는 것이다.

① 욕창 ② 대상포진
③ 피부건조증 ④ 유연화
⑤ 물집

89. 피부 건조증에 대한 설명으로 옳은 것은?

교재 P203

① 따뜻한 물로 목욕하는 것은 건조증을 악화시킨다.
② 목욕 후 물기는 문지르지 않고 두드려 말린다.
③ 목욕 시 꼭 비누를 사용하는 것이 건조증에 도움이 된다.
④ 가습기 사용은 피부 건조를 악화시킨다.
⑤ 알코올이 함유된 로션을 바른다.

[해설]

〈꼭 알아두기〉

욕창 증상 초기 대처법

- 약간 미지근한 물수건으로 찜질하고 마른수건으로 물기를 닦아낸다.
- 주위를 나선형을 그리듯 마사지하고 가볍게 두드려 혈액순환을 촉진한다.
- 미지근한 바람으로 건조 시킨다.
- 춥지 않을 때에는 30분 정도 햇볕을 쪼인다.

참 고

[건조증치료 및 예방]

① 건조증은 완치 되지 않으며, 피부 건조를 피하도록 해야 한다.
② 목욕이나 샤워 시에는 따뜻한 물과 순한 비누를 사용한다.
③ 목욕 후 물기는 문지르지 않고 두드려 말린다.
④ 가습기를 사용하여 습도를 조절하며 알코올이 함유되지 않은 피부 보습제를 사용한다.

89 [해설]

※치료 및 예방

① 가습기를 사용하여 습도를 조절한다.
② 피부 건조로 인한 가려움증을 경감하기 위해서 물을 자주 마셔 수분을 충분히 섭취한다.
③ 자주 샤워를 하거나 때를 미는 것은 피부를 더욱 건조시켜 증상을 악화시킬 수 있기 때문에 삼간다.
④ 피부가 건조해지지 않게 한다.
⑤ 목욕이나 샤워를 할 때 따뜻한 물과 순한 비누를 사용한다.
⑥ 목욕 후 물기는 두드려 말리고, 물기가 완전히 마르기 전에 보습제를 충분히 바른다.

90. 노인 피부가 건조하지 않도록 하기 위한 방법으로 옳은 것은? 〈14회〉

교재 P203

① 목욕 후 문지르지 않고 두드려 말린다.
② 매일 목욕한다.
③ 비누 사용을 금한다.
④ 지성용 비누를 사용한다.
⑤ 알코올이 함유된 피부 보습제를 사용한다.

90 [해설]

치료 및 예방

- 가습기를 사용하여 습도를 조절한다.
- 수분을 충분히 섭취한다.
- 자주 샤워를 하거나 때를 미는 것은 증상을 악화
- 따뜻한 물과 순한 비누를 사용한다.
- 물기가 완전히 마르기 전에 보습제를 충분히 바른다.

91. 대상포진에 관련된 설명으로 옳은 것은?

교재 P204

① 1 ~ 2주면 통증이 없어진다.
② 과거에 풍진을 앓은 사람에게 잘 걸린다.
③ 병소가 더 이상 번지지 않도록 긁거나 만지지 않는다.
④ 가려움증이 없어 긁지 않는다.
⑤ 세균성 질환이므로 전염되지 않도록 주의한다.

91 [해설]

대상포진은 수두를 일으키는 바이러스에 의하여 피부와 신경에 염증이 생기는 질환이다. 과거에 수두를 앓았던 사람에서 주로 발생하며, 과로나 스트레스 후에 주로 발생하며 면역이 저하된 환자나 노인이 대상포진에 걸릴 위험성이 높다.

92. 옴에 대한 설명이다 옳은 것은?

교재 P205

① 옴은 사람에게는 전염되지 않는다.
② 낮에 가려움증이 더 심하다.
③ 치료용 연고를 발라도 치료가 되지 않는 질환이다.
④ 치료하지 않아도 저절로 낫는다.
⑤ 전염 시 사람이나, 침구, 옷 등과의 접촉을 금한다.

92 [해설]

[옴 관리]

대상자는 물론, 동거 가족이나 요양보호사도 동시에 치료해야 한다.

93. 옴에 대한 설명으로 옳지 않은 것은?

교재 P205

① 옴은 전염성 질환이다.
② 옴은 겨드랑이, 손가락 사이, 팔꿈치, 생식기 등에 잘 생긴다.
③ 증상으로 가려움, 물집, 고름이 나타난다.
④ 연고를 바를 때는 목에서 발끝까지 전신에 바른다.
⑤ 옷이나 침구 세탁 후 즉시 사용해도 무관하다.

94. 머릿니에 대한 설명으로 맞는 것은?

교재 P206

① 머릿니에 의한 피부염은 생기지 않는다.
② 살아있는 성충이 확인되어야만 치료한다.
③ 머릿니가 있을 때 빗질하면 안된다.
④ 머릿니는 55℃ 이상의 뜨거운 물에도 죽지 않는다.
⑤ 머릿니가 다 없어질 때까지 머리를 감지 않는다.

95. 다음이 설명하는 노인성 피부질환은?

교재 P208~210

• 노화, 장기간의 자외선 노출 • 피부에 출혈이 생김 • 손등, 팔에 경계가 뚜렷한 다양한 크기와 모양의 붉은 반점

① 기저귀 피부염
② 간찰진
③ 지루성 피부염
④ 노인성 자반
⑤ 우정문신

96. 노인의 피부 관찰에서 요양보호사의 활동으로 틀린 것은?

교재 P210

① 질병명을 예측하여 말하지 않는다.
② 피부의 색, 온도, 긴장도, 두께 등을 관찰한다.
③ 요양보호사가 보기에 대수롭지 않아 보여도 센터장이나 의료진에게 보고한다.
④ 피부질환과 영양 상태는 관계가 없다.
⑤ 대상자의 피부는 항상 건조하게 유지한다.

97. 노화로 인해 감각기능은 변화가 나타난다, 다음 중 감각기능의 변화로 옳지 않은 것은?

교재 P211~212

① 황화현상으로 남색이나 보라색을 잘 구별 못한다.
② 노인성 난청이 여성보다 남성에게 흔하게 나타난다.
③ 신맛과 쓴맛을 감지하는 미뢰는 감소, 단맛과 짠맛을 감지하는 기능은 증가한다.
④ 눈물 양이 감소하여 건조해지고 눈이 뻑뻑하여 불편감이 있다.
⑤ 후각세포의 감소로 후각에 둔화가 나타난다.

95 [해설]

노인성 피부염의 종류

① 기저귀 피부염 : 기저귀 접촉 부위에 생기는 경계가 분명한 병변
② 지루성 피부염 : 피지선(기름샘)의 활동이 증가된 부위에 발생
③ 간찰진 : 피부가 접하는 부위에 발생하는 붉은 변화
④ 노인성 자반 : 노화, 장기간의 자외선 노출, 강력한 스테로이드 연고도포에 의해 출혈이 생기는 질환

97 [해설]

신맛과 쓴맛을 감지하는 미뢰는 기능을 더 잘하고, 단맛과 짠맛을 감지하는 미뢰의 기능은 점차 떨어진다.

98 [해설]

색의 식별 능력이 떨어져 같은 계열의 색을 잘 구별하지 못한다. 특히 수정체가 노란색으로 변화는 황화현상으로 보라색, 남색, 파랑색의 구분에 어려움을 느낀다.

98. 수정체의 황화현상으로 구분할 수 없는 색상으로 옳은 것은?

교재 P212

① 빨강, 초록　② 보라, 남색
③ 빨강, 노랑　④ 검정, 흰색
⑤ 노랑, 남색

99. 안압상승으로 인하여 시신경이 손상되어 시력이 점차적으로 약해지는 질환으로 옳은 것은?

교재 P213

① 백내장　② 녹내장
③ 난시　④ 복시
⑤ 각막건조증

100 [해설]

치료 및 예방

① 녹내장은 완전히 치료하는 방법은 없으나 조기에 발견하여 안압을 정상범위로 유지함으로써 시력의 약화를 막거나 늦출 수 있다.
② 어 두운 곳에서 책을 보거나 일하지 않고, 심신의 과로를 피하며, 규칙적인 생활을 한다.
③ 눈 이 피로하거나 안경을 써도 얼마 안 가서 맞지 않는 경우, 머리가 아프거나 눈에 통증이 있는 경우, 눈이 침침하고 잘 안 보이는 경우에는 안과의사의 검진을 받는다.

100. 녹내장의 치료 및 예방법으로 옳지 않은 것은?

교재 P214

① 녹내장은 완치 할 수 있다.
② 조기 발견으로 시력의 약화를 막거나 늦출 수 있다.
③ 심신의 과로를 피한다.
④ 어두운 곳에서 책을 보거나 일하지 않는다.
⑤ 다양한 눈의 이상이 있는 경우 안과 검진을 받는다.

101. 다음이 설명하는 질환으로 옳은 것은?

교재 P215

수정체가 혼탁해져서 빛이 들어가지 못하여, 시력장애가 발생하는 질환으로 검은 눈동자에 하얗게 백태가 껴서 뿌옇게 보이거나 잘 안 보이게 되는 질환이다.

① 녹내장　② 익상편
③ 백내장　④ 난시
⑤ 노안

102. 백내장의 원인으로 옳지 않은 것은?

교재 P215

① 노화
② 규칙적인 식사
③ 눈 주위의 부상
④ 과도한 자외선 조사 및 텔레비전 시청
⑤ 지나친 음주나 흡연

103. 수정체가 혼탁해져서 뿌옇게 보일 때 나타나는 증상으로 옳은 것은?

교재 P215

① 안구 통증
② 구토, 구역질
③ 낮과 밝은 불빛에서의 눈부심
④ 좁은 시야, 눈에 이물감
⑤ 실명

104. 노화에 따른 고막, 내이의 퇴행성 변환에 의한 청력감소를 무엇이라 하는가?

교재 P216

① 노인성 난청
② 내이염
③ 외이염
④ 중이염
⑤ 노인성 치매

105. 난청이 있는 노인에 대한 설명으로 옳지 않은 것은?

교재 P216

① 감소된 청력을 근본적으로 복구시키는 치료는 없다.
② 난청을 악화시킬 수 있는 약물 복용을 피한다.
③ 의사소통할 때에는 소음이 없는 장소에서 말한다.
④ 보청기를 사용하는 노인에게 이야기할 때는 큰 소리로 이야기한다.
⑤의사소통할 때에는 말하는 사람의 얼굴을 볼 수 있게 또박또박 말한다.

101~103 [해설]

백내장

백내장은 수정체가 혼탁해져서 빛이 들어가지 못하여 시력장애가 발생하는 질환으로 눈동자에 하얗게 백태가 껴서 뿌옇게 보이거나 잘 안 보이게 된다.

■ **증상**

① 색 구별 능력 저하
② 동공의 백색 혼탁
③ 불빛 주위에 무지개가 보임
④ 밤과 밝은 불빛에서의 눈부심
⑤ 통증이 없으면서 점차 흐려지는 시력
⑥ 시력 감소

■ **치료 및 예방**

① 초기에는 치료제의 복용이나 점안액으로 진행 속도를 늦출 수 있다.
② 증상이 심해지면 혼탁해진 수정체를 인공수정체로 바꾸어 주는 수술을 한다.
③ 백내장 유발 원인을 억제함으로써 예방할 수 있다.

105 [해설]

난청이 심화면 보청기를 사용하며, 이때 고음의 큰 소리보다는 저음의 차분한 소리가 더 효과적이다.

106. 감각기계의 요양보호사 활동으로 옳지 않은 것은?

교재 P216

① "백내장인 것 같으니 병원에 가서 수술하셔야겠네요."라고 대상자에게 말한다.
② 노화에 따른 시각 및 청각 장애는 개선될 수 있는 것이 아니다.
③ 대상자는 감각기능의 결함으로 자아개념이 쉽게 손상될 수 있다
④ 안전사고가 발생할 수 있으므로 환경을 안전하게 조성한다.
⑤ 요양보호사의 잘못된 판단은 혼란을 야기할 수 있다.

106 [해설]

요양보호사가 대상자의 질병 명을 예측하여 말하거나, 수술 혹은 약물치료가 필요하다는 등의 말을 하면 안 된다.

107. 내분비계의 노화에 따른 특성으로 옳지 않은 것은?

교재 P217

① 근육질량이 감소되어 기초대사율이 감소
② 인슐린에 대한 민감성 증가
③ 췌장에서 인슐린의 분비가 느리다
④ 당대사 및 갑상선 분비호르몬, 에스트로겐 분비 감소
⑤ 공복 혈당이 상승한다.

107 [해설]

노화에 따른 특성
① 일반적으로 뇌하수체, 부신 등은 노화에 따른 변화가 크지 않지만 당대사 및 갑상선 분비호르몬, 에스트로겐 분비는 노화에 따라 감소한다.
② 포도당 대사능력과 인슐린에 대한 민감성 감소로 쉽게 고혈당이 된다.
③ 췌장에서 인슐린의 분비가 느리고 분비량이 불충분하다.
④ 공복 혈당이 상승한다.
⑤ 갑상선 크기가 줄어들고 갑상선 호르몬 분비량도 약간 감소된다.
⑥ 근육질량이 감소되어 기초대사율이 감소된다.

108. 다음이 설명하는 질환으로 옳은 것은?

교재 P217

신체 내에서 혈중 포도당 수치를 조절하는 인슐린이 분비되지 않거나, 분비는 되지만 부족한 경우, 또는 인슐린에 대한 신체의 저항성으로 인해 포도당이 세포 내로 들어가지 못해 혈중 포도당 수치가 올라가서 소변에 당이 섞여 나오는 질환이다.

① 췌장염 ② 식도염
③ 신우신염 ④ 만성신부전증
⑤ 당뇨병

109. 당뇨병에 대한 설명으로 옳은 것은?

교재 P218

① 소화기계 질환이다.
② 스트레스는 당뇨와 상관성이 없다.
③ 상처 치유가 잘 된다.
④ 혈중 포도당 수치를 조절하는 것은 갑상선 호르몬이다.
⑤ 증상으로 다음증, 다식증, 다뇨증이 나타난다.

109 [해설]

당뇨병

당뇨병은 혈중 포도당 수치를 조절하는 인슐린이 분비되지 않거나 분비는 되지만 부족한 경우, 또는 인슐린에 대한 신체의 저항성으로 인해 포도당이 세포 내로 들어가지 못해 혈중 포도당 수치가 올라가서 소변에 당이 섞여 나오는 질환이다.

110. 당뇨병의 증상으로 옳지 않은 것은?

교재 P218

① 질 분비물 및 질 감염의 증가
② 상처 치유 지연
③ 다음증, 다식증, 다뇨증, 다갈증
④ 체중증가
⑤ 고혈당, 저혈당

111. 당뇨의 치료 및 예방에 대한 설명이다. 옳은 것은?

교재 P219~220

① 당뇨병은 완치가 가능한 질병이다.
② 고열량을 섭취해서 체력을 키운다.
③ 아이스크림, 사탕 등 단순 당질류의 섭취를 마음껏 한다.
④ 식후 30분 ~ 1시간 경에 운동을 권장한다.
⑤ 인슐린주사약은 입으로 복용한다.

112. 당뇨병 대상자의 운동 방법으로 옳은 것은? 〈32회〉

교재 P219

① 혈당이 떨어질 때 운동한다.
② 고강도에서 저강도 순으로 운동한다.
③ 당뇨약을 복용하기 직전에 운동한다.
④ 매일 30분 정도 규칙적으로 운동한다.
⑤ 혈당이 300 mg/dL 이상일 경우 운동강도를 높인다.

113. 당뇨병이 있는 대상자의 식이요법으로 옳은 것은?

교재 P219

① 음식을 제한하는 것이 좋다.
② 반찬은 조금 짜게 먹는다.
③ 표준체중에 알맞은 열량을 섭취한다.
④ 육류를 많이 먹어야 한다.
⑤ 고칼로리 식이를 기본으로 한다.

110 [해설]

[당뇨병의 증상]

① 다음증, 다식증, 다뇨증, 다갈증
② 체중감소
③ 흐릿한 시력과 두통
④ 무기력
⑤ 발기부전
⑥ 질 분비물 및 질 감염의 증가
⑦ 상처 치유 지연
⑧ 감각 이상 및 저하
⑨ 감염, 식사량 증가, 활동량 감소 등의 경우 고혈당 (배뇨 증가, 체중감소, 피로감, 식욕 증가 등)
⑩ 식사량 감소 및 활동량 증가 등의 경우 저혈당 (땀을 많이 흘림, 두통, 시야 몽롱, 배고픔, 어지럼 등)

112 [해설]

운동은 인슐린의 저항성을 감소 시키고, 포도당을 산화시켜 혈당을 낮추며 적당한 체중을 유지시켜 주며, 혈액순환을 촉진하고 정신적, 육체적 스트레스를 해소시킨다.

※인슐린주사약은 입으로 복용하면 위장관에서 파괴되므로 반드시 주사로 주입한다.

113 [해설]

당뇨병 치료 및 예방

■ 식이요법

- 균형 있는 식사를 통해 표준 체중에 알맞은 열량을 섭취한다.
- 혈당 조절을 위해 하루 세 번 규칙적으로 식사한다.
- 반찬은 싱겁게 골고루 섭취한다.
- 식사량과 영양소 등을 고려한 식단을 세워 실행한다.
- 저콜레스테롤 식이를 기본으로 하여 육류보다는 곡류, 콩, 과일, 야채 등 고섬유질 음식을 섭취하고 청량음료, 아이스크림, 주스, 사탕 등 설탕이나 꿀 등을 함유한단 음식과 술의 섭취를 제한한다.

114. 땀을 많이 흘림, 두통, 시야 몽롱, 배고픔 등의 당뇨병 증상으로 옳은 것은?

교재 P218

① 고혈당 ② 감각 이상 및 저하
③ 저혈당 ④ 발기부전
⑤ 체중감소

115 [해설]

우울증

우울증은 노인에게 흔히 발생하지만 본인 스스로 자각하기 어려워 병원을 찾는 경우가 드물다.
주변 사람이 발견하기도 쉽지 않고 혼자 거주하는 경우가 많아 방치되기 쉽다.

115. 심리 정신계 주요 질환 중 우울증 증상으로 옳지 않은 것은?

교재 P221

① 노인에게는 흔히 발생하지 않는다.
② 자살에 대한 반복적 생각 혹은 시도한다.
③ 노인의 우울증은 인지기능관련 치매와 감별이 필요하다.
④ 불면 혹은 과도한 수면
⑤ 불안, 초조 혹은 무기력

116 [해설]

〈증상〉

① 우울하고 슬픈 기분이 잦음
② 매사에 관심이 없고 즐거운 것이 없음
③ 불면 혹은 과도한 수면
④ 식욕 변화와 체중 변화
⑤ 불안, 초조 혹은 무기력
⑥ 죄의식, 절망감, 부정적 사고
⑦ 자살에 대한 반복적 생각 혹은 시도

116. 아래와 같은 증상으로 옳은 것은?

교재 P221

- 불면 혹은 과도한 수면
- 식욕 변화와 체중변화
- 죄의식, 절망감, 자살에 대한 생각

① 섬망 ② 치매
③ 우울증 ④ 도피
⑤ 스트레스

117. 노인의 우울증에 대한 설명으로 옳은 것은?

교재 P222

① 서서히 발병한다.
② 장기 기억이 뚜렷이 저하된다.
③ 병력기간이 길다.
④ 이전에 정신과적 병력이 있다.
⑤ 일관된 인지기능 저하를 보인다.

118. 우울증과 치매의 비교이다. 옳지 않은 것은? 〈16회〉

교재 P222

우울증		치매
① 급격히 발병함	→	서서히 발병함
② 짧은 기간	→	긴 기간
③ 정신과적 병력 있음	→	과거 정신과적 병력 없음
④ 근사치의 대답을 함	→	모른다고 대답하는 경우가 많음
⑤ 우울이 먼저 시작됨	→	기억력 저하가 먼저 시작됨

119. 다음이 설명하는 질환으로 옳은 것은?

교재 P223

> 의식장애로 인해 주의력 저하뿐만 아니라 감정, 정서, 사고, 언어 등 인지기능 전반에 장애와 정신병적 증상이 나타난다

① 섬망 ② 치매
③ 정신질환 ④ 뇌졸중
⑤ 우울증

120. 섬망의 증상으로 옳지 않은 것은?

교재 P223

① 지남력 장애 ② 초조
③ 지각장애 ④ 정서적 안정
⑤ 편집, 망상

121. 섬망의 설명으로 옳지 않은 것은?

교재 P224

① 급성질환이다.
② 신체 생리적 변화가 심하다.
③ 주의 집중력이 매우 떨어진다.
④ 만성질환이다.
⑤ 대체로 회복 가능하다.

118 [해설]

※우울증

- 급격히 발병함
- 짧은 기간
- 정신과적 병력 있음
- 기억력 장애를 호소함
- 모른다고 대답하는 경우가 많음
- 인지기능 저하 정도의 편차가 심함
- 단기 기억과 장기 기억이 동등하게 저하됨
- 우울 이 먼저 시작됨

※치매

- 서서히 발병함
- 긴 기간
- 과거 정신과적 병력 없음
- 기억력에 문제가 없다고 주장하는 경우가 많음
- 근사치의 대답을 함
- 일관된 인지기능의 저하
- 단기 기억이 심하게 저하됨
- 기억력 저하가 먼저 시작됨

120 [해설]

[섬 망]

- 급격한 시작
- 급성질환
- 대체로 회복가능
- 초기에 사람을 못 알아봄
- 신체 생리적 변화가 심함
- 의식의 변화가 있음
- 주의 집중이 매우 떨어짐
- 수면 양상이 매우 불규칙함

122. 섬망과 치매의 비교이다. 옳지 않은 것은?

교재 P224

섬망		치매
① 갑자기 나타남	→	서서히 나타남
② 주의 집중이 매우 떨어짐	→	주의 집중은 별로 떨어지지 않음
③ 만성질환	→	급성질환
④ 초기에 사람을 못 알아봄	→	나중에 사람을 못 알아봄
⑤ 수면 양상이 매우 불규칙함	→	수면 양상은 개인별로 차이가 있음

123. 섬망의 비약물요법으로 옳지 않은 것은?

교재 P225

① 낮에는 창문이나 커튼을 열어 시간을 알게 한다.
② 능동적인 관절운동, 목욕, 마사지를 제공한다.
③ 대상자와 접촉하는 사람의 수를 늘리고 자주 방문하도록 격려한다.
④ 초조 시 항상 단호하고 부드러운 목소리로 말한다.
⑤ 조용하고 편안한 수면환경을 조성한다.

123 [해설]

※그 밖에

- 친숙한 환경을 유지
- 오늘 날짜와 상황을 알려주어 현재 상황을 파악
- 조용하고 편안한 수면 환경을 조성
- 증상을 완화하기 위해 약물치료
- 대상자와 접촉하는 사람의 수를 줄이고 가족 구성원이 자주 방문하도록 격려

124. 심리 정신계 요양 보호사 활동으로 옳지 않은 것은?

교재 P227

① "우울증인 것 같으니 병원 가셔야 겠어요"라고 질병명을 예측하여 말한다.
② 신체증상이나 신체활동이 저하될 때 우울증이 아닌지 의심해보고 가족과 상의해야 한다.
③ 기억력을 높이는 활동을 격려한다.
④ 햇볕을 쬐며 가볍게 산책한다.
⑤ 노인의 우울증은 자살로 연결되기도 하므로 면밀히 관찰한다.

124 [해설]

요양보호사가 대상자의 질병명을 예측하여 말하거나, 수술 혹은 약물 치료가 필요하다는 등의 말을 하면 안 된다.

125. 다음 설명은 무엇의 정의인가?

교재 P228

- 허약한 노인에게 흔하다.
- 치료와 동시에 돌봄이 중요한 증상이나 소견을 말한다.

① 노인우울증　　② 성인병
③ 노인증후군　　④ 치매
⑤ 노인성 근골격질환

126. 노인증후군의 특징 설명 중 맞는 것은?

교재 P230

① 노쇠한 노인에게 많이 생긴다.
② 삶의 질과 기능에 영향이 없다.
③ 특정한 병적 상태로 나타난다.
④ 노인증후군끼리는 관여하지 않는다.
⑤ 노인증후군이 나쁜 결과로 이어지는 일은 없다.

126 [해설]

노인증후군의 정의

나이가 들면서 다양하고 복잡한 문제들이 생기는데, 특히 허약한 노인에게서 흔하면서도 그 원인이 다양하고 치료와 동시에 돌봄이 중요한 증상이나 소견을 노인증후군이라 한다.

127. 노쇠의 핵심 증상인 근감소증의 3가지 요소 중 하나인 것은?

교재 P231

① 식욕 감소
② 스트레스 감소
③ 근력 감소
④ 의존성 감소
⑤ 체중 감소

127 [해설]

근감소증의 3가지 요소

① 근력(악력) 감소
② 보행능력(속도나 거리)의 감소
③ 근육량의 감소

128. 노쇠예방 7대 수칙이 아닌 것은?

교재 P232

① 건강하게 마음 다스리기
② 강한 치아 만들기
③ 맛이 좋은 것 많이 먹기
④ 운동하기
⑤ 사람들과 자주 어울리기

128 [해설]

노쇠예방 7대수칙

① 건강하게 마음 다스리기
② 강한 치아 만들기
③ 가려먹지 말고 충분히 식사하기
④ 화를 높이는 담배를 멀리하기
⑤ 만성질환 관리하기
⑥ 사람들과 자주 어울리지
⑦ 성실하게 운동하기

참 고

노쇠란?

여러 신체 기관의 기능이 노화에 따라 감소하여 나타나며 질병, 영양결핍, 운동 부족 등에 의해 근력이 약해지고 걸음걸이가 느려지며 기운이 없어지는 상태이다.

Ⅱ부 노화와 건강증진

6장 치매, 뇌졸중, 파킨슨질환

01. 다음이 설명하는 질환으로 옳은 것은?

교재 P236

정상적으로 생활해 오던 사람이 다양한 원인으로 인해 기억력을 비롯한 여러 가지 인지기능의 장애가 나타나 일상생활을 수행할 수 없게 되는 상태

① 섬망
② 치매
③ 정신질환
④ 뇌졸중
⑤ 우울증

02. 건망증과 치매의 차이로 옳은 것은?

교재 P236

① 건망증은 생리적인 뇌의 현상이다.
② 치매는 힌트를 주면 기억이 난다.
③ 건망증은 뇌의 질환이다
④ 치매는 일상생활에 지장이 없다.
⑤ 건망증은 중요한 일도 잊는다.

03. 치매의 원인이 옳지 않은 것은?

교재 P237

① 알쯔하이머병
② 갑상선기능저하증
③ 전립선비대증
④ 비타민 B12 결핍증
⑤ 혈관성 치매

04. 치매의 인지기능 저하로 인한 증상으로 옳은 것은?

교재 P238

① 기억력 상승
② 언어능력 상승
③ 지남력 저하
④ 시공간 파악능력 상승
⑤ 실행기능 상승

02 [해설]

- 치매는 힌트를 주거나 나중에 생각해도 거의 기억하지 못한다.
- 건망증은 경험의 일부 중 사소하고 덜 중요한 일을 잊는다.

〈건망증〉

- 생리적인 뇌의 현상
- 경험의 일부 중 사소하고 덜 중요한 일을 잊는다.
- 힌트를 주거나 시간이 지나 곰곰이 생각하면 기억이 난다.
- 일상생활에 지장이 없다.

〈치매〉

- 뇌의 질환
- 경험한 사건 전체나 중요한 일도 잊는다.
- 힌트를 주거나 나중에 생각해도 거의 기억하지 못한다.
- 일상생활에 지장이 있고 수발이 필요하다.

03 [해설]

※ 치매 관련 요인

① 노인성 치매인 알츠하이머병
② 혈관성 치매
③ 대뇌병변: 우울증, 약물 및 알코올 중독, 갑상선 기능저하증 등의 대사성질환, 비타민 B12 또는 엽산 결핍 등의 질환, 정상압 뇌수두증, 경막하혈종, 뇌염 등으로 인해 생김

05. **김 할머니가 외출하였다가 집으로 돌아오는 길을 잊어버리는 인지장애 치매증상으로 옳은 것은?**

교재 P238

① 언어능력 저하
② 지남력 저하
③ 우울증
④ 시공간 파악 능력 저하
⑤ 실행기능 저하

06. **시간개념이 떨어져 연도, 날짜, 요일, 시간을 자주 착각하고 실수하는 장애는 무엇인가?** 〈16회〉

교재 P238

① 치매 ② 지남력 장애
③ 섬망 ④ 우울증
⑤ 석양증후군

07. **치매의 정신행동증상으로 옳지 않은 것은??**

교재 P239

① 능동적 행동양상
② 우울증
③ 망상과 의심
④ 수면장애
⑤ 환각과 착각

08. **치매 대상자의 수면 시 특성으로 옳은 것은?** 〈15회〉

교재 P240

① 수면양이 늘어난다.
② 잠들기는 쉽다.
③ 수면 중에 자주 깬다.
④ 낮 시간 동안 졸림증이 줄어든다.
⑤ 신체적 질병을 앓을 때는 수면 양이 늘어난다.

05 [해설]

※증상

1) 인지장애

① 기억력 저하
② 언어능력 저하
③ 지남력 저하 : 날짜, 요일, 시간을 자주 착각,심하면 낮과 밤을 구분 어려움,가족도 못 알아봄
④ 시공간 파악 능력 저하 : 공간개념이 떨어져 길을 잃고 화장실과 안방을 구분하지 못하는 경우도 있음
⑤ 실행기능 저하 : 옷매무새가 흐트러지거나, 혼자 옷을 입을 수 없다.

2) 정신행동증상

① 우울증
② 망상과 의심
③ 환각과 착각
④ 수면장애
⑤ 초조와 공격성

08 [해설]

※수면장애

- 얕은 잠을 자고 자주 깬다.
- 밤에 배회하고 그 여파로 낮잠을 지나치게 자며 이로 인해 낮과 밤이 뒤바뀌는 경우가 많다.

09 [해설]

④ 우울증과 식욕이 감소하여 식사 거부 문제로 이어지기도 한다.

09. 치매 대상자의 인지적, 정신적 증상으로 옳지 않은 것은?

교재 P238 239

① 약속을 잊고, 물건을 잃어버리는 경우가 많다.
② 타인의 이야기를 이해하는 능력이 저하된다.
③ 밤에 배회하고 이로 인해 낮과 밤이 뒤바뀌는 경우가 많다.
④ 우울증과 식욕이 증가 된다.
⑤ 물건을 모아 숨긴다.

10. 초기치매 증상으로 옳지 않은 것은?

교재 P241

① 일상생활에서 약간의 도움이 필요하다.
② 새로운 것을 외우는 것이 어렵다.
③ 시간이 헷갈릴 때가 가끔 있다.
④ 의심증상이 나타난다.
⑤ 와상 상태가 된다.

11. 치매 중기 단계로 옳지 않는 것은?

교재 P241

① 과거의 기억을 떠올리는 것에 어려움이 생긴다.
② 의사소통이 거의 불가능해진다.
③ 시간, 공간이 헷갈리기 시작한다.
④ 남의 말을 이해하는데 어려움이 심해진다.
⑤ 환각, 망상, 초조 등의 정신행동 증상이 심해진다.

12. 치매 말기 증상이다. 옳은 것은?

교재 P241

① 새로 외우는 것은 불가능하다.
② 가족이나 가까운 사람도 못 알아본다.
③ 언어능력은 많이 떨어지지 않아 대화는 가능하다.
④ 정신행동증상이 점점 늘어난다.
⑤ 일상생활에 상당한 도움이 필요하다.

13. 치매환자에게 동반되는 질환이 아닌 것은?

교재 P241

① 주의력 상승 ② 낙상
③ 요실금, 변실금 ④ 인지기능 감퇴
⑤ 영양실조

14. 치매 대상자의 치료 종류가 아닌 것은?

교재 P242

① 3~6개월 간격의 병원 진료
② 인지기능 개선제
③ 항우울병 약물을 복용하기도 한다.
④ 약물요법 치료는 의미가 없다.
⑤ 수공예, 노래부르기, 독서 등의 인지활동자극운동을 한다.

15. 치매예방에 대한 설명으로 옳지 않은 것은?

교재 P243

① 고혈압, 당뇨병, 심장병 등 성인병을 관리한다.
② 항산화 영양소를 섭취한다.
③ 식사는 원하는 만큼 많이 먹게 한다.
④ 개인적인 취미활동을 꾸준히 한다.
⑤ 조기검진을 받게 한다.

16. 다음 중 기억력 장애 증상이 아닌 것은?

교재 P243

① 가치 있는 물건을 잘 간수한다.
② 새로 소개받은 사람의 이름을 기억하기 어렵다.
③ 책이나 신문의 구절을 읽고 기억하기 어렵다.
④ 익숙하지 않은 환경에 가면 길을 잃는다.
⑤ 기억력이 저하된 것을 주변 사람들이 알게 된다.

16 [해설]

기억력 장애 증상

① 가치 있는 물건을 잘 간수하지 못하고 잃어버린다.
② 책이나 신문의 구절을 읽고 기억하는 것이 거의 없다.
③ 새로 소개받은 사람의 이름을 기억하는 것이 어렵다.
④ 기억력이 저하된 것을 주변 사람들이 알게 된다.
⑤ 익숙하지 않은 환경에 가면 길을 잃는다.

17. 뇌에 혈액을 공급하는 혈관이 막히거나 터져서 뇌 손상이 오고 그에 따른 마비, 언어장애가 나타나는 질환으로 옳은 것은?

교재 P244

① 뇌염 ② 뇌졸중
③ 고혈압 ④ 당뇨병
⑤ 파킨슨 질환

18 [해설]

[원인]

① 흡연
② 스트레스
③ 고령
④ 뇌졸중의 가족력
⑤ 고혈압, 당뇨병, 심장병, 뇌졸중의 과거력
⑥ 비만, 혈액 내 콜레스테롤 수치

18. 뇌졸중에 대한 설명이다. 옳지 않은 것은?

교재 P244

① 뇌졸중은 뇌경색과 뇌출혈로 구분된다.
② 운동부족의 경우 뇌졸중의 위험이 높다.
③ 과거에 뇌졸중이 있었던 경우는 다시 뇌졸중에 걸리지 않는다.
④ 가족 중 뇌졸중 환자가 있는 경우 뇌졸중 위험이 높다.
⑤ 흡연을 하는 경우 뇌졸중 위험이 높다.

19 [해설]

[뇌졸중의 증상]

▶ 반신마비
▶ 반신감각장애
▶ 두통 및 구토
▶ 언어장애
▶ 의식장애
▶ 어지럼증
▶ 운동 실조증 : 술 취한 사람처럼 비틀거리고 한쪽으로 자꾸 쓰러지려 하고, 물건을 잡으려고 할 때 정확하게 잡지 못하고 빗나감
▶ 시력장애 및 연하곤란
▶ 치매

19. 뇌졸중 후유증 증상 중 하나로 손상된 뇌의 반대쪽 팔다리. 안면하부에 갑작스런 마비증상으로 옳은 것은?

교재 P245

① 반신마비 ② 전신마비
③ 뇌출혈 ④ 와상풍
⑤ 하지마비

20. 우측마비 증상과 언어장애가 나타났다면 어떤 쪽의 뇌가 다쳤다고 볼 수 있는가?

교재 P245

① 뇌간 ② 우측 뇌
③ 좌측 뇌 ④ 앞쪽 뇌
⑤ 뒤쪽 뇌

21. **뇌졸중 시 왼쪽 뇌에 이상이 있는 대상자의 마비 증상으로 옳은 것은?**

교재 P245

① 오른쪽 팔다리가 마비된다.
② 왼쪽 팔 다리가 마비된다.
③ 언어장애가 나타난다.
④ 오른쪽 손가락만 마비된다.
⑤ 왼쪽 손가락만 마비된다.

22. **다음은 뇌졸중의 증상이다. 옳게 짝지어진 것은?**

교재 P245

가. 반신마비	나. 언어장애
다.기침	라. 가려움
마. 운동 실조증	바. 두통 및 구토

① 가, 나, 마, 바　② 가, 나, 다
③ 가, 다, 라　④ 라, 마, 바
⑤ 다, 마

23. **뇌졸중 환자의 증상으로 옳은 것은?**

교재 P245

① 설사　② 두통 및 구토
③ 변비　④ 호흡곤란
⑤ 기침

24. **술 취한 사람처럼 비틀거리고 한쪽으로 자꾸 쓰러지려 하고, 물건을 잡으려고 할 때 정확하게 잡지 못하는 뇌졸중 증상으로 옳은 것은?**

교재 P245

① 어지럼증　② 운동 실조증
③ 삼킴장애　④ 치매
⑤ 전신마비

[해설]

뇌졸중 후유증

① 반신마비
• 손상된 뇌의 반대쪽 팔다리, 안면 하부에 갑작스러운 마비가 온다.
② 전신마비
• 뇌간 손상 시 전신마비와 함께 의식이 저하된다.
③ 반신감각장애(감각이상 · 감각소실)
• 손상된 뇌의 반대쪽의 시각, 촉각, 청각 등의 장애, 남의 살 같거나 저리고 불쾌한 느낌, 얼얼한 느낌을 호소한다.
④ 언어장애
• 좌측뇌가 손상된 경우 우측마비와 함께 말을 못하거나 남의 말을 이해하지 못하는 실어증이 발생한다.
• 뇌손상 부위에 따라 글을 못 쓰고 못 읽으며, 혀, 목구멍, 입술 등의 근육이 마비되어 발음이 부정확하고 마치 술 취한 사람처럼 어눌한 발음으로 말을 한다.
⑤ 두통 및 구토
• 극심한 두통과 반복적인 구토, 의식 소실이 동반된다.
⑥ 의식장애
• 뇌간 부위에 뇌졸중이 발생하면 의식이 저하된다.
• 뇌졸중으로 인한 뇌손상 부위가 광범위할 때도 의식이 저하된다.
⑦ 어지럼증
• 소뇌 손상 시 메스껍고 토하는 증상과 함께 몸의 불균형을 보인다.
⑧ 운동 실조증
• 소뇌에 뇌졸중이 발생하였을 때 술 취한 사람처럼 비틀거리고 한쪽으로 자꾸 쓰러지려 하고, 물건을 잡으려고 할 때 정확하게 잡지 못한다.
⑨ 시력장애
• 한 개의 물체를 보는데 두 개로 보이는 복시나 시야의 한 귀퉁이가 어둡게 보이는 시야장애가 발생한다.

25. **음식물을 삼키기 힘든 상태가 되는 뇌졸중의 후유증은?**

교재 P246

① 만성기관지염 ② 천식
③ 삼킴장애 ④ 흡인
⑤ 구토

26. **뇌졸중의 치료 및 예방법으로 옳지 않은 것은?**

교재 P246

① 뇌경색 발생 4시간 이내에는 혈전용해제로 치료를 받을 수 있다.
② 뇌경색 약물을 복용하던 환자는 재발가능성은 없어 약을 끊어도 좋다.
③ 현기증, 팔다리 저림, 뒷골 통증 등은 전구증상이다.
④ 동맥경화증, 고혈압 등을 예방하고 치료한다.
⑤ 연하곤란이 있는 대상자는 흡인성 폐렴에 주의한다.

27. **안정 시 떨림, 행동 느려짐, 경직 등의 증상을 가진 신경퇴행성 질환은?**

교재 P248

① 치매 ② 뇌졸중
③ 알츠하이머 ④ 파킨슨질환
⑤ 만성퇴행성관절염

28. **파킨슨 질환의 증상이 아닌 것은?**

교재 P248

① 떨림 ② 행동 느려짐
③ 수면이상 ④ 통증이나 후각기능 저하
⑤ 골다공증

29. **파킨슨 질환의 설명으로 틀린 것은?**

교재 P248

① 증상으로 안정 시 떨림, 행동 느려짐, 경직 등이 있다.
② 신경퇴행성 질환이다.
③ 염색체의 돌연변이다.
④ 중뇌의 이상으로 도파민 분비 장애이다.
⑤ 중금속 중독 및 약물 중독 등은 파킨슨과 관련이 없다.

26 [해설]

뇌졸중 치료 및 예방

■ 약물요법
- 혈전용해제나 항응고제 등을 복용할 수 있고, 뇌경색 발생 4시간 이내에는 주사제인 혈전용해제로 치료를 받을 수 있다.
- 뇌경색 약물을 복용하던 대상자는 재발 가능성이 높으므로 갑자기 약을 끊으면 안 된다.

27 [해설]

파킨슨질환은 중추신경계에 서서히 진행되는 퇴행성 변화로 원인은 불명확하나 신경전달물질인 도파민을 만들어내는 신경세포가 파괴되는 질환이다.

30. 파킨슨 질병 시 주의할 약물로 옳은 것은?

교재 P249

① 소화제와 안정제 ② 도파민 제제
③ 항암제 ④ 근이완제
⑤ 변비치료제

31. 신경계 요양보호사 활동으로 옳지 않은 것은?

교재 P250

① 요양보호사가 대상자의 질병명을 예측하여 말하여 검진을 격려한다.
② 간병하는 보호자의 정서적 지지도 필요하다.
③ 치매 대상자를 인내심과 부드러움으로 대한다.
④ 신경계질환으로 인한 마비는 조기 재활치료가 중요하다.
⑤ 치매 대상자를 보호, 수용, 지지하는 태도가 좋다.

31 [해설]
요양보호사가 대상자의 질병명을 예측하여 말하거나, 수술 혹은 약물 치료가 필요하다는 등의 말을 하면 안 된다.

Ⅱ부 노화와 건강증진

7장 노인의 건강증진 및 질병예방

01. 1. 노인의 영양 문제의 원인이 아닌 것은?

교재 P252

① 침의 분비가 줄어든다.
② 인지기능저하로 과도한 섭취나 식욕 저하가 된다.
③ 위가 위축되나 소화액 분비는 증가된다.
④ 만성질환, 약물복용 등으로 식욕이 떨어진다.
⑤ 미각이 저하되어 달고 짜게 먹는다.

02. 노인의 주요 영양 문제는?

교재 P253

① 에너지 섭취는 변화 없다.
② 에너지 섭취량 중 단백질의 비중이 높다.
③ 소득 수준이 낮은 경우 거의 모든 영양소의 섭취가 부족하다.
④ 나트륨은 기준 이하로 섭취한다.
⑤ 비타민, 칼슘 섭취량이 충분하다.

03. 한국인을 위한 식생활 지침이 아닌 것은?

교재 P253

① 물은 많이 마시지 않는다.
② 아침 식사를 꼭 한다.
③ 각자 덜어 먹기를 실천한다.
④ 술을 절제한다.
⑤ 덜 짜게, 덜 달게, 덜 기름지게 먹는다.

03 [해설]

한국인을 위한 식생활 지침

① 매일 신선한 채소, 과일과 함께 곡류, 고기, 생선, 달걀, 콩류, 우유 및 유제품을 균형 있게 먹자
② 덜 짜게, 덜 달게, 덜 기름지게 먹자
③ 물을 충분히 마시자
④ 과식을 피하고, 활동량을 늘려서 건강체중을 유지하자
⑤ 아침 식사를 꼭 하자
⑥ 음식은 위생적으로, 필요한 만큼만 마련하자
⑦ 음식을 먹을 땐 각자 덜어 먹기를 실천하자
⑧ 술은 절제하자
⑨ 우리 지역 식재료와 환경을 생각하는 식생활을 즐기자

04. 운동의 효과가 아닌 것은?

교재 P254

① 노화를 지연시킨다.
② 사회적 접촉의 기회를 저하시킨다.
③ 균형능력, 인지기능에 긍정적인 영향을 미친다.
④ 만성질환 위험요인의 감소에 도움을 준다.
⑤ 우울증 감소에도 영향을 미친다.

05. 노인의 운동 문제들이다. 잘못된 것은?

교재 P254

① 심장 근육의 탄력성이 떨어져 운동 시 쉽게 피곤해진다.
② 관절이 움직이는 범위가 늘어난다.
③ 폐조직의 탄력성 감소로 쉽게 숨이 찬다.
④ 관절이 뻣뻣해져 관절 움직임이 제한된다.
⑤ 낙상에 대한 두려움이 운동을 방해한다.

06. 노인의 운동에 대한 설명 중 옳은 것은?

교재 P254

① 현재 질환과 투약상황과 관계없이 무조건 운동하는 것이 좋다.
② 운동을 할 때는 땀복을 입고 운동한다.
③ 운동 시 준비운동 없이 바로 본 운동으로 넘어간다.
④ 운동 시 중간 중간에 휴식한다.
⑤ 운동 시 휴식시간 없이 끝까지 운동한다.

07. 노인 운동의 종류 중 빠르게 방향을 바꾸어야 하는 운동이 아닌 것은?

교재 P255

① 스트레칭 ② 태권도
③ 배드민턴 ④ 테니스
⑤ 탁구

06 [해설]

운동의 종류

① 관절가동범위 운동
- 관절의 모든 가동범위를 움직이거나 최종 관절가동범위에 스트레칭을 더하기도 한다.
- 관절가동범위의 유지개선이 목적이다.

② 근력과 근지구력 강화 운동
- 개별 건강 상태에 맞는 일정 이상의 저항(아령 등)을 걸어 운동한다.
- 근력(강한 저항)과 근지구력(약한 저항)의 유지개선이 목적이다.

③ 균형운동
- 앉거나 서서 하는 정적인 활동을 하거나 동적인 활동(풍선치기 등)을 한다.
- 정적, 동적 균형의 유지개선이 목적이다.

④ 전신 지구력 운동
- 전신을 사용하는 수단적 일상생활 활동에 참여한다.
- 심폐기능, 체력의 유지개선이 목적이다.

08. 노인들의 운동관리 시 주의점으로 옳지 않은 것은?

교재 P255

① 현재 운동수준을 파악한다.
② 낮은 수준에서 점차 강도를 올린다.
③ 운동의 강도, 기간, 빈도를 서서히 증가시킨다.
④ 운동중간에 쉬는 것은 좋지 않으므로 짜여진 시간에 운동을 끝낸다.
⑤ 빠르게 방향을 바꾸어야 하는 운동이나 동작은 금한다.

09. 노화와 관련된 수면 문제가 잘못된 것은?

교재 P257

① 수면 중에 자주 깬다.
② 수면량이 줄어든다.
③ 잠들 때까지 오랜 시간이 걸린다.
④ 낮 시간 동안 졸림증이 많아진다.
⑤ 깊은 잠을 자주 잔다.

10. 수면관리로 옳은 것은? 〈14회〉

교재 P257

① 매일 규칙적으로 적절한 양의 운동을 한다.
② 계속 수면제를 복용한다.
③ 집중하여 일한 후 취침한다.
④ 저녁에 식사를 많이 먹는다.
⑤ 낮잠을 자게한다.

11. 대상자가 밤에 숙면을 취할 수 있도록 수면 관리방법으로 옳은 것은?

교재 P257

① 낮잠을 많이 자게 한다.
② 커피를 마신다.
③ 수면제를 복용한다.
④ 기상, 취침시간을 일정하게 유지한다.
⑤ 몸에 딱 맞는 잠옷을 착용한다.

09~12 [해설]

수면 관리

① 매일 아침 일정한 시간에 일어난다.
② 커피 등 카페인이 함유된 음료를 줄이거나 오후에는 금한다.
③ 금주, 금연을 한다.
④ 과식을 하면 숙면이 어려우므로 저녁에 과식하지 않는다.
⑤ 공복감으로 잠이 안 오는 경우 따뜻한 우유 등을 마신다.
⑥ 편한 잠옷을 입고 잔다.
⑦ 침실의 온도와 소음 조절, 적합한 침구 마련 등으로 잠자리를 편안하게 한다.
⑧ 취침시간이 너무 길면 오히려 불면증이 올 수 있으므로 일정한 시각에 잠자리에 든다.
⑨ 늦게까지 텔레비전을 시청하는 등 지나치게 집중하는 일을 하지 않는다.
⑩ 함께 자는 사람이 코를 골거나 수면에 방해가 될 정도로 뒤척임이 심하면 수면 문제가 해결될때까지 다른 방을 사용한다.
⑪ 수면제나 진정제를 장기 복용하지 않는다.
⑫ 매일 규칙적으로 적절한 양의 운동을 한다.
⑬ 밤잠을 설치게 되므로 낮잠을 자지 않는다.

12. 수면 문제로 어려움을 겪고 있는 노인이 공복감으로 잠을 자지 못하고 있을 경우 돕는 방법은?

교재 P257

① TV를 틀어준다.
② 수면제를 복용한다.
③ 밝은 불을 켜준다.
④ 따뜻한 우유를 마시게 한다.
⑤ 소주를 한 병 마신다.

13. 노인의 편안한 수면을 위한 지원으로 옳은 것은?

교재 P258

① 온도와 습도는 쾌적하게 유지한다.
② 잠옷은 별도로 구별할 필요 없다.
③ 침구는 비싸고 무거운 것을 선택하게 한다.
④ 취침 전에는 가급적 아무 일도 하지 않게 한다.
⑤ 취침, 기상 시간은 자율적으로 하게 한다.

14. 노인의 성에 대한 이해로 옳지 않은 것은?

교재 P259

① 노인의 성적 욕구는 사라진다.
② 여성 노인은 자궁의 변화, 난관의 위축, 질의 분비물 감소 등이 나타난다.
③ 남성 노인은 발기의 어려움, 고환위축, 정액 감소 등이 나타난다.
④ 성에 대한개념은 개인차가 있다.
⑤ 질환으로 인해 노인의 성적 행위는 제한되기도 한다.

15. 다음 중 노인의 성 문제가 아닌 것은?

교재 P259

① 여성 노인의 호르몬 변화가 성 문제를 가져오지는 않는다.
② 배우자 중 한 사람이 질병이 있어도 성기능 감소가 나타난다.
③ 당뇨병은 노인의 발기부전을 경험하게 한다.
④ 전립선 절제술이 발기에 영향을 주지는 않는다.
⑤ 성생활은 뇌졸중 재발과 관련이 없다.

14 [해설]

- 노인이 되어서도 성적인 관심이 있고 행동을 한다.
- 관절염 환자의 통증은 성적 활동에 방해가 된다. 통증을 완화하기 위한 항염증성 약물도 성적 욕구를 감소시킬 수 있다.
- 심장질환을 가진 모든 노인에게 성교 시 심장마비가 오는 것은 아니지만, 심장마비를 경험한 노인은 주치의와 상의해야 한다.
- 성생활은 뇌졸중 재발과 관련이 없으므로 성생활을 막을 필요는 없다.
- 전립선 절제술은 발기하는 데 문제를 유발하지 않는다.

16. 노년기의 성적 활동이다. 아닌 것은?

교재 P260

① 빈도는 남녀 간 차이가 있다.
② 노년기에는 성 능력이 감퇴된다.
③ 질병이 성행위의 제한 요인이 된다.
④ 성적 수행 능력의 개인차가 크다.
⑤ 노인이 성생활을 안 한다는 인식은 잘못된 것이다.

17. 성생활과 관련하여 복지시설 종사자의 원칙 중 옳지 않은 것은?

교재 P261

① 생활 노인의 성적 욕구를 인식한다.
② 노인의 성과 관련된 생활 상담을 진행할 수 있도록 전문교육을 실시한다.
③ 부부 노인이라도 한방을 쓰게 하지 않는다.
④ 개인적 개별욕구를 표현하도록 한다.
⑤ 생활 노인이 성에 대해 긍정적으로 인식하도록 프로그램을 제시한다.

18. 노인의 약물 복용의 원칙으로 옳은 것은?

교재 P263

① 복용하던 약을 의사 처방 없이 중단해도 된다.
② 약을 증상에 맞게 집에서 혼합해서 먹어도 된다.
③ 가급적 단골 병원과 약국을 지정하여 다니는 것이 좋다.
④ 본인의 약을 증상이 비슷한 다른 사람과 나누어 먹어도 된다.
⑤ 술을 먹어도 약을 꼭 챙겨 먹는다.

19. 노인의 약물사용방법으로 옳지 않은 것은?

교재 P264

① 진료 후 이전 처방약을 이어서 복용하지 않는다.
② 약을 자몽주스와 함께 복용하면 고혈압, 고지혈증의 부작용이 증가한다.
③ 약 복용을 잊었을 때는 2배로 복용한다.
④ 삼키기 힘든 대상자의 약이 분할, 분쇄할수 없는 약이라면 처방을 변경해 달라 요청한다.
⑤ 건강기능식품도 의사, 약사와 충분히 상의한다.

18 [해설]

- 약의 상표나 지시사항을 읽을 수 있는 능력의 부족, 지시사항을 이해하는 능력의 문제, 그리고 약물에 대한 올바른 판단을 할 수 없는 문제로 부적절한 약물을 사용할 수 있다.
- 투약에 대한 부적절한 지식은 노인에게 치명적인 문제를 초래할 수 있다.

19 [해설]

③ 약 복용을 잊어버렸다고 그다음 복용시간에 2배로 복용하면 안 된다.
  - 약 복용을 잊었다가 생각난 즉시 복용한다.
  - 다음 복용시간에 가까워진 때는 다음 복용시간에 복용한다.

④ 약 삼키는 것이 힘들다고 쪼개서 복용하면 안 된다.
  - 분할선이 있는 약만 쪼개서 복용할 수 있다. 〈꼭 알아두기〉
  - 분할, 분쇄 불가 약제: 장용 코팅제(약효 저하), 서방제(부작용 증가)

20. 노인에게서의 약물 부작용 연결이 바른 것은?

교재 P265

① 소염진통제 – 저혈당이 올 수 있다.
② 당뇨병 약제 – 식사와 상관없이 복용한다.
③ 스테로이드제 – 낙상이 일어날 수 있다.
④ 수면제 – 장기 복용 시 뼈에 이상이 온다.
⑤ 신경안정제 – 배뇨장애, 변비의 위험이 있다.

참 고

편의점에서 구입 가능한 비상약
: 해열진통제, 감기약, 소화제, 파스

21. 다음 중 약 복용 시 주의해야 하는 음식에 관한 설명으로 옳은 것은?

교재 P265

① 자몽주스는 혈압약과 상호작용이 있어 부작용 가능성이 있다.
② 약과 음식물은 전혀 상호작용이 없다.
③ 커피, 콜라, 술 등 기호식품은 의료진 상의 없이 먹어도 된다.
④ 와파린은 유제품과 먹으면 약의 효과가 줄어들 수 있다.
⑤ 인삼, 홍삼은 모든 약과 같이 먹어도 좋다.

22. 흡연의 위험으로 맞는 것은?

교재 P266

① 흡연은 중독성이 없다.
② 담배 연기는 니코틴 함량이 낮다.
③ 간접흡연으로 질병에 걸리지는 않는다.
④ 금연을 하면 혈압이 올라간다.
⑤ 금연 후 1년이 경과 되면 심장병에 걸릴 위험이 확연히 낮아진다.

23. 노인의 절주 방법으로 알맞지 않은 것은?

교재 P268

① 암 예방을 위해서는 한두 잔의 술도 피한다.
② 필요한 경우, 관할 보건소나 알코올 상담 전문가의 도움을 받는다.
③ 집 안에 술을 놓아두지 않는다.
④ 자신이 술을 마시지 않음을 단호히 밝힌다.
⑤ 빈속에 술을 마신다.

23 [해설]

과음하지 않고 술을 적당히 마시기 위한 권장사항

- 술 대신 알코올이 안 들어있는 음료 마시기
- 술을 마실때는 알코올도수가 낮은 종류로 선택하기
- 작은 잔에 마시기
- 술을 알코올이 안 들어있는 음료와 섞어 마시기
- 술을 마시면서 물도 함께 마시기
- 일주일에 술을 마시지 않는 날을 정하기
- 술자리에서 음식(안주)도 함께 먹기

24. 금단증상 대처법으로 틀린 것은?

교재 P269

① 금단증상이 심하면 병, 의원을 찾는다.
② 유발 상황을 피한다.
③ 영양 공급과 비타민 공급을 적절히 한다.
④ 충분한 수면을 취한다.
⑤ 스트레스와는 관계가 없다.

25. 65세 이상 노인은 반드시 해야 하는 예방접종으로 옳은 것은?

교재 P271

가. 인플루엔자　나. 폐렴구균
다. 대상포진　라. 파상풍　마. 디프테리아

① 가
② 가, 나, 다
③ 나, 다, 라
④ 가, 라, 마
⑤ 가, 나, 다, 라, 마

26-27 [해설]

성인예방접종표

	50~59세	60~64세	65세 이상
독감	매년 1회		
파상풍-디프테리아(백일해)	10년마다 1회		
폐렴구균	위험군만 1~2회		건상 상태에 따라 1~2회
대상포진	위험군만 1회	1회	

※최초 1회 접종시에만 파상풍 · 디프테리아 · 백일해로 접종

26. 독감 백신의 정기적인 예방접종 주기로 옳은 것은?

교재 P270

① 1년　② 2년
③ 6개월　④ 3개월
⑤ 1개월

27. 성인 예방접종표가 바르게 연결된 것은?

교재 P271

① 독감 - 매년 2회
② 파상풍 - 10년마다 1회
③ 폐렴구균 - 매년 1회
④ 대상포진 - 2년마다 1회
⑤ 코로나19 - 평생 1회

28. 노인의 폭염 대응 안전수칙으로 옳은 것은?

교재 P272

① 식사는 충분히 하고 물은 평소보다 적게 마신다.
② 노인은 땀샘의 증가로 체온조절에 용이하다.
③ 한낮에 외출 시 헐렁한 복장과 물을 휴대한다.
④ 현기증, 메스꺼움, 두통 시 물 또는 술을 마신다.
⑤ 선풍기는 밀폐된 공간에서 작동한다.

29. 다음 중 온열질환과 그 증상의 연결 옳지 않은 것은?

교재 P273

① 열성부종 – 발이나 발목의 부종
② 열경련 – 근육의 경련, 어지러움, 실신
③ 열사병 – 현기증, 땀을 많이 흘림
④ 열탈진 – 땀을 많이 흘린 뒤 갈증, 피로감
⑤ 열실신 – 팔, 다리 근육경련

30. 노인의 한랭질환 예방수칙으로 틀린 것은?

교재 P274

① 추운 날에는 가급적 외출을 삼간다.
② 낮시간 보다는 새벽 시간에 운동한다.
③ 실내운동을 하는 것이 좋다.
④ 외출 시에는 내복을 입고 얇은 옷을 겹쳐 입는다.
⑤ 목도리, 모자, 장갑과 방한복을 착용한다.

31. 다음 중 한랭 관련 질환이 아닌 것은?

교재 P274

① 고열　② 몸 떨림
③ 동상　④ 심혈관계 질환
⑤ 호흡기 질환

29 [해설]

폭염에 의한 온열 질환의 종류

① 열발진 : 다발성 붉은 뾰루지 또는 소수포
② 열성부종 : 발이나 발목의 부종
③ 열경련 : 실신(일시적 의식소실), 어지러움증
④ 열실신 : 근육경련
⑤ 열탈진 : 과도한 발한, 창백함, 근육경련, 오심, 구토, 현기증
⑥ 열사병 : 고 체온, 땀이 나지 않음, 오한, 심한 두통, 혼수상태, 빈맥, 빈호흡, 저혈압

요양보호사 시험
핵심총정리 완전정복

Ⅲ부

요양보호와 생활지원

Ⅲ부 요양보호와 생활지원

8장 의사소통과 정서 지원

01. 의사소통의 기술 습득이 필요한 이유를 잘 설명한 것은?

교재 P278

① 좋은 이야기를 들을 수 있다.
② 대인관계 문제에 효과적으로 대응하기 위함이다.
③ 스트레스가 없어진다.
④ 상대방에게 자신의 의견을 고집할 수 있다.
⑤ 정보를 공유할 수 있다.

02. 의사소통의 필요성으로 옳은 것은?

교재 P279

① 대상자 및 가족과의 신뢰관계 형성에는 도움이 되지 않는다.
② 요양보호 업무에 필요한 정보를 수집할 수 있다.
③ 대상자를 이해 할 수 있으나 서비스와 는 상관없다.
④ 요양보호사 자신의 생각을 잘 표현하지 못한다.
⑤ 타 전문직과의 소통에 도움이 되지 않는다.

03. 다음 내용 중 ( )에 들어갈 말은?

교재 P279

요양보호서비스는 대상자, 가족과의 ( )를 바탕으로 제공하는 서비스이므로 ( )를 쌓아가기 위하여 대상자, 가족과의 원활한 의사소통이 필요하다.

① 의리 ② 감정
③ 의견 ④ 신뢰
⑤ 생각

04. 다음 중 대화를 하는데 영향을 많이 미치는 순서대로 올바르게 나열된 것은?

교재 P280

① 말의 내용 → 얼굴 표정 → 음성
② 말의 내용 → 음성 → 얼굴 표정
③ 음성 → 말의 내용 → 얼굴 표정
④ 얼굴 표정 → 음성 → 말의 내용
⑤ 음성 → 얼굴 표정 → 말의 내용

02 [해설]

의사소통의 필요성

의사소통이란 둘 또는 그 이상의 사람 사이에 사실, 생각, 의견 또는 감정의 교환을 통하여 공통적 이해를 하고, 듣는 사람의 의식이나 태도, 행동에 변화를 일으키는 일련의 과정이다.

가. 대상자 및 가족과의 신뢰관계 형성에 도움을 준다.
나. 요양보호서비스에 필요한 정보를 원활하게 수집할 수 있다.
다. 대상자를 깊이 이해하고, 서비스의 질을 향상할 수 있다..
라. 자신의생각과 감정을 효과적으로 표현하여 좋은 관계를 형성할 수 있다.
마. 타 전문직과의 원활한 업무 협조에 도움이 된다.

05. 다음 중 언어적 의사소통에 해당 하는 것은?

교재 P280

① 몸짓
② 얼굴표정
③ 용모
④ 말하기
⑤ 침묵

05 [해설]
언어적 의사소통은 자신의 생각이나 감정을 말이나 글로 표현하는 것이며, 비언어적 의사소통은 몸짓, 표정, 행동, 자세, 옷차림 등으로 표현하는 것이다.

06. 언어적 의사소통 시 요양보호사가 주의해야 할 것으로 옳은 것은?

교재 P280

① 언어는 생각과 감정을 효과적으로 전달할 수 없다.
② 속어, 방언이 아닌 명확하고 이해하기 쉬운 언어를 사용한다.
③ 단순한 대화를 한다.
④ 말의 강도와 억양에는 신경 쓰지 않아도 된다.
⑤ 듣기보다는 많은 조언을 한다.

07. 요양보호사에게 비언어적 의사소통이 중요한 이유는 무엇인가?

교재 P281

① 대상자의 기분이나 감정 등을 파악할 수 있다.
② 대상자의 만성질환을 치료할 수 있다.
③ 언어적 의사소통보다 중요하지 않다.
④ 요양보호사 자신을 표현할 수 있다.
⑤ 가족의 도움을 받을 수 있다.

08. 다음 중 비언어적 의사소통기법 중 바람직한 얼굴표정으로 옳은 것은?

교재 P282

① 눈썹 치켜뜨기
② 따뜻하고 배려하는 표정
③ 하품
④ 지나친 머리 끄덕임
⑤ 부적절하고 희미한 미소

08 [해설]
- 따뜻하고 배려하는 표정
- 다양하며 생기있고 적절한 표정
- 자연스럽고 여유있는 입모양
- 간간히 적절하게 짓는 미소

[해설]

[바람직하지 않은 태도]

- 눈썹 치켜세우기
- 하품
- 입술을 깨물거나 꼭 다문 입
- 부적절하고 희미한 미소
- 지나친 머리 끄덕임
- 팔짱끼기
- 대상자로부터 비껴 앉는 자세
- 계속해서 손을 움직이는 태도
- 의자에서 몸을 흔드는 태도
- 몸을 앞으로 구부리는 태도
- 입에 손이나 손가락을 대는 것
- 손가락으로 지적하는 행위
- 눈을 마주하기를 피하는 것
- 대상자보다 높거나 낮은 눈높이
- 시선을 한 곳에 고정하는 것

[바람직한 어조]

- 크지 않는 목소리
- 분명한 발음
- 온화한 목소리
- 대상자의 느낌과 정서에 반응하는 어조
- 적절한 말속도

09. 다음 중 비언어적 의사소통기법 중 바람직한 자세로 옳은 것은?

교재 P282

① 대상자로부터 비껴 앉은 자세
② 대상자를 향해 약간 기울인 자세
③ 발을 계속해서 떠는 태도
④ 몸을 앞으로 구부리는 태도
⑤ 의자에서 몸을 흔드는 태도

10. 다음 중 비언어적 의사소통기법 중 바람직하지 않은 자세는?

교재 P282

① 상황에 따른 적절한 자세
② 대상자와 같은 눈높이
③ 편안한 자세
④ 팔과 손을 자연스럽게 놓는 자세
⑤ 입에 손이나 손가락을 대는 것

11. 비언어적 의사소통기법 중 바람직한 눈 맞춤 태도로 옳은 것은?

교재 P282

① 직접적인 눈 맞춤
② 대상자보다 높거나 낮은 눈높이
③ 시선을 한 곳에 고정하는 것
④ 눈을 마주하기를 피하는 것
⑤ 여러 곳을 바꾸면서 쳐다 봄

12. 의사소통에서 바이스텍의 7원칙이 아닌것은

교재 P283

① 대상자를 개인으로 파악한다.
② 대상자의 감정표현을 존중한다.
③ 대상자의 생각이나 행동을 비판한다.
④ 받아들인다.
⑤ 대상자를 일방적으로 비난하지 않는다.

13. 다음 내용은 의사소통의 원칙 중 어디에 해당하는가?

교재 P283

> 대상자는 어떤 일에 실패하거나 간혹 부적절한 말과 행동을 하는 경우가 있다. 이때 요양보호사는 그로 인해 대상자의 인격이나 가능성들을 부정적으로 판단하거나 일방적으로 질책해서는 안 된다.

① 대상자의 감정 표현을 존중한다.
② 자신의 감정을 자각하고 조절한다.
③ 대상자의 자기 결정을 돕고 존중한다.
④ 대상자를 일방적으로 비난하지 않는다.
⑤ 비밀을 유지하며 신뢰를 쌓는다.

14. "라포(Rapport)"의 뜻은?

교재 P284

① 마음과 마음
② 타인의 마음
③ 이해의 형성
④ 마음의 유대
⑤ 마음의 형성

15. 경청의 의미가 잘 표현된 것은?

교재 P285

① 마음의 유대라는 뜻이다.
② 상대방의 감정을 느끼는 것이다.
③ 다른 사람의 말을 주의 깊게 듣고 이해하는 것이다.
④ 효과적으로 말하는 방법이다.
⑤ 생각을 정리할 수 있는 시간이다.

16. 경청의 방법으로 옳은 것은?

교재 P285

① 충분히 듣지 않고 조언해 준다.
② 미리 대답을 준비한다.
③ 상대방의 말을 나 자신의 경험에 맞춘다.
④ 비교 분석한다.
⑤ 상대방이 말하는 의미를 이해한다.

14 [해설]

[라포 형성]

라포(apport)란 '마음의 유대'라는 뜻으로 서로의 마음이 연결된 상태, 즉 두 사람 사이의 상호신뢰 관계를 나타내며, 의사소통의 기본이다. 라포가 형성되면 인간관계에서 호감과 상호신뢰가 생기고 비로소 유대감이 깊은 인간관계를 형성하게 된다. 반면 라포가 없으면 대화는 단지 소음에 지나지 않는다. 라포가 형성된 사람들의 관계에서는 '무슨 일이라도 털어놓고 말할 수 있다', '충분히이해할 수 있다', '공감한다', '함께 있다'라는 느낌을 갖게 된다.

17. 경청을 방해하는 요소로 알맞은 것은?

교재 P286

① 흥분하지 않고 비판적 태도를 버린다.
② 시선을 적절하게 잘 맞춘다.
③ 상대방의 말을 반박하고 논쟁하기 위해서 듣는다.
④ 의견이 다르더라도 일단 수용한다.
⑤ 단어 이외의 보이는 표현에도 신경을 쓴다.

18. 공감의 뜻으로 알맞은 것은?

교재 P286

① 상대방의 고민에 해결책을 주는 것이다.
② 나 자신의 경험을 잘 설명한다.
③ 내 생각을 전달한다.
④ 상대방의 관점에서 이해하고 느낀 바를 전달하는 것이다.
⑤ 있는 그대로 받아들이는 것이다.

18 [해설]

공감이란? 상대방이 하는 말을 상대방의 관점에서 이해하고, 감정을 함께 느끼며, 자신이 느낀 바를 전달하는 것을 의미한다. 즉 공감능력은 '나는 당신의 상황을 알고, 당신의 기분을 이해한다'
처럼 다른 사람의 상황이나 기분을 같이 느낄 수 있는 능력을 말한다.

19. 다음 중 요양보호사가 대상자와 대화할 때 공감하는 대화 내용으로 옳은 것은?

교재 P286

> 대상자 : 보호사님은 나를 어린애 취급하는 것 같은데, 나를 성인으로 대해 주세요. 매번 속옷 갈아입어라. 명령만 하고, 하지 않으면 신경질 내잖아요.
> 요양보호사 : (   )

① "그런 식으로 말하지 마세요."
② "제가 일일이 간섭하는 듯해서 성가시고 화나셨군요."
③ "저도 성인으로 인정하고 신경 쓰고 싶지 않아요."
④ "제발 시키는 대로 하세요."
⑤ "할머니는 어린아이처럼 스스로 못 챙기고 있잖아요."

20. 다음 중 요양보호사가 대상자와 대화할 때 공감하는 대화 내용으로 옳은 것은?

교재 P286

> 대상자 : 지난 번 요양보호사가 더 잘했는데...
> 요양보호사 : (   )

① "전 그 요양보호사와는 달라요."
② "마음에 안드시는게 있으면 말씀해주세요."
③ "그렇게 말씀하시니 기분이 안 좋네요."
④ "그런 말씀은 되도록 하지 않으셨으면 좋겠네요."
⑤ "그럼 먼저 요양보호사를 오라고 할까요."

21. 다음 중 요양보호사가 대상자와 대화할 때 공감하는 대화 내용으로 옳은 것은?

교재 P286

대상자 : 아이고, 여기저기 너무 아파. 갈수록 더 아픈거 같아. 요양보호사 : (　　　　)

① "나이가 들면 아픈 것도 당연하지요."
② "건강하게 사시고 싶은데 아프시니까 힘드시죠."
③ "아프시면 병원에 가서 잠시 검사받고 치료해야 돼요."
④ "세월 앞에 장사 있나요."
⑤ "꾀병 부리는 것 아니세요?"

22. 다음 중 의사소통 시 효과적으로 말하기 위한 방법으로 옳은 것은?

교재 P287

① 부정적인 비교를 하지 않는다.
② 부족하고 자신감이 없는 태도를 보인다.
③ 나에게는 잘못이 없고 항상 옳다고 설명한다.
④ 나는 약한 피해자이므로 보호받아야 한다고 생각한다.
⑤ 나는 완벽한 사람이므로 칭찬만으로 비난을 받지 않아야 한다고 생각한다.

23. 다음 중 의사소통 시 효과적인 말하기 내용으로 옳은 것은?

교재 P287

① 편안하고 이완된 자세를 취한다.
② 지나간 나쁜 일들을 상기시켜서 실수하지 않도록 한다.
③ 상대방에게 감정적으로 대응하며 말한다.
④ 상황에 따라 상대방에게 위협적으로 말할 수 있다.
⑤ 비판적인 단어를 사용해도 무방하다.

24. "나-전달법" 의 주의점으로 옳은 것은?

교재 P288

① 부정적인 정서를 강조한다.
② 상대방에게 교훈을 줄 수 있어야 한다.
③ 내 감정을 폭발적으로 드러내야 한다.
④ 상대방을 비난하지 않는 태도가 필요하다.
⑤ 나-전달법 후에 다른 이야기는 듣지 않는다.

22 [해설]

[효과적인 말하기}

① 자신의 감정에 솔직해진다.
② 상대방의 말을 수용하고 자신의생각을 정리한다.
③ 의사전달을 분명하게 한다.
④ 비판적인 단어를 사용하지 않는다.
⑤ 특정 상대를 지칭하거나 비판하지 않는다.
⑥ 부정적인 비교를 하지 않는다.
⑦ 나쁜 내용을 회고하거나 상기시키지 않는다.
⑧ 상대방을 위협하는 말을 하지 않는다.
⑨ 상대방을 감정적으로 공격하지 않는다.
⑩ 편안하고 이완된 자세를 취한다.

25 [해설]

(나-전달법)

나-전달법은 상대방을 비난하지 않고 상대방의 행동이 나에게 미친 영향에 초점을 맞추어 이야기하는 표현법이다.

나-전달법의 주의사항

① 부정적 정서를 강조하지 않는다.
② 상대방에게 교훈을 주는 데 열중하여 말하는 사람의 본심을 전달할 기회를 놓치지 말아야 한다.
③ 감정을 폭발적으로 드러내지 않는다.
④ 상대를 평가하지 않는 태도가 필요하다.
⑤ 나-전달법으로 말하고 나서 다시 수용적 태도(경청)를 취한다.

25. "나-전달법" 의 내용으로 옳은 것은?

교재 P288

① 생각이나 감정을 이야기할 때 너를 주어로 한다.
② 상대방의 행동과 상황을 이야기할 때 비난 할 수 있다.
③ 내가 느끼는 바를 진솔하게 말한다.
④ 원하는 바는 이야기하지 않는다.
⑤ 전달한 후 상대방의 말은 듣지 않는다.

26. 대화 중 만나기로 한 동료가 약속시간에 늦을 때 "나-전달" 표현법으로 옳은 것은?

교재 P288

① "앞으로 다시 만나고 싶지 않네요"
② "기다리는 동안 걱정되고 조바심이 났어요."
③ "이렇게 약속을 안 지키면 곤란하죠."
④ "또 늦었군요."
⑤ "기다리는 동안 정말 짜증 났어요."

27. 대화 중 중요한 전화를 기다리고 있는데 ○○씨가 통화를 길게 하고 있을 때 "나-전달" 표현법으로 옳은 것은?

교재 P288

① "나에게 걸려올 중요한 전화가 있으니 빨리 끊어주세요."
② "통화가 너무 긴 것 아녜요?"
③ "통화를 짧게 해줬으면 좋겠어요."
④ "전화기 전세 냈어요?"
⑤ "기다리는데 정말 짜증 나네요."

28. 다음 중 대화를 나누는데 나의 말에 반응이 없는 동료에게 나-전달법으로 올바르게 표현한 것은?

교재 P289

① "제 말이 재미가 없으세요?"
② "무슨 생각 하세요."
③ "제 말을 무시하나요."
④ "반응이 없으니까 답답하네요."
⑤ "다른 이야기나 할까요."

29. 대상자에게 말할 수 있는 용기와 생각을 정리할 수 있는 시간을 주는 의사소통 방법으로 옳은 것은?

교재 P289

① 경청　② 침묵
③ 말하기　④ 수용
⑤ 공감

30. 아래와 같은 내용의 의사소통 방법으로 옳은 것은?

교재 P289

- 모두에게 생각을 정리할 시간을 준다.
- 표현할수 있는 기회를 준다.
- 때로는 어떤 말보다 훨씬 중요하다.

① 경청　② 침묵
③ 말하기　④ 수용
⑤ 공감

31. 대상자가 느끼는 감정을 있는 그대로 이해하고 존중하는것은 무엇인가?

교재 P290

① 나-전달법　② 침묵
③ 경청　④ 수용
⑤ 공감

32. 다음 중 올바른 말벗하기에 해당 되는 것은?

교재 P290

① 대상자의 기분이나 감정에 대해 주의를 기울이고 공감하기
② 과도한 의존관계 형성
③ 대상자의 말을 옳고 그름으로 판단한다
④ 명령조로 말하기
⑤ 긍정보다 부정적인 말이나 표현을 자주 하기

31 [해설]

[공감]

대상자가 느끼는 감정을 있는 그대로 이해하고 존중하는 것 (대상자가 말하는 모든 것에 공감할 수 없더라도 그렇게 말할 이유가 충분히 있다고 믿어주는 것)

33. **다음 요양보호사가 밑줄 친 부분에 사용하는 의사소통 방법은?**

교재 P291

> 대상자 : 영감이 돌아가신 후엔 도둑이 들까 겁도 나고... 잠을 잘 못자.
> 요양보호사 : (손을 잡으며)많이 무서우셨어요? 잠을 못 주무셔서 피곤하시겠어요.

① 수용하기　② 설득하기
③ 배려하기　④ 공감하기
⑤ 격려하기

34. **다음 요양보호사가 밑줄 친 부분에 사용하는 의사소통 방법은?**

교재 P291

> 대상자는 돌아가신 배우자 때문에 잠을 잘 못 잤다고 투덜투덜한다.
> 대상자: 내가 요즘 통 잠을 잘 못자고 있어...
> 요양보호사: 잠을 잘 못 주무셔서 몸이 무겁죠? 따뜻한 물로 발을 씻겨 드릴께요

① 감정공감하기　② 존중과 관심
③ 적극적 청취　④ 정보의 제공
⑤ 증상완화 보조

35. **다음 대화 중 요양보호사의 공감하기 대답으로 옳은 것은?**

교재 P291

> 대상자 : 영감이 있을 때는 늘 문단속을 하고 잠자리를 살펴 주었는데...
> 요양보호사 : (　　　　)

① "할아버지께서 매우 예민하셨나 봐요?"
② "할아버지 생각이 많이 나시나 봐요?"
③ "혼자 주무시기가 무서운가 보죠."
④ "할아버지가 자상하신 분이셨네요"
⑤ "잠을 못 주무셔서 몸이 무거우시지요?"

36. **다음 중 대상자와의 의사소통 방법으로 옳은 것은?**

교재 P292

① 너무 작거나 크게 말하지 않는다.
② 외모를 화려하게 치장한다.
③ 개인적이고 사적인 대화를 많이 한다.
④ 대상자를 무조건 어르신이라고 부른다.
⑤ 대상자가 이해하지 못하면 다른 이야기를 꺼낸다.

37. 다음 중 대상자 가족과 의사소통 시 유의해야 할 사항으로 옳은 것은?

교재 P292

① 대상자의 정보는 가족과 주고받을 필요까지는 없다.
② 가족에게 대상자의 부정적인 행동을 직설적으로 표현한다.
③ 의료진에게 정보를 입수 시 즉시 대상자에게 전달한다.
④ 가족과 의견이 상충될 때에는 시설장에게 보고한다.
⑤ 가족과 사적인 이야기를 많이 하며 친해진다.

38. 요양보호사가 관련 전문직 및 시설장과의 의사소통 시 옳은 것은?

교재 P292

① 타 전문직 및 시설장의 업무를 이해하고 존중하는 태도를 갖는다.
② 민간요법을 시행할 때는 조심해서 한다.
③ 대상자의 이상 상태는 의료진에게만 즉시 정확하게 보고한다.
④ 개인적인 치료법을 병행할 때 반드시 가족과 상의한다.
⑤ 대상자의 상황에 대해서는 가족하고만 상의한다.

39. 다음 중 노인성 난청대상자와 이야기하는 방법으로 옳은 것은?

교재 P293

① 눈짓이나 신호등 비언어적 방법은 쓰지 않는다.
② 입을 작게 벌리며 말한다.
③ 대상자의 눈을 보며 정면에서 이야기한다.
④ 어두운 방에서 대화한다.
⑤ 대상자의 의사소통 유형을 미리 숙지할 필요는 없다.

40. 다음 중 시각장애 대상자와 이야기하는 방법으로 옳은 것은?

교재 P293

① 대상자의 옆에서 이야기한다.
② 사물의 위치를 정확히 시계방향으로 설명한다.
③ 요양보호사를 중심으로 설명한다.
④ 대상자와 보행 시에는 반보 뒤에서 따라간다.
⑤ 대필은 가급적 삼간다.

38 [해설]

[관련 전문직 및 시설장과의 의사소통]

① 타 전문직 및 시설장의 업무를 이해하고 존중하는 태도를 갖는다.
② 대상자의 상황에 따라 관련 전문직, 시설장과 의사소통을 원활히 한다.
③ 대상자의 이상 상태는 시설장 혹은 관리책임자에게 즉시 정확하게 보고한다.

39 [해설]

[노인성 난청 대상자와 이야기하는 방법]

- 대상자의 눈을 보며 정면에서 이야기한다.
- 어깨를 다독이거나 눈짓으로 신호를 주면서 이야기를 시작한다.
- 입 모양으로 이야기를 알 수 있도록 입을 크게 벌리며 정확하게 말한다.
- 밝은 방에서 입 모양을 볼 수 있도록 시선을 맞추며 말한다.
- 원활한 의사소통이 되도록 정보를 충분히 제공한다.

40 [해설]

시각장애 대상자와 이야기하는 방법

① 대상자의 정면에서 이야기한다.
② 여기, 이쪽 등 지시대명사를 사용하지 않고 사물의 위치를 정확히 시계방향으로 설명한다.
③ 대상자를 중심으로 오른쪽, 왼쪽을 설명하여 원칙을 정하여 두는 것이 좋다.

④ 대상자를 만나면 신체 접촉을 하기 전에 먼저 말을 건네어 알게 한다.
⑤ 대상자를 이해하기 쉬운 언어를 사용하고 천천히 정확하게 말한다.
⑥ 이미지가 전달하기 어려운 형태나 사물 등은 촉각으로 이해시킨다.
⑦ 대상자와 보행할 때에는 요양보호사가 반 보 앞으로 나와 대상자의 팔을 끄는 듯한 자세가 좋다.
⑧ 대상자가 읽고 싶어 하는 것을 읽어주고 고유명사 등은 자세히 설명한다.
⑨ 대필하게 되는 경우에는 정확하게 받아 쓰고 내용을 다시 확인한다.

41. 다음에서 설명하는 의사소통을 위한 방법에 해당되는 대상자는?

교재 P293

- 사물의 위치를 시계방향으로 설명한다.
- 의류 등 사물은 촉각으로 이해시킨다.
- 보행 시에는 요양보호사가 반보 앞으로 나와 대상자의 팔을 끄는 듯한 자세가 좋다.

① 노인성 난청　② 시각 장애
③ 지남력 장애　④ 주의력 장애
⑤ 판단력, 이해력 장애

42. 언어장애 대상자와의 이야기하는 방법으로 옳은 것은?

교재 P294

① 실물, 그림판, 문자판 등을 이용한다.
② 시간, 장소, 날짜 등을 자주 인식시킨다.
③ 사물의 위치를 정확히 시계방향으로 설명한다.
④ 입 모양을 통해서 전달한다.
⑤ 대상자의 말이 끝나기 전에 질문을 한다.

43. 치매대상자와 의사소통 시 주의점이 아닌 것은?

교재 P294

① 한 번에 여러 가지 지시를 빠르게 한다.
② 이해하기 쉬운 단어로 간결하게 전달한다.
③ 치매 노인의 대화 및 표현의 이유를 찾도록 노력한다.
④ 치매 노인이 알 수 있는 것, 할 수 있는 것 등을 찾아낸다.
⑤ 스킨쉽을 자주 한다.

참 고

치매대상자와의 의사소통 시 주의점

① 노인의 페이스에 맞추기
② 이해하기 쉬운 단어로 간결하게 전달하기
③ 말보다 감정표현 자주 하기
④ "그 사람다움"을 소중히 하기
⑤ 스킨쉽 자주 하기

44. 치매 장애가 있는 노인과 의사소통 시 주의점은?

교재 P295

① 메시지를 빠르게 제시한다.
② 몸짓, 손짓은 대상자가 이해하기 힘들다.
③ 주위 환경을 복잡하게 만든다.
④ 시간, 장소, 날짜 등을 인식시킨다.
⑤ 모든 물품의 이름을 외우게 한다.

45. 치매대상자와 의사소통 시 주의점이 아닌 것은?

교재 P295

① 실물, 문자판 등의 이용은 도움이 되지 않는다.
② 익숙한 사물을 가지고 이야기한다.
③ 단순한 활동을 먼저 제시한다.
④ 환경적 자극을 최대한 줄인다.
⑤ 대상자를 일관성 있게 대한다.

46. 다음 중 치매대상자와 이야기하는 방법으로 옳지 않은 것은?

교재 P295

① 노인의 페이스에 맞춘다.
② 노인이 이해하기 쉬운 단어로 간결하게 전달한다.
③ "그 사람다움"을 소중히 여긴다.
④ 감정보다 말로 표현을 자주 한다.
⑤ 스킨쉽을 자주 한다.

47. 치매 노인이 배회할 때 의사소통으로 옳은 것은?

교재 P296

① 배회의 원인을 파악한다.
② "어디 가세요"하고 물어본다.
③ 원하는 것이 있는지 물어본다.
④ 주변을 복잡하게 만들어 못 다니게 한다.
⑤ 자꾸 돌아다니면 아들한테 얘기한다고 겁준다.

48. 우울증상을 보이는 대상자에 대한 대처로 옳은 것은?

교재 P297

① 강제로라도 활동에 참여시킨다.
② 말을 안 하면 몇 번이고 물어 대답하게 한다.
③ 우울한 이유를 말하라고 강요한다.
④ 혼자 있도록 한다.
⑤ 감정에 공감하며 긍정적으로 대화한다.

49. 노인의 여가활동의 필요성으로 옳은 것은?

교재 P299

① 시간을 때우기 위해
② 많은 소득을 얻기 위해
③ 신체와 인지기능을 감소시키기 위해
④ 사회와 가족 내에서 지위를 유지하기 위해
⑤ 지역사회에서 지속적인 인간관계를 유지하기 위해

50. 거동이 불편한 2, 3등급 대상자들의 여가활동으로 적당한 것은?

교재 P300

① 책 읽기
② 연극
③ 운동
④ 게이트볼
⑤ 댄스

51. 다음 여가활동 유형 중 자기계발 활동에 해당하는 것은?

교재 P300

① 성당 가기
② 가벼운 산책
③ 가족 소풍
④ 그림 그리기
⑤ 음악회

52. 맞벌이 자녀를 위해서 손자와 놀아주는 노인의 여가활동 유형은?

교재 P300

① 자기계발 활동
② 가족 중심 활동
③ 사교, 오락 활동
④ 운동 활동
⑤ 소일 활동

53. 다음의 여가활동 유형 중 사교 오락 활동에 해당하는 것은?

교재 P300

① 교회
② 체조
③ 텔레비전 시청
④ 음악회
⑤ 식물 가꾸기

54. 다음 여가활동 유형 중 소일 활동에 해당하는 것은?

교재 P300

① 사찰
② 텃밭 야채 가꾸기
③ 영화
④ 가족과의 대화
⑤ 민요교실

55. 퍼즐놀이, 종이접기를 즐기는 노인의 여가활동으로 옳은 것은?

교재 P300

① 자기계발 활동
② 종교 참여 활동
③ 사교 오락 활동
④ 가족 중심 활동
⑤ 소일 활동

56. 다음 중 노인의 여가활동 유형별로 올바르게 연결된 것은?

교재 P300

① 자기계발 활동 – 신문보기
② 가족 중심 활동 – 텔레비전 시청
③ 사교 오락 활동 – 전시회
④ 운동 활동 – 텃밭 가꾸기
⑤ 소일 활동 – 그림 그리기

57. 다음 의사소통을 통해 알 수 있는 여가활동 유형으로 옳은 것은?

교재 P300

요양보호사 : 어르신, 재미있는 영화가 새로 나왔는데 같이 보시러 가실래요? 대상자 : 그럴까, 나도 영화 보고 싶었는데...

① 자기계발 활동
② 가족 중심 활동
③ 소일 활동
④ 사교 · 오락 활동
⑤ 운동 활동

54 [해설]

노인의 여가활동 돕기 방법

① 거동이 불편하거나 인지기능이 저하된 대상자를 위한 여가활동 프로그램은 어렵지 않고 흥미를 느낄 수 있는 것이어야 한다.
② 대상자 스스로가 적극적으로 여가활동에 참여할 수 있도록 동기를 부여한다.
③ 대상자의 욕구에 맞는 여가활동을 지원한다.
④ 주야간보호센터 및 요양시설에서도 가능한 한 단체보다는 개인의 욕구에 맞게 프로그램을 선택할 수 있도록 배려한다.
⑤ 대상자의 신체적 기능이나 상태에 맞는 개별적인 프로그램을 지원한다.
⑥ 대상자의 성격, 선호 등에 따라 개인적 차이를 고려하여 지원한다.
⑦ 대상자에게 여가활동에 대해 충분히 설명하고 동의를 얻어야 한다.

[해설]

장기요양 대상자의 여가활동 유형과 내용

- 자기계발 활동: 책읽기, 독서교실, 그림그리기, 서예교실, 시낭송, 악기연주, 백일장, 민요교실, 창작활동
- 가족중심 활동: 가족 소풍, 가족과의 대화, 외식나들이
- 종교참여 활동: 교회, 사찰, 성당 가기
- 사교오락 활동: 영화, 연극, 음악회, 전시회
- 운동 활동: 체조, 가벼운 산책
- 소일 활동: 텃밭 야채 가꾸기, 식물가꾸기, 신문 보기, 텔레비전 시청, 종이접기, 퍼즐놀이.

58. 주말 농장에 가서 상추씨를 뿌리고 왔다. 여기에 해당하는 여가활동 유형으로 옳은 것은?

교재 P300

① 소일 활동 ② 종교 참여 활동
③ 가족 중심 활동 ④ 사교 · 오락 활동
⑤ 자기계발 활동

59. 대상자 중심 여가활동 선택 시 옳은 것은?

교재 P300

① 치매 대상자에게 좋아하는 취미가 무엇이냐고 물어본다.
② 대상자가 지금 하고 싶은 여가활동이 있는지 확인한다.
③ 대상자가 원하는 활동이 없다면 요양보호사가 정한다.
④ 신체나 심신 기능에 맞지 않아도 대상자가 원하면 하게 한다.
⑤ 요즘 유행하는 프로그램을 강요한다.

60. 다음 대화 속에서 알 수 있는 여가 활동 유형은?

교재 P300

대상자 : 내가 오래전부터 서예를 배우고 싶었는데 어디서 배울수 있을까? 요양보호사 : 아~ 그러세요? 근처 복지관에 서예 배우러 가실래요?

① 가족 중심 활동 ② 자기계발 활동
③ 소일 활동 ④ 사교 · 오락 활동
⑤ 운동 활동

61. 노인의 여가활동을 돕기 방법으로 옳은 것은?

교재 P301

① 프로그램이 어렵지 않고 흥미를 느낄수 있는 것이어야 한다.
② 여가활동은 적극적 참여를 위한 동기부여가 필요 없다.
③ 대상자의 욕구에 맞추기보다 시간을 보내는 것에 치중한다.
④ 여가활동을 도와줄 땐 동의를 받지 않아도 된다.
⑤ 개인의 취향이나 차이는 고려하지 않아도 된다.

Ⅲ부 요양보호와 생활지원

9장 요양보호 기록과 업무보고

01. 요양보호 관찰 시 옳지 않은 것은?

교재 P304

① 관찰 시 주관적 관점으로 관찰한다.
② 평소의 모습을 관찰하여 작은 변화도 놓치지 않도록 한다.
③ 있는 사실을 그대로 보고하여야 한다.
④ 관찰은 노인의 생활의 질 향상에 중요하다.
⑤ 관찰은 제대로 하기 위해서는 지식과 경험이 필요하다.

02. 다음 중 요양보호 관찰에 대한 내용으로 옳지 않은 것은?

교재 P304

① 관찰은 객관적이어야 한다.
② 관찰은 사실을 있는 그대로 받아들이는 것이다.
③ 요양보호사 관찰에는 지식과 경험이 중요하게 작용하지 않는다.
④ 요양보호 종사자는 사람에 대한 확실한 관찰이 필요하다.
⑤ 관찰은 요양보호사가 노인의 감정을 알기 위한 중요한 도구이다.

03. 요양보호사들이 기록을 어려워하는 원인으로 옳지 않은 것은?

교재 P307

① 글을 쓰는 것 자체에 대한 부담은 없다.
② 업무 부담 때문이다.
③ 기록하는 방법에 대한 이해가 부족하기 때문이다.
④ 글을 쓰는 것 자체에 대한 부담 때문이다
⑤ 기록할 시간이 부족하기 때문이다.

04. 요양보호 기록의 목적으로 옳지 않은 것은?

교재 P307

① 요양보호사의 활동을 입증한다.
② 서비스의 연속성을 유지 할 수 있다.
③ 지도, 관리를 피할 수 있다.
④ 요양보호서비스의 표준화에 기여한다.
⑤ 요양보호사의 책임성은 제고한다.

03 [해설]

요양보호사가 기록을 어려워하는 이유

① 글을 쓰는 것 자체에 대한 부담
② 업무 부담
③ 기록할 시간의 부족
④ 기록하는 방법에 대한 이해 부족

04 [해설]

요양보호 기록의 목적

가. 질 높은 서비스를 제공하는 데 도움이 된다.
나. 요양보호사의 활동을 입증할 수 있다.
다. 요양보호서비스의 연속성을 유지할 수 있다.
라. 시설장 및 관련 전문가에게 중요한 정보를 제공한다.
마. 요양보호서비스의 내용과 방법에 대한 지도 및 관리에 도움이 된다.
바. 가족과 정보공유를 통해 의사소통을 원활하게 한다.
사. 요양보호서비스의 표준화와 요양보호사의 책임성을 높인다.

05. 다음은 요양보호 기록의 목적 중 어디에 해당하는가?

교재 P307

요양보호 기록은 요양보호사의 활동을 객관적으로 점검해 볼 수 있는 자료이다. 기록을 보면 어떤 서비스를 제공했는지 알 수 있다.

① 질 높은 서비스의 제공
② 요양보호사의 활동 입증
③ 요양보호서비스의 연속성 유지
④ 중요한 정보 제공
⑤ 가족과의 정보공유

06. 서비스 제공 시 요양보호사가 업무내용을 기록하는 가장 중요한 이유는?

교재 P307

① 요양보호사를 평가하기 위해
② 다른 전문가와 체계적인 의사소통을 위해
③ 서비스 제공의 중복성을 유지하기 위해
④ 기록하는 습관을 유지하기 위해
⑤ 대상자의 가족에게 요양비를 청구하기 위해

07. 다음은 요양보호 기록에 관한 설명이다. 해당하는 것은?

교재 P310

• 대상자에게 제공한 서비스의 내용과 시간, 특이사항을 기입한 것이다. • 수기로 작성하는 방법과 무선주파수 인식기술(RFID)을 이용한 재가급여전자관리시스템을 이용하는 방법이 있다. • 국민건강보험공단에 실시간으로 전송,급여비용 청구와 자동으로 연계하는 관리체계이다.

① 상담일지 ② 사고보고서
③ 장기요양급여 제공기록지 ④ 간호일지
⑤ 상태기록지

07 [해설]

재가급여전자관리시스템 업무절차

① 태그신청 및 부착
② 사용자 등록
③ 스마트장기요양앱(APP)설치
④ 급여내용 전송
⑤ 청구 및 심사

08. 다음은 요양보호 기록에 관한 설명이다. 해당하는 것은?

교재 P316

요양보호 기록은 요양보호사의 활동을 객관적으로 점검해 볼 수 있는 자료이다. 기록을 보면 어떤 서비스를 제공했는지 알 수 있다.

① 인수인계서 ② 사고보고서
③ 상태기록지 ④ 장기요양급여 제공기록지
⑤ 간호일지

09. 다음은 요양보호 기록에 관한 설명이다. 해당하는 것은?

교재 P316

요양보호사가 퇴직, 휴직 등으로 업무를 그만둘 때 직원 간의 업무인수인계를 작성하는 기록이다.

① 인수인계서 ② 상태기록지
③ 간호일지 ④ 장기요양급여 제공기록지
⑤ 사고보고서

10. 다음은 요양보호 기록에 관한 설명이다. 해당하는 것은?

교재 P316

사고가 발생한 시점에서 시간의 흐름에 따라 사고의 내용, 경과, 결과에 대해 정확하게 기록하여야 한다.

① 인수인계서 ② 사고보고서
③ 상태기록지 ④ 장기요양급여 제공기록지
⑤ 간호일지

11. 스마트 장기요양 사용법 중 옳지 않은 것은?

교재 P311~313

① 급여종류를 잘못 선택했을 경우 처음부터 다시 한다.
② 시간 입력은 남은 시간을 배분하여 입력한다.
③ 정서지원 항목은 60분 이하로 입력한다.
④ 24시간 방문요양 하는 경우에는 시작전송으로부터 24시간 경과 후부터 30분 이내에 종료전송 해야 한다.
⑤ 24시간 방문요양 하는 경우 신체활동지원 1000분, 가사 및 일상생활 지원 440분으로 분배해서 입력한다.

12. 요양보호 기록의 원칙으로 옳지 않은 것은?

교재 P316

① 요양보호사의 주관적인 생각으로 판단하여 작성한다
② 육하원칙을 바탕으로 기록한다.
③ 서비스의 과정과 결과를 정확하게 기록한다.
④ 기록을 미루지 않고, 그때그때 신속하게 작성한다.
⑤ 공식화된 용어를 사용한다.

09 [해설]

요양보호 기록의 종류

① 급여제공기록지 : 서비스 제공 내용 및 시간 기록
② 상태기록지 : 섭취, 배설, 목욕 등 상태 및 제공 내용 기록
③ 사고보고서 : 사고의 내용, 경과, 결과 기록
④ 인수인계서 : 인수인계 업무 내용 기록

12 [해설]

① 요양보호사의 생각이나 의견 등의 주관적인 내용은 피해야 한다.

13. 요양보호기록의 원칙으로 옳은 것은?

교재 P316

① 사실을 꾸며서 기록한다.
② 친근함의 표현으로 사투리를 많이 사용한다.
③ 육하원칙을 바탕으로 기록한다.
④ 기록자를 빼고 기록한다.
⑤ 서비스의 과정과 결과를 주관적으로 기록한다.

14. 요양보호 기록의 원칙의 주의 사항으로 옳은 것은?

교재 P317

① 기록을 정정 시 덧칠 후 정정하여 서명한다.
② 많이, 오래전, 심하다 등의 구체적으로 표현한다.
③ 모든 기록에는 정확한 시간과 기록자를 명시해야 한다.
④ 반드시 요양보호사가 판단한 주관적인 사실을 기록한다.
⑤ 가능한 일을 한꺼번에 모아 기록한다.

15. 요양보호사의 대상자 관찰 기록으로 옳게 작성한 것은?

교재 P317

① 어른신이 4월23일 4시에 방에서 200cc 소변을 봄
② 저녁에는 비경관영양을 하였다
③ 가을이라 우울해 보이시는 것 같다
④ 요즘 식사량이 줄어 체중이 많이 줄었다.
⑤ 최근 어르신이 매운 음식은 많이 못 먹는다

16. 요양보호 기록 시 주의사항으로 옳지 않은 것은?

교재 P318

① 비밀유지
② 사생활존중
③ 개인정보보호
④ 육하원칙에 의한 표기
⑤ 주관적인 평가

14 [해설]

① 기록을 정정 시 지우거나 덧칠을 하지 말고 밑줄을 긋고 빨간펜으로 정정한 후 서명을 한다
② 애매한 표현은 피하고 구체적으로 기록한다
예를 들어) • 많이 → ㅇ장, ㅇ잔, ㅇ킬로미터
• 오래전 → ㅇ년 전, ㅇ개월 전
• 오랜만에 → ㅇ년만에, ㅇ일만에
• 심하다(상태) → 피부박리 5cm × 8cm
⑤ 기록을 미루지 않고, 그때그때 신속하게 작성한다.

15 [해설]

기록을 명확하게 하려면 육하원칙을 지켜야 한다

① 누가 : 어르신과 장남이
③ 어디서 : 자택에서
⑤ 어떻게 : 큰 소리로 화를 내면서
② 언제 : 5월 1일 15시에
④ 무엇을 : 싸움을 했다.
⑥ 왜 : 어르신이 양치질과 목욕을 거부해서

17. 요양보호기록 시 주의 사항으로 옳은 것은?

교재 P318

① 업무상 알게 된 정보는 동료 요양사와 나눈다.
② 대상자에 관한 정보 수집 시 가족의 동의만 필요하다.
③ 기록은 반드시 잠금장치가 되어있는 장소에 보관한다.
④ 문제해결을 위한 목적이라면 대상자가 승인하지 않은 정보도 기록 가능하다.
⑤ 불필요한 정보라도 빠뜨리지 않고 기록한다.

18. 장기요양급여 제공계획서에 포함되지 않아도 되는 항목으로 옳지 않은 것은?

교재 P320

① 수급자 성명
② 생년월일
③ 장기요양 등급
④ 장기요양인정번호
⑤ 보호자 주민등록 번호

19. 장기요양급여 제공기록지(방문요양)에 대한 설명으로 옳은 것은?

교재 P324

① 세부 서비스별 제공시간은 '분' 단위로 기재한다.
② 장기요양 5등급 수급자는 특이 사항란에 급여제공시간을 기록한다.
③ 서비스를 종료한 시간만 기재한다.
④ 정서지원서비스만을 단독으로 실시한 경우에는 수가를 산정한다.
⑤ 실제로 서비스를 실시한 대상자와 요양보호사 두명만 서명 또는 날인 한다.

20. 장기요양급여 제공기록지(방문요양)에 대한 내용으로 옳지 않은 것은?

교재 P325

① 배변 변화란 은 실수횟수를 기록한다.
② 수급자만 서명 란에 서명한다.
③ 혈액투석 받으러 병원 동행한 것은 특이사항 란에 기록한다.
④ 장기요양 5등급 수급자는 인지활동지원 란에 급여제공시간을 기록한다.
⑤ 기저귀를 사용하는 경우 교환 횟수를 기록한다.

17 [해설] 〈꼭 알아두기〉

최근 소비자의 권리의식 증가로 대상자나 가족이 기록공개를 요구하는 사례가 증가하고 있다.

- 요양보호사는 기록이 공개될 수 있다는 것을 염두에 두고 기록해야 한다.
- 불필요한 개인정보는 기록하지 않는다.
- 문제해결을 위한 목적이라도 대상자나 가족이 승인하지 않은 정보는 기록해서는 안 된다.
- 대상자에 관한 정보를 수집할 때는 반드시 대상자의 동의를 얻어야 한다.

20 [해설]

- 목욕을 제공한 경우 소요시간을 분 단위로 기록
  - 화장실 이용하기는 급여제공시간 동안의 소변 · 대변 총 횟수를 기록
  - 신체 · 인지기능 향상 프로그램은 제공한 프로그램명을 기록
  - 각 항목별 서비스를 제공한 종사자가 작성자란에 서명

21. **장기요양급여 제공기록지(방문요양) 에 기록할 내용으로 옳은 것은?**

교재 P325

① 월 한도액
② 계약기간
③ 서비스 시작 시간과 종료 시간
④ 동거가족의 수
⑤ 대상자의 학력

22. **장기요양급여 제공 기록지(방문목욕)에 포함 되는 것 중 옳지 않은 것은?**

교재 P326

① 장기요양 기관기호, 장기요양 기관명
② 장기요양요원 1명의 서명
③ 장기요양요원 2명의 서명
④ 수급자 또는 보호자의 성명을 적고 서명 또는 날인
⑤ 목욕제공자 관련하여 발생된 특이사항

23. **방문목욕 시 장기요양요원은 몇 명이 필요한가?**

교재 P326

① 1명　② 2명
③ 3명　④ 4명
⑤ 5명

24. **주 · 야간 보호 서비스 제공기록지에 대한 설명 중 옳지 않은 것은?**

교재 P331

① 장기요양기관기호, 장기요양기관명, 장기요양등급, 수급자 성명, 생년월일 , 장기요양인정번호를 기재한다.
② 목욕을 제공한 경우 소요시간을 시간 단위로 기록한다.
③ 서비스 제공일자별로 구분하여 기재하되, 세부 서비스별 제공여부를 √ 로 표시한다.
④ 서비스 제공과 관련하여 발생 된 특이사항을 기재한다.
⑤ 기록지를 작성한 사람의 성명을 적고 서명 한다.

25. 시설급여 및 단기 보호서비스 제공기록지에 기록에 대한 설명 중 옳지 않은 것은?

교재 P332

① 보호자 면회 시간
② 수급자의 현재 상태를 확인하고 해당 사항에 √표를 합니다.
③ 특이사항은 수급자의 상태변화 등이 있을 경우 조치사항 등을 기록한다.
④ 체위변경은 2시간마다 제공한 경우 √표를 한다.
⑤ 장기요양 기관기호, 장기요양기관명, 장기요양등급, 수급자 성명, 생년월일, 침실 호(실), 장기요양인정번호를 기재한다.

26. 업무보고의 중요성으로 옳지 않은 것은?

교재 P336

① 대상자의 건강상태에 변화 시 기관과 가족에게 신속하게 보고하여 대처 할 수 있다
② 사고 대응을 신속하게 할 수 있으며, 피해를 최소한으로 할 수 있다.
③ 타 전문직과의 협조 및 의사소통을 원활하게 할 수 있다.
④ 예상치 못한 사고가 발생에 신속하게 보고하는 습관을 가질 수 있다.
⑤ 업무를 수행하는 중에 문제가 발생하면 요양보호사 혼자 판단하여 대처한다.

26 [해설]
⑤는 혼자서 판단하지 말고 기관과 가족에게 신속하게 보고하여 지시를 받고 대처 해야한다.

27. 업무보고의 원칙으로 옳은 것은?

교재 P337

① 주관적인 사실을 보고한다.
② 사고처리 후에 보고한다.
③ 보고내용이 중복되지 않도록 한다.
④ 미루었다가 한 번에 보고한다.
⑤ "생각이 들었다" "느꼈다"등으로 표현한다.

27 [해설]
업무보고 원칙
① 객관적인 사실을 보고한다.
② 신속하게 보고한다.
③ 보고내용이 중복되지 않게 한다.

28. 요양보호사가 업무를 보고할 때 옳은 것은?

교재 P337

① 요양보호사의 주관적 판단으로 보고한다.
② 보고는 기간을 두고 천천히 꼼꼼하게 작성한다.
③ 사투리 유아어를 사용하여 정감 있게 보고한다.
④ 보고가 끝나면 기록은 폐기한다.
⑤ 육하원칙에 의해 보고한다.

29 [해설]

요양보호사가 반드시 기관에 보고해야 하는 상황

① 대상자의 상태에 변화가 있을 때
② 서비스를 추가하거나 변경할 필요가 있을 때
③ 새로운 정보를 파악했을 때
④ 새로운 업무방법을 찾았을 때
⑤ 업무를 잘못 수행했을 때
⑥ 사고가 발생했을 때

29. 요양 보호사가 반드시 기관에 보고해야 하는 상황으로 옳지 않은 것은?

교재 P337

① 대상자의 상태가 평상시와 다를 때
② 추가적인 서비스가 필요하거나 서비스를 변경할 필요가 있을 때
③ 대상자 및 가족에 대한 새로운 정보를 입수하였을 때
④ 보고사안이 가벼울 때
⑤ 새로운 업무방법을 찾았을 때

30. 상황이 급한 경우에 보고형식으로 옳은 것은?

교재 P338

① 서면보고
② 전산망 보고 후 서면보고
③ 구두보고 후 서면보고
④ 전산망보고
⑤ 전산망 보고 서면보고 후 전산망 보고

31. 다음이 설명하는 업무보고 형식으로 옳은 것은?

교재 P338

- 급하거나 가벼운 사안일 경우의 업무보고
- 결론부터 보고하고, 경과와 상태, 원인 등을 보고한다.
- 정확한 기록을 남길 수 없다는 단점이 있다.

① 구두보고
② 전산망 보고
③ 서면보고
④ 상황보고
⑤ 월간보고

32. 다음이 설명하는 업무보고 형식으로 옳은 것은?

교재 P338

- 정확히 보고할 필요가 있을 때
- 자료를 보존할 필요가 있을 때
- 정기 업무보고, 사건보고 등이 있다.
- 신속하게 보고할 수 없다는 단점이 있다.

① 서면보고
② 구두보고
③ 전산망보고
④ 녹음을 통한 보고
⑤ 사례보고

33. 업무보고의 형식에 대한 설명으로 옳은 것은?

교재 P338

① 구두보고는 신속하게 보고할 수 있다는 단점이 있다.
② 구두보고는 정확한 기록을 남길 수 있다.
③ 전산망 보고는 능숙하게 사용할 수 없어도 누구나 사용할 수 있다는 장점이 있다.
④ 상황이 급할 경우에는 구두보고를 먼저 하고, 후에 서면보고로 보완할 수 있다.
⑤ 서면보고는 급할 때 사용할 수 있다는 장점이 있다.

34. 다음이 설명하는 업무보고 형식으로 옳은 것은?

교재 P338

- 능숙해지면 시간을 절약할 수 있고 편리하다.
- 실시간으로 확인할 수 있고,기록으로 남길 수 있다는 장점이 있다.

① 구두보고 ② 전산망 보고
③ 서면보고 ④ 정기보고
⑤ 일일보고

35. 다음 중 장기요양 사례관리 체계의 특성으로 옳지 않은 것은?

교재 P339

① 국민건강보험공단은 케어조정자로, 제공자는 기관 사례관리자로 사례관리의 제반 과정에 함께 참여한다.
② 제공자를 중심으로 사정과 계획 수립을 한다.
③ 수급자의 기능상태와 욕구에 따른 개별화된 서비스 계획수립과 실천을 강조한다.
④ 장기요양 수급자를 중심으로 사례관리를 단계적으로 시행하는 체계성을 확보하고 있다.
⑤ 보험자인 국민건강보험공단과 제공기관인 장기요양기관의 상호연계를 통한 협업모델에 기초하고 있다.

36. 장기요양기관 사례관리 과정이다. ( )에 들어갈 내용으로 올바른 것은?

교재 P341

접수 및 초기 면접 → ( ) → 사례회의 1차 → 서비스 제공 → 모니터링 → 평가

① 급여제공계획서 작성 ② 내부회의
③ 욕구사정 ④ 서비스제공 계획
⑤ 사후관리

[해설]

업무보고 형식

1) 구두보고

구두보고는 상황이 급하거나 사안이 가벼울 때 많이 이용한다. 구두보고를 할 때는 결론부터 보고하고, 경과와 상태, 원인 등을 보고한다. 구두보고는 신속하게 보고할 수 있다는 장점은 있으나 정확한 기록을 남길 수 없다는 단점이 있다. 상황이 급할 때는 구두보고를 먼저 하고, 나중에 서면보고로 보완할 수도 있다.

2) 서면보고

보고내용이 복잡하거나 숫자나 지표가 필요한 경우, 정확히 보고할 필요가 있거나 자료를 보존할 필요가 있을 때 서면보고 한다. 대표적인 서면보고는 정기 업무보고, 사건보고 등을 들 수 있다.
서면보고는 정확한 기록을 남길 수 있는 있는 장점은 있으나 신속하게 보고할 수 없다는 단점이 있다.

3) 전산망 보고

전산망 보고는 능숙하게 사용할 수 있으면 시간을 절약할 수 있고 편리하다는 장점이 있다.
구두보고와 같이 실시간으로 확인할 수 있고, 서면보고와 같이 기록으로 남길 수 있다는 장점을 동시에 가지고 있다.

37. **방문요양의 사례관리 과정의 순서로 맞는 것은?**

교재 P341

① 욕구사정 – 접수 – 서비스 제공 – 평가
② 접수 – 욕구사정 – 사례회의 – 평가
③ 접수 – 서비스 제공 – 욕구사정 – 평가
④ 접수 – 사례회의 – 급여제공계획서 작성 – 욕구사정
⑤ 욕구사정 – 사례회의 – 접수 – 서비스 제공

38 [해설]

[사례회의]

사례회의는 대상자의 상황과 제공되는 서비스의 질에 대해 점검하고 평가하여 대상자의 욕구에 맞는 서비스를 제공하기 위한 회의이다.

38. **사례회의에 대한 설명으로 옳은 것은?**

교재 P342

① 재가요양기관에서의 사례회의에도 보건, 의료, 사회복지 등 전문인들만 참석한다.
② 사례회의는 개최해도 되고 안 해도 된다.
③ 대상자의 상황과 서비스의 질에 대해 점검하고 평가하기 위해 개최한다.
④ 대상자에게 제공되는 서비스를 줄이기 위해 실시한다.
⑤ 대상자와 관계된 직종의 업무의 책임성을 지우기 위해 실시한다.

39. **업무회의 중 다음과 같은 내용의 회의로 옳은 것은?**

교재 P343

- 요양보호사들이 정보와 경험을 서로 공유할수 있다
- 업무에 관련된 정보를 전달, 애로사항을 듣기 위해 개최하는 회의이다.
- 주로 월 단위로 이루어지며 간담회라고도 한다

① 사례회의 ② 반상회
③ 주간회의 ④ 월례회의
⑤ 기관총회

Ⅲ부 요양보호와 생활지원

10장 신체활동 지원

01. 섭취 요양보호의 일반적 원칙으로 옳은 것은?

교재 P346

① 대상자의 식사 습관과 소화 능력을 고려하지 않는다.
② 식사 후에 대상자와 요양보호사는 손을 씻고, 주변의 변기나 쓰레기통을 치우는 등 환경을 청결히 정리한다.
③ 사레, 구토, 청색증 등 이상이 나타나는지 주의 깊게 관찰하지 않아도 된다.
④ 대상자를 존중하고 요구를 최대한 반영하지 않아도 된다.
⑤ 대상자에게 맞는 식사방법, 속도, 음식의 온도 등을 배려하여 즐겁고 편안한 식사가 되도록 한다.

02. 다음 중 섭취 요양보호의 일반적 원칙에서 고려해야 할 사항이 아닌 것은?

교재 P346

① 대상자의 식사 습관
② 대상자의 소화능력
③ 대상자의 신체적, 심리적 상황
④ 대상자의 질병 상황
⑤ 대상자의 가족관계

03. 다음 중 노인의 영양부족 위험요인으로 옳지 않은 것은?

교재 P347

① 식사량이 너무 적다.
② 불규칙적인 식사를 하고 있다.
③ 우울증이 영양부족의 위험요인이 되는 경우는 없다.
④ 사회적 고립
⑤ 알코올 중독

01 [해설]
식사 전에 대상자와 요양보호사는 비누로 손을 씻는다.

〈꼭 알아두기〉

요양보호사는 대상자가 식사하는 동안 사레, 구토, 청색증 등 이상이 나타나는지 주의 깊게 관찰하고 대처해야 한다.

04. 다음 중 대상자의 식사 관찰에 대한 설명으로 옳은 것은?

교재 P347

① 대상자의 상태와 관계없이 섭취한 음식의 종류와 양을 24시간 동안 무조건 기록하게 한다.
② 요양보호사가 좋아하는 음식을 권유한다.
③ 환경, 사회, 경제 상태 등을 관찰한다.
④ 식사 중에는 되도록 대상자 혼자 먹게 떨어져 있는다.
⑤ 대상자의 질병보다 대상자의 기호에 더 관심을 갖는다.

05. 노인 영양관리 시 주의점이 아닌 것은?

교재 P348

① 첨가당이 들어간 음료를 절제한다.
② 포화지방 과다섭취 시 심혈관 질환 위험이 증가한다.
③ 다양한 식품을 골고루 먹게 한다.
④ 곡류는 무조건 많이 섭취하게 한다.
⑤ 물을 하루 6~7잔 이상 마시도록 한다.

06. 나트륨 섭취가 늘어나면 올 수 있는 상황이 아닌 것은?

교재 P348

① 심장, 뇌혈관질환의 위험 증가
② 위염
③ 고혈압
④ 골다공증
⑤ 비만

07. 저작능력이 떨어져 단단한 음식을 먹기 어려운 대상자에게 제공하는 식이는?

교재 P351

① 저작 도움식
② 일반식
③ 경구 유동식
④ 경관 유동식
⑤ 갈아만든 음식

08. 저작과 연하능력이 떨어져 씹고 삼키기 어려운 대상자에게 제공되는 식이는?

교재 P351

① 유동식 ② 연하 도움식
③ 잘게 썬 음식 ④ 일반식
⑤ 수분이 많은 음식

09. 대상자가 연하 능력이 없고 의식장애가 있을 때 비위관을 통하여 제공되는 식이는?

교재 P352

① 경관 유동식
② 잘게 썬 음식
③ 갈아서 만든 음식
④ 일반식
⑤ 경구유동식

09 [해설]
비위관-위에 음식물을 넣기 위해 삽입하는 코(鼻)와 위(胃)를 연결하는 인공관

10. 올바른 식사의 자세로 옳은 것은?

교재 P353

① 올바른 식사 자세를 취할 때 의자의 높이는 발바닥이 바닥에 닿지 않도록 한다.
② 의자에 앉을 때는 안쪽 깊숙이 앉게 한다.
③ 팔 받침, 등받이가 있는 의자는 안전하고 좌우 균형을 잡는데 도움이 되지 않으므로 그냥 앉는다.
④ 의자에 깊숙이 앉고 식탁에 팔꿈치를 올리지 않도록 한다.
⑤ 휠체어에 앉을 때도 휠체어를 식탁에서 일정거리를 유지하도록 한다.

10 [해설]
① 의자의 높이는 발바닥이 바닥에 닿을 수 있는 정도이어야 안전하다.
③ 팔받침,등받이가 있는 의자는 안전하고 좌우 균형을 잡는데 도움이 된다.
④ 식탁에 팔꿈치를 올릴 수 있도록 한다.
⑤ 휠체어를 식탁 가까이 붙이고 앉는다.

11. 앉아서 식사할 수 있는 대상자의 식탁 높이는?

교재 P353

① 어깨와 가슴 사이 ② 가슴과 배 사이
③ 가슴과 배꼽 사이 ④ 배와 고관절 사이
⑤ 최대한 높게 한다.

12. 편마비 대상자의 식사 자세로 옳은 것은? 〈꼭 알아두기〉

교재 P354

① 건강한 쪽에 베개나 쿠션을 넣어 지지해준다.
② 요양보호사가 돕기에 편안한 자세를 취한다.
③ 침대를 약 20도로 높인다.
④ 건강한 쪽을 밑으로 하여 약간 옆으로 누운 자세를 취한다.
⑤ 누운 상태에서 식사한다.

13. 왼쪽 편마비 대상자에게 식사를 제공하는 방법으로 옳은 것은? 〈29회〉

교재 P354

① 오른쪽을 베개와 쿠션으로 지지한다
② 식사후에 마비된 쪽으로 눕혀둔다
③ 왼쪽으로 음식을 제공한다
④ 식사 후 음식물이 남아있는지 오른쪽 입안을 확인한다
⑤ 오른쪽을 밑으로 하여 옆으로 누운 자세를 취하게 한다

14. 식사 돕기의 기본 원칙으로 옳지 않은 것은?

교재 P355

① 노인요양시설에 입소한 대상자는 균형 잡힌 식단을 규칙적으로 제공받으므로 요양보호사는 적절한 양을 섭취하도록 도와야 한다.
② 재가요양보호 대상자는 음식준비부터 섭취까지 전반적 과정을 돕는다.
③ 대상자가 식사 도중 사례가 들리면 물을 제공한다.
④ 대상자의 씹거나 삼키는 능력을 고려하여 일반식, 저작 도움식, 연하 도움식, 유동식 등의 식사를 준비한다.
⑤ 식사 전에 몸을 움직이거나 잠시 밖에 나가 맑은 공기를 마시면 기분이 좋아지고 식욕이 증진된다.

15. 식사 도중 사레가 들리지 않도록 예방하는 방법으로 옳은 것은?

교재 P355

① 삼킬 수 있을 정도의 양을 입에 넣어준다.
② 신맛 나는 음식을 제공한다.
③ 눕는 자세를 취해준다.
④ 배 부위와 가슴을 압박하는 옷을 입힌다.
⑤ 식사 중 질문을 유도하며 대화한다.

12 [해설]
① 마비된 쪽을 베개나 쿠션으로 지지
③ 침대에서 일어나거나 앉을 수 없는 경우 침대를 약 30~60° 높인다
④ 건강한 쪽을 밑으로 하여 약간 옆으로 누운 자세를 취한다.

14 [해설]
음식을 삼키기 쉽게 국이나 물, 차 등으로 먼저 목을 축이고 음식을 먹게 한다.

15 [해설]
식사 도중 사레 예방하는 방법
- 가능하면 앉아서 상체를 약간 앞으로 숙이고 턱을 당기는 자세로 식사한다.
- 의 자에 앉을 수 없는 대상자는 몸의 윗부분을 높게 해 주고 턱을 당긴 자세를 취하게 한다.
- 배 부위와 가슴을 압박하지 않는 옷을 입힌다.
- 음식을 삼키기 쉽게 국이나 물, 차 등으로 먼저 목을 축이고 음식을 먹게 한다.
- 대상자가 충분히 삼킬 수 있을 정도의 적은 양을 입에 넣어준다.
- 완전히 삼켰는지 확인한 다음에 음식을 입에 넣어 준다.
- 음식을 먹고 있는 도중에는 대상자에게 질문을 하지 않는다.

16. 식사 도중 사레가 들리지 않도록 예방하는 방법으로 옳지 않은 것은?

교재 P355

① 음식을 먹는 도중에는 대상자와 대화하지 않는다.
② 삼킬 수 있는 정도의 양을 입에 넣어준다.
③ 식사 전 국이나 물, 차로 먼저 목을 축여준다.
④ 가능한 한 앉은 자세를 취하고 상체를 약간 앞으로 숙이고 턱을 당긴다.
⑤ 침 분비를 위해 신맛이 강한 음식을 제공한다.

17. 식욕이 없는 대상자의 식사돕는 방법으로 옳은 것은?

교재 P355

① 식욕 증진제를 준다.
② 비위관 영양을 한다.
③ 양념을 많이 해서 준다.
④ 다양한 음식을 조금씩 내놓고 반찬 색깔을 보기 좋게 담아 낸다.
⑤ 밥을 먹겠다고 할 때까지 주지 않는다.

18. 식사 돕기의 기본 원칙으로 옳은 것은? 교재 P355

① 가능한 누운 자세를 취해준다. 상체를 약간 앞으로 숙이고 턱을 당기는 자세가 좋다.
② 음식을 삼키기 쉽게 국이나 물, 차 등으로 먼저 목을 축이고 음식을 먹도록 한다.
③ 의자에 앉을 수 없는 대상자는 몸의 아랫부분을 높게 해 주고 턱을 당긴 자세를 취해준다.
④ 음식을 먹고 있는 도중에는 대상자에게 질문을 한다.
⑤ 완전히 삼켰는지 확인하지 않고 음식을 입에 넣어 준다.

19. 대상자의 식사 돕기에 대한 설명으로 옳지 않은 것은?

교재 P357

① 대상자의 배설 여부를 확인하고, 적절하게 조치한다.
② 시력이 저하된 대상자에게는 스스로 식사할 수 있도록 음식을 시계 방향으로 둔다.
③ 옷과 침구를 더럽히지 않도록 대상자에게 앞치마, 턱받이를 대상자 턱 밑에 대어준다.
④ 숟가락 끝부분을 입술 옆쪽에 대고 숟가락 손잡이를 머리 쪽으로 약간 내려 음식을 먹인다.
⑤ 얼굴에 마비가 있는 대상자는 식사 후 입안에 음식이 남아 있어도 이를 알지 못하므로 남아 있는 음식은 삼키든지 뱉을 수 있게 도와준다.

16 [해설]

【꼭알아두기】

수분이 적은 음식은 삼키기 어렵고 신맛이 강한 음식은 침을 많이 나오게 하여 사레들릴 수 있으니 주의한다.

18 [해설]

① 누워있는 상태라도 가능한 한 상체를 세운 편안한 자세를 취한다.
③ 앉을 수 있는 대상자는 침대의 머리를 최대한 올린다.

19 [해설]

숟가락 손잡이를 머리 쪽으로 약간 올려 음식을 먹인다.

20 [해설]
식사 중 옆에서 지켜보고 있다가 도와준다.

20. 스스로 식사하는 대상자를 지켜보는 방법으로 옳지 않은 것은?

교재 P358

① 스스로 식사할 수 있는 대상자라도 식사하는 동안 사레가 들리지 않는지, 불편한 점은 없는지 관찰한다.
② 너무 빨리 먹거나 조급하게 먹는지 살펴보고 천천히 식사할 수 있도록 환경을 조성한다.
③ 편식하는 대상자는 반찬을 골고루 먹도록 격려한다.
④ 대상자가 음식을 먹을 때 한입에 너무 많이 넣는지 살펴본다.
⑤ 식사 중 대상자가 요구하는 것이 없더라도 옆에서 전부 도와준다.

21. 식사 도움 실기 동영상 시청 중 수급자의 안전과 인권 보호 등을 위해 반드시 확인해야 하는 내용으로 옳지 않은 것은?

교재 P359

① 요양보호사는 대상자와 마주 앉는다.
② 대상자를 의자에 앉힐 때는 발이 바닥에 닿도록 깊숙이 앉힌다.
③ 음식을 급하게 먹지 않도록 주의한다.
④ 숟가락은 아래쪽에서 입으로 가져간다.
⑤ 다 삼킨 것을 확인한 후 식사를 계속한다.

22. 경관영양 하는 경우로 옳지 않은 것은?

교재 P361

① 대상자가 스스로 먹기 싫어할 때
② 대상자가 의식이 없거나 혼수상태에 빠진 경우
③ 얼굴, 목, 머리 부위에 음식을 먹기 힘들 정도로 부상(손상)이 있거나 수술했을 때
④ 음식을 삼키기 힘들 때
⑤ 얼굴, 목, 머리 부위에 음식을 먹기 힘들 정도로 마비가 있을 때

23 [해설]
너무 진한 농도의 영양을 주입하거나 너무 빠르게 주입하면, 설사나 탈수를 유발할 수 있다.

23. 경관영양액에 대한 설명으로 옳지 않은 것은?

교재 P361

① 체온 정도의 온도가 적당하다.
② 1분에 50mL 이상 주입하지 않는다.
③ 진한 농도로 빠르게 주입하여 영양 흡수를 돕는다.
④ 판매되는 영양액을 사용하는 경우에는 유효기간 이내의 것만 사용한다.
⑤ 너무 천천히 주입하는 경우 음식이 상할 수 있으므로 주의해야 한다.

24. 경관영양 돕기의 기본 원칙으로 옳지 않은 것은?

교재 P361

① 너무 진한 농도의 영양을 주입하거나 너무 빠르게 주입하면, 설사나 탈수를 유발할 수 있다.
② 콧속에 분비물이 축적되기 쉬우므로 비위관 주변을 청결히 하고 윤활제를 바른다.
③ 대상자가 의식이 없으면 식사 시작과 끝을 알릴 필요가 없다.
④ 대상자가 무의식적으로 빼려고 할 때 빠지지 않도록 반창고 등으로 비위관을 잘 고정한다.
⑤ 관이 막히지 않도록 해야 하며 뜨겁거나 차지 않도록 한다.

25. 경관영양을 돕는 방법으로 옳은 것은?

교재 P361

① 영양주머니는 하루에 한번 깨끗이 씻어서 말린다.
② 비위관이 빠졌을 경우 비위관을 밀어 넣는다.
③ 의식이 없는 대상자일 경우에도 시작과 끝을 알린다.
④ 토하거나 청색증이 나타나면 비위관을 뺀다.
⑤ 영양주입 후 30분간 눕어서 쉬게 한다.

25 [해설]

① 영양주머니는 매번 깨끗이 씻어서 말린 후 사용한다
② 비위관이 빠졌을 경우 요양보호사가 임의로 비위관을 밀어 넣거나 빼면 안 된다
④ 비위관을 잠근 후 바로 시설장이나 관리책임자 등에게 알린다
⑤ 경관영양주입 후 대상자가 상체를 높이고 30분 정도 앉아 있도록 돕는다.

26. 경관영양 돕기 방법에 대한 설명으로 옳은 것은?

교재 P361

① 처방에 따라 영양액을 뜨겁게 준비한다.
② 영양액이 중력에 의해 흘러 내려와 위장 속으로 들어가도록 위장보다 낮은 위치에 건다.
③ 너무 천천히 주입하는 경우 설사나 탈수를 유발할 수 있다.
④ 만약 대상자가 일어나지 못하면 오른쪽으로 눕힌다.
⑤ 손을 씻지 않고 일회용 장갑을 낀다.

26 [해설]

대상자를 오른쪽으로 눕히는 이유

위의 모양이 왼쪽으로 기울어져 있어서 오른쪽으로 누우면 기도로의 역류가능성이 줄어들고, 중력에 의해 영양액이 잘 흘러 내려간다

27. 비위관이 빠졌을 경우의 올바른 대처법은? 〈꼭 알아두기〉

교재 P362

① 비위관이 빠졌을 경우 요양보호사가 임의로 비위관을 밀어 넣거나 삽입한다.
② 영양액 주입을 그만두고 다음번에 영양액 주입을 한다.
③ 비위 관이 새거나 영양액이 역류될 때는 그냥 둔다.
④ 비위 관이 새거나 영양액이 역류될 때는 의료기관에 방문하게 하거나, 반드시 시설장 및 관리책임자, 간호사에게 연락 하여야 한다.
⑤ 요양보호사의 역할이 아니므로 손대지 않는다.

28 [해설]
경관영양을 하는 대상자는 입안 건조와 갈증을 예방하기 위해 입 안을 자주 청결히 하고, 입술 보호제를 발라준다.

28. 경관영양 주입 시 간호사에게 보고하지 않고 계속 주입해도 되는 대상자는?

교재 P362

① 구강이 건조한사람
② 비위관이 새는 경우
③ 영양액이 역류되는 사람
④ 오심, 구토가 나타나는 사람
⑤ 비위관이 빠진 사람

29 [해설] 〈꼭 알아두기〉
경관영양 주입 시 비위관이 빠지거나 새는지 관찰한다. 또한 대상자가 토하거나 청색증이 나타나면 비위관을 잠근 후 바로 시설장이나 관리책임자 등에게 알린다.

29. 경관영양주입 중 오심, 구토가 나타난다면 취해야 할 행동은?

교재 P362

① 비위관을 빼버린다.
② 비위관으로 물을 주입한다.
③ 영양액을 마저 넣고 누워있게 한다.
④ 즉시 시설장, 간호사에게 보고한다.
⑤ 천천히 관찰하고 기다려준다.

30 [해설] 〈꼭 알아두기〉
대상자가 처리할 수 있는 부분은 스스로 하도록 하는 것이 대상자의 자존감을 높여주고 자립심을 키워 준다.

30. 배설의 일반적인 원칙으로 옳은 것은?

교재 P364

① 항문은 뒤에서 앞으로 닦아야 요로계 감염을 예방할 수 있다.
② 배설할 때는 옷을 벗어야 하므로 배설하는 모습이 보이도록 문을 열어둔다.
③ 대상자가 할 수 있는 부분도 요양보호사가 해주는 것이 대상자의 자존감을 높여주고 자립심을 키워줄 수 있다.
④ 대상자의 요구를 최대한 반영하지 않는다.
⑤ 배설물을 치울 때 표정을 찡그리지 않도록 하고 대상자가 최대한 편안하게 배설하도록 배려해야 한다.

31. 배설 전 관찰 내용으로 옳은 것은?

교재 P365

① 배설물의 색깔　② 배뇨장애
③ 불안정도　④ 하복부 팽만
⑤ 혼탁의 유무

32. 배설 중 관찰 내용으로 옳은 것은?

교재 P365

① 배설 시간　② 잔변감
③ 혼탁의 유무　④ 이전 배설간의 간격
⑤ 배변 어려움

33. 배설 요양보호의 목적이 아닌 것은?

교재 P365

① 원활한 배설 활동은 생리적 기능을 회복, 유지 시킨다.
② 적절한 배설을 유지하도록 화장실까지의 이동을 돕는다.
③ 원활한 배설 활동은 심리적 만족감을 갖지 못한다.
④ 배설기능을 가능한 한 스스로 유지할 수 있도록 돕는다.
⑤ 배설기능은 삶의 질 향상에 도움이 된다.

34. 화장실 이용 돕기 시 주의사항 중 옳은 것은?

교재 P365

① 요양보호사는 안전을 위하여 배설 시작부터 끝까지 대상자 곁에서 돕는다.
② 요의로 인하여 대상자가 급하게 이동하다 낙상을 입지 않도록 한다.
③ 화장실 앞에는 매트 등을 깔아 놓도록 한다.
④ 요양보호사는 장신구를 착용해도 무방하다.
⑤ 휠체어는 사용하기 쉽게하기 위해 잠금장치를 걸어두지 않는다.

35. 화장실 이용 돕기의 기본 원칙으로 옳은 것은?

교재 P365

① 처음부터 끝까지 도와준다.
② 응급상황을 알릴 수 있는 벨을 설치한다.
③ 휠체어 타고 내릴 때 발 받침대를 내려놓는다.
④ 변기 옆에 손잡이는 없어도 된다.
⑤ 화장실을 혼자서 갈수 있는 대상자는 신경 안써도 된다.

32 [해설]

【배설 시 관찰내용】

- 배설 전: 요의나 변의 유무, 하복부 팽만, 이전 배설과의 간격, 배설 억제
- 배설 중: 통증, 불편함, 불안정도, 배변 어려움, 배뇨 어려움
- 배설 후: 색깔, 혼탁 여부, 배설 시간, 잔뇨감, 잔변감, 배설량

34~35 [해설]

기본원칙

① 대상자가 화장실에 가다가 주저앉거나 넘어지면 낙상이 발생한다. 그러므로 요양보호사는 항상 대상자를 관찰하고, 손을 뻗으면 닿을 수 있는 위치에 있다가 필요하면 즉각 개입하여 낙상사고에 대비한다.
② 낙상사고를 예방하기 위해 처음부터 끝까지 대상자를 돕는 것은 대상자를 의존하게 만들고 자존감을 저하시킬 수 있다. 대상자가 스스로 할 수 있는 부분은 최대한 스스로 할 수 있게 하고 요양보호사는 보조가 필요한 부분만 도와준다.
③ 대변이나 소변을 볼 때 대상자가 다치거나 넘어질 수 있으므로 안전한 환경을 조성해야 한다.

36. 화장실 이용 시 안전한 환경의 조성을 위한 내용으로 옳은 것은?

교재 P365

① 화장실까지 가는 길에 불필요한 물건이나 발에 걸려 넘어질 우려가 있는 물건을 그대로 둔다.
② 화장실은 밝고 바닥에 물기가 없어 미끄러지지 않게 해야 한다.
③ 화장실표시 등은 필요 없다.
④ 변기 옆에 안전 손잡이는 없어도 된다.
⑤ 응급상황을 알릴 수 있는 벨을 설치하지 않는다.

36 [해설]
- 화장실까지 가는 길에 불필요한 물건이나 발에 걸려 넘어질 우려가 있는 물건을 치워 넘어지지 않게 한다.
- 화장실은 밝고 바닥에 물기가 없게 하여 미끄러지지 않게 해야 한다.
- 밤에는 어두워 화장실을 찾기 어려우므로 화장실 표시등을 켜두어 잘 찾을 수 있게 한다.
- 변기 옆에 손잡이를 설치하여 필요시 노인이 잡을 수 있게 한다.
- 응급상황을 알릴 수 있는 응급벨을 설치한다.

37. 대상자를 침대에서 휠체어로 이동할 때 휠체어는 몇도 각도로 붙이는 게 좋을까?

교재 P366

① 10-20도　② 20-30도
③ 30-45도　④ 50-90도
⑤ 침대 옆에 바로 갖다 붙인다.

37 [해설]
침대 난간에 빈틈없이 붙이거나, 30~45° 비스듬히 붙인다.

38. 대상자를 휠체어로 이동하여 화장실을 이용하게 하려고 한다. 휠체어가 놓여야 할 부위는?

교재 P366

① 대상자 앞
② 대상자 뒤
③ 마비된 쪽
④ 건강한 쪽
⑤ 아무곳에 놓아도 상관없다.

39. 휠체어를 이용하여 화장실 이용 돕기 방법으로 옳은 것은?

교재 P366

① 침상 가까이 직각이 되도록 휠체어를 놓는다.
② 휠체어에 앉은 후에 깊게 앉도록 몸을 뒤로 당겨준다.
③ 불편한 다리에 힘을 실어 침대 옆 휠체어가까이 서도록 한다.
④ 휠체어 잠금장치는 항상 열어놓는다.
⑤ 배설물에 특이 사항이 있는 경우 보호자에게 보여 준다.

39 [해설]
요양보호사는 휠체어 뒤쪽에 서서 대상자의 겨드랑이 사이로 두 팔을 넣고 대상자의 포개진 두 팔을 양손으로 감싸 휠체어 깊숙이 앉힌다.

40. 배설물의 특이사항이 있는 경우 간호사 등에게 보고해야 한다. 다음 중 보고하지 않아도 되는 내용은?

교재 P367

① 대상자의 소변이 탁하거나 뿌옇다.
② 거품이 많이 난다.
③ 소변에 피가 섞여 나온다.
④ 소변이 아주 맑다.
⑤ 대변이 심하게 묽다.

41. 침상 배설 돕기의 방법으로 옳은 것은?

교재 P370

① 배설시 소리 나는 것을 방지하기 위하여 변기에 물을 넣는다.
② 변기는 따뜻한 물로 데워서 침대 옆에 둔다.
③ 피부에 좋지 않으므로 방수포는 깔지 않는다.
④ 바지를 내린 후 허리 아래 부분을 무릎덮개로 덮는다.
⑤ 소변 냄새가 심한 경우 배설물을 즉시 버린다.

42. 화장실까지 가지 못하거나 침대에서 내려 올 수 없는 대상자에게 제공되는 배설 방법은?

교재 P370

① 화장실 사용　　② 침상 배설
③ 이동변기 사용　　④ 기저귀 사용
⑤유치도뇨관 삽입

43. 침상 배설 돕기 시 대상자가 배설시 소리 나는 것에 대해 민망해 한다면 도울 수 있는 방법은?

교재 P370

① 변기에 물을 반쯤 넣어둔다.
② 변기안에 화장지를 깔아준다.
③ 옆에서 떠들어준다.
④ 괜찮다고 아무렇지 않게 이야기한다.
⑤ 기저귀를 채워준다.

40 [해설]

시설장이나 관리책임자에게 배설물 상태를 보고해야 하는 경우

- 대상자의 소변이 탁하거나 뿌옇다.
- 거품이 많이 난다.
- 소변의 색이 진하다.
- 소변 냄새가 심하다.
- 소변에 피가 섞여 나오거나 푸른빛의 소변이 나온다.
- 대변에 피가 섞여 나와 선홍빛이거나 검붉다.
- 대변이 심하게 묽거나, 대변에 점액질이 섞여 나온다.

41 [해설]

- 변기 밑에 화장지를 깔고 음악을 틀어놓는다.
- 허리 아래 부분을 무릎덮개 로 늘어뜨려 덮은 후 바지를 내린다.

43 [해설]

배설 시 소리가 나는 것에 부담을 느끼지 않도록 변기 밑에 화장지를 깔고 텔레비전을 켜거나 음악을 틀어놓아 심리적으로 안정된 상태에서 용변을 보게 한다.

44. 침상 배설 돕기에 대한 설명 중 알맞은 것은?

교재 P371

① 항문은 뒤에서 앞으로 닦는다.
② 냄새를 없애기 위해 문을 열어 놓는다.
③ 대상자가 할 수 있는 것을 스스로 할 수 있게 한다.
④ 변의를 호소할 때 참는 것을 도와준다.
⑤ 참지 못하고 실수했을 때 야단을 친다.

45 [해설]
- 앞에서 뒤로 잘 닦아 준다.
- 대상자가 허리를 들지 못하면 옆으로 뉘어서 한다.

45. 침상 배설에 대한 설명으로 옳은 것은?

교재 P371

① 피부가 짓무르지 않은지 확인한다.
② 건조를 방지하기 위해 물기가 남아 있도록 한다.
③ 따뜻한 수건이나 물티슈로 뒤에서 앞으로 닦아준다.
④ 대상자가 허리를 못 들어도 똑바로 누운 자세로 배설하도록 교육한다.
⑤ 자존감이 떨어질 수 있으므로 대상자가 모두 스스로 하도록 한다.

46. 침상 배설 돕기 시 대상자가 밖에서 기다려주기를 원할 때 대처 방법은?

교재 P371

① 큰 소리로 부르라 하고 멀리 떨어져 있는다.
② 호출기를 쥐어주고 밖에서 기다린다.
③ 문을 활짝 열어둔다.
④ 아무 말 하지 않고 화장실 밖으로 나간다.
⑤ 위험하므로 혼자두면 안된다고 그냥 옆에 있는다.

47. 침상 배설 돕기 방법 중 맞지 않는 것은?

교재 P371

① 대상자를 확인한다.
② 손을 씻은 후 일회용 장갑을 낀다.
③ 배설시 소리 나는 것을 막기 위해 음악을 켜 놓는다.
④ 회음부와 둔부를 물티슈로 뒤에서 앞으로 잘 닦아 준다.
⑤ 대상자가 허리를 들 수 없을 때는 옆으로 뉘어서 한다.

48. 침상 배설 후 뒷처리는 어떻게 닦아야 할까?

교재 P371

① 앞에서 뒤로 닦는다.
② 뒤에서 앞으로 닦는다.
③ 앞부분만 닦는다.
④ 뒷부분만 닦는다.
⑤ 닦지 않는다.

49. 이동변기 사용 돕기의 기본 원칙인 것은?

교재 P372

① 대상자가 요의나 변의를 호소할 때 참을 수 있도록 돕는다.
② 배설시 필요한 노출을 줄여 프라이버시를 유지하도록 한다.
③ 대상자가 스스로 배설할 필요를 느끼지 못하도록 한다.
④ 이동식 좌변기는 매번 깨끗이 씻어 배설물이 남아 있거나 냄새가 나지 않도록 한다.
⑤ 배설이 어려울 때는 찬물을 요도나 항문에 끼얹어 변의를 자극한다.

49 [해설]

【이동변기 사용 돕기의 기본원칙】

① 대상자가 변의를 호소할 때 즉시 배설할 수 있게 돕는다. 대상자가 변의를 말로 표현하지 못하더라도 대상자의 의도를 파악하여 배설할 수 있게 도와준다.
② 배설시 불필요한 노출을 줄여 프라이버시를 보호하도록 한다.
③ 대상자가 스스로 배설할 수 있도록 한다. 배변, 배뇨 훈련에도 적극적으로 참여하도록 격려한다.
④ 배설이 어려울 때는 미지근한 물을 항문이나 요도에 끼얹어 변의를 자극한다.
⑤ 이동변기는 매번 깨끗이 씻어 배설물이 남아 있거나 냄새가 나지 않게한다.

참 고

이동변기 사용 시 변기 안에 화장지를 깔거나 음악을 틀어주어 배설 시 나는 소리가 잘 들리지 않게 한다.

50. 배설이 어려울 때 미지근한 물을 항문이나 요도에 끼얹는 이유로 옳은 것은?

교재 P372

① 소독하기 위해서
② 냄새를 제거하기 위해서
③ 수치심을 느끼지 않도록 하기 위해
④ 배변 후 닦기 쉽도록 하기 위해
⑤ 괄약근을 이완시켜 요의나 변의를 느낄 수 있도록 하기 위해

51. 서거나 앉는 것은 가능하나 화장실까지는 걷기 어려운 대상자의 배설을 돕는 방법은?

교재 P372

① 화장실 이용
② 침상 배설
③ 이동변기 사용
④ 기저귀 사용
⑤ 유치도뇨관 삽입

52. 이동식 좌변기 사용 돕기의 방법으로 옳은 것은?

교재 P373

① 편안한 배설을 위해 변기를 차갑게 해두어야 한다.
② 이동식 변기 밑에 미끄럼 방지 매트를 깐다.
③ 침대 높이를 이동식 좌변기보다 높게 한다.
④ 이동식 변기가 가득 찼을 때 배설물을 버린다.
⑤ 배설 시 전적으로 도와준다.

52 [해설]
침대 높이와 이동변기의 높이가 같도록 맞춘다.

53. 좌측 편마비환자의 휠체어와 이동변기의 위치 중 바른 것은?

교재 P373

① 이동변기를 우측 45도 각도로 놓음
② 이동변기를 좌측 45도 각도로 나란히 놓음
③ 이동변기를 휠체어 정면 앞에 놓음
④ 이동변기를 우측 90도 각도로 나란히 놓음
⑤ 이동변기를 좌측 90도 각도로 나란히 놓음

54. 변기에 화장지를 깔아주는 이유는 무엇인가?

교재 P373

① 변기를 비우기 쉽게 하려고
② 배설 시 소리 나는 것을 방지하기 위해
③ 미끄러짐 예방위해
④ 멋스러워 보이기 위해
⑤ 배설양상을 관찰하려고

55. 스스로 배설하는 대상자 지켜보는 방법으로 옳지 않은 것은?

교재 P374

① 대상자가 불쾌하지 않도록 배려하면서 배설 시 불편하지 않는지 살펴본다.
② 조급하지 않고 느긋하게 편안히 배설 할 수 있는 환경을 조성한다.
③ 배설 도중 혈압이 오르거나 쓰러지는 경우도 있으므로 잘 관찰한다.
④ 빨리 배설하도록 재촉한다.
⑤ 배설 중 대상자가 요구하는 것이 있으면 옆에서 대기하고 있다가 도와준다.

55 [해설]
스스로 배설하는 대상자를 지켜보는 방법
① 대상자가 불쾌해하지 않도록 배려하면서 배설 시 불편하지 않은지
살펴본다.
② 조급해하지 않고 느긋하게 편안히 배설할 수 있는 환경을 조성한다.
③ 배설 도중 혈압이 오르거나 쓰러지는 경우도 있으므로 잘 관찰한다.
④ 옆에서 대기하고 있다가 배설 중 대상자가 요구하는 것이 있으면 도와준다.

56. **기저귀 사용 돕기의 기본 원칙이 아닌 것은?**

교재 P374

① 대상자가 몇 번 실금을 하면 기저귀를 바로 사용하는 것이 좋다.
② 마음이 상하거나 부끄럽지 않도록 신속하게 기저귀를 교환한다.
③ 대상자의 프라이버시 유지를 위해 불필요한 노출은 피한다.
④ 냄새가 불쾌감을 주므로 환기를 한다.
⑤ 허리를 들어 올릴 수 있다면 간이 변기 사용을 시도해 본다.

56 [해설] 〈꼭 알아두기〉
기저귀를 쓰게 되면 대상자가 기저귀에 의존하게 되어 스스로 배설하던 습관이 사라지고 치매 증상 및 와상 상태가 더욱 심해질 수 있다.

57. **기저귀를 사용하는 경우 발생할 수 있는 증상은?**

교재 P374

① 당뇨병이 생긴다.
② 피부 건조증이 발생한다.
③ 피부 손상 및 욕창이 생긴다.
④ 소변이 나오지 않는다.
⑤ 사지가 마비된다.

57 [해설] 〈꼭 알아두기〉
기저귀를 사용하면 피부손상과 욕창이 잘 생긴다. 배뇨, 배변시간에 맞추어 자주 살펴보고 젖었으면 속히 갈아주어 피부에 문제가 생기지 않게 한다.

58. **대상자가 몇번 실금을 하였다고 해서 대상자에게 바로 기저귀를 해주면 안되는 이유는 무엇인가?**

교재 P375

① 기저귀에 의존하게 되어 치매증상 및 와상 상태가 심해진다.
② 재정적으로 지출이 많아지므로
③ 가족들이 싫어하므로
④ 피부 손상과 욕창이 잘 생기므로
⑤ 대상자가 수치심을 느낄 수 있으므로

59. **허리를 들 수 없는 대상자의 기저귀를 교체하는 방법으로 옳은 것은?**

교재 P376

① 허리를 들 수 없는 대상자를 바로 눕혀 기저귀를 교환한다.
② 기저귀를 안쪽 면이 보이도록 말아 넣는다.
③ 둔부 주변은 마사지 하지 않는다.
④ 따뜻한 물티슈로 닦고 건조시킨 후 채운다.
⑤ 회음부는 뒤에서 앞으로 닦는다.

59 [해설] 〈꼭 알아두기〉
대상자를 옆으로 돌려 눕혀 기저귀를 교환한다.

[해설]

【유치도뇨관의 기본원칙】

① 유치도뇨관을 삽입하고 있는 대상자는 유치도뇨관을 통한 감염증이 생기기 쉬우므로 감염 예방에 세심한 주의를 기울여야 한다.
② 소변주머니를 방광 위치보다 높게 두지 않는다. 소변주머니가 높이 있으면 소변이 역류하여 감염의 원인이 된다.
③ 유치도뇨관을 통해 소변이 제대로 나오는지 확인한다. 소변량과 색깔을 2~3시간마다 확인한다.

〈꼭 알아두기〉
소변주머니는 반드시 아랫배보다 밑으로 가도록 들어야 한다.

참 고
요양보호사는 유치도뇨관의 교환 또는 삽입, 방광세척 등은 절대로 하지 않는다. 방문 간호사가 하거나 의료기관을 이용하도록 연계한다.

60. 기저귀 사용 방법 중 맞는 것은?

교재 P376

① 손을 씻지 않고 일회용 장갑을 낀다.
② 젖은 수건으로 물기를 닦아 건조 시킨다.
③ 항문부위, 회음부를 찬 물티슈로 닦아 낸다.
④ 둔부 주변을 가볍게 두드려 마사지한다.
⑤ 협조가 불가능한 대상자일 경우는 대상자를 바로 눕혀 기저귀를 교환한다.

61. 유치도뇨관의 소변주머니 관리의 기본 원칙으로 맞는 것은?

교재 P377

① 감염 예방에 세심한 주의를 기울여야 한다.
② 소변이 담긴 주머니를 방광 위치보다 높게 둔다.
③ 유치도뇨관을 통해 소변이 제대로 나오는지 하루에 한번만 확인한다.
④ 소변량과 색깔을 매 6시간마다 확인한다.
⑤ 유치도뇨관은 매일 교환한다.

62. 유치도뇨관 돕기 기본원칙에서 소변주머니의 위치는?

교재 P377

① 방광보다 높게 유지한다.
② 방광보다 낮게 유지한다.
③ 심장보다 높게 유지한다.
④ 심장보다 낮게 유지한다.
⑤ 높이는 상관이 없다.

63. 유치도뇨관을 하고 있는 대상자가 복통을 호소할 때 가장 먼저 점검해야 할 것은 무엇인가?

교재 P377

① 소변주머니 위치가 방광보다 높게 있는지 확인한다.
② 소변주머니 연결관이 꼬여있는지 확인한다.
③ 소변줄이 새는지 확인한다.
④ 채위를 변경해준다.
⑤ 따뜻한 물주머니를 복부에 대어준다.

64. 유치 도뇨관을 하고 있는 대상자가 아랫배가 불편하고 아프다고 할 때 확인 사항으로 옳은 것은?

교재 P377

① 복부 마사지를 한다.
② 도뇨관이 눌리거나 꺾이지 않았는지 확인한다.
③ 소변이 도뇨관 밖으로 새는지 확인한다.
④ 환자에게 요실금 증상이 있는지 확인한다.
⑤ 소변주머니가 꽉 차 있는지 확인한다.

65. 유치도뇨관을 사용하는 대상자 돕는 방법으로 옳은 것은?

교재 P377

① 소변량과 색깔은 하루에 한번 확인한다.
② 침대에서 움직이지 못하게 한다.
③ 금기 사항이 없는 한 수분섭취를 권장한다.
④ 소변이 담긴 주머니는 침대보다 낮게 둔다.
⑤ 일주일에 3번 세척 한다.

66. 유치도뇨관을 삽입하고 있는 대상자를 관찰할 때 간호사에게 보고 할 내용이 아닌 것은?

교재 P378

① 도뇨관이 빠져 있는 경우
② 소변 색깔이 붉을 때
③ 소변에서 단내가 날 때
④ 많은 소변이 나왔을 때
⑤ 요도점막의 손상이 있을 때

67. 다음은 무엇에 관한 설명인가?

교재 P379

소변이 정상적인 경로로 배출되지 못해 회장의 일부분을 요관과 연결한 상태

① 요루
② 장루
③ 유치도뇨
④ 인공도뇨
⑤ 인공투석

65~67 [해설]

유치도뇨관의 소변주머니관리

【돕는 방법】

① 유치도뇨관을 통한 소변이 원활히 배출되고 감염이 생기지 않게 돕는다.
② 연결관이 꺾여 있거나 눌려 소변이 소변주머니로 제대로 배출되지 못하는지 살핀다.
③ 유치도뇨관을 삽입하고 있어도 침대에서 자유로이 움직일 수 있으며 보행도 할 수 있음을 대상자에게 알려준다.
④ 항상 주변을 청결하게 한다.
⑤ 금기 사항이 없는 한 수분 섭취를 권장한다.
⑥ 유치도뇨관을 강제로 빼면 요도점막이 손상되므로 심하게 당겨 지지않게 주의한다.

68. 배설 도움 실기 동영상 시청 중 특히 수급자의 안전과 인권 보호 등을 위해 관찰해야 하는 내용이 아닌 것은?

교재 P381

① 천천히 변기에 앉힌 후 두 발이 바닥을 올바로 딛고 있는지 확인한다.
② 기저귀 교환 후에는 회음부 등을 따뜻한 물수건으로 닦고, 마른 수건으로 물기를 제거한다.
③ 소변기를 사용할 때 소변기 입구를 몸에 밀착하도록 대준다.
④ 배변도움 시 배에 힘을 줄 수 있도록 상체를 숙이게 한다.
⑤ 변기를 뺀 뒤에는 건강한 쪽으로 돌려 눕힌다.

69. 다음 중 요양보호사가 돕는 개인위생 분야를 모두 고르시오.

교재 P384

가) 구강	나) 두발	다) 손발
라) 화장실 이용돕기	마) 회음부 청결돕기	

① 가, 나, 다, 라　② 가, 라
③ 나, 다, 라, 마　④ 가, 나, 다, 마
⑤ 가, 라, 마

70. 대상자의 구강 청결 돕기이다. 기본원칙으로 옳은 것은?

교재 P384

① 입안에 염증이 있는지 확인한다.
② 상처가 있다면 그 부분을 더 세심하게 닦는다.
③ 입안을 닦을 때 혀 안쪽과 목젖까지 세심하게 닦는다.
④ 치료받아야 할 이가 있다면 보호자에게 보고한다.
⑤ 구강의 건강과 영양 상태와는 상관이 없다.

70 [해설]

구강청결 돕기 기본원칙

① 입안에 염증이 있는지 확인하고, 상처가 있다면 그 부분을 더 다치지 않도록 주의한다. 치료받아야 할 치아가 있는지, 잇몸, 입천장, 혀볼 안쪽 등이 헐었는지 세심하게 관찰하고 이상이 있으면 시설장이나 간호사에게 보고한다.
② 입안을 닦아낼 때 혀 안쪽이나 목젖을 자극하면 구토나 질식을 일으킬 수 있으므로 너무 깊숙이 닦지 않는다.

71. 다음 중 요양보호사가 도울 수 있는 구강청결돕기 방법이 아닌 것은?

교재 P384

① 칫솔질하기　② 스케일링하기
③ 입안 닦아내기　④ 입안 행구기
⑤ 의치 손질하기

72. 식전에 입을 헹구는 이유로 옳은 것은? 〈29회〉

교재 P384

① 치석제거 ② 식욕증진
③ 염증예방 ④ 위액분비 감소
⑤ 타액분비 감소

73. 식사 전 대상자의 식욕 증진을 위한 방법으로 옳은 것은?

교재 P384

① 식사 전에 입안을 헹구도록 한다.
② 혼자 식사하도록 한다.
③ 시끄러운 음악을 틀어준다.
④ 조명을 어둡게 한다.
⑤ 많은 양의 음식을 한꺼번에 제공한다.

74. 입안 닦아내기 방법으로 옳은 것은?

교재 P386

① 의식 또는 치아가 없거나 연하장애가 없는 대상자에게 적용한다.
② 머리는 높게 하고, 옆으로 돌려 내용물을 뱉어내도록 한다.
③ 치실을 사용할 경우 칫솔질 전에 치아 사이에 낀 음식물을 제거한다.
④ 가능한 한 요양보호사가 도와주는 것이 좋다.
⑤ 자립을 위하여 과정이 느리면 빨리 도와준다.

75. 입안 닦아내기 순서로 가장 올바른 것은?

교재 P386

① 아래쪽 잇몸과 이 → 윗니와 잇몸 → 입천장 → 혀 → 볼 안쪽
② 윗니와 잇몸 → 아래쪽 이와 잇몸 → 입천장 → 혀 → 볼 안쪽
③ 윗니와 잇몸 → 아래쪽 잇몸과 이 → 혀 → 입천장 → 볼 안쪽
④ 윗니와 잇몸 → 아래쪽 잇몸과 이 → 볼 안쪽 → 혀 → 입천장
⑤ 아래쪽 잇몸과 이 → 윗니와 잇몸 → 혀 → 입천장 → 볼 안쪽

꼭 알아두기

대상자가 누워있는 상태에서 양치질하는 것을 도와줄 때는 옆으로 누운 자세를 하게 해야 사레들리지 않고 안전하다.

74 [해설]

먼저 윗니와 잇몸을 닦고 거즈를 바꾸어 아래쪽 이와 잇몸을 닦는다. 다음으로 입천장, 혀, 볼 안쪽을 닦아 낸다. 입안을 닦아내는 동안 치료를 받아야 하는 치아가 있는지 잇몸, 입천장, 혀, 볼 안쪽 등이 헐지는 않았는지 세심하게 관찰하고 이상이 있을 시 시설장이나 간호사에게 보고한다.

76. 입안 닦아내기의 방법으로 옳은 것은?

교재 P386

① 대상자가 앉아 있거나 옆으로 누운 자세를 취하게 한다.
② 어깨에서 배까지 상체 전체를 덮어준다.
③ 먼저 아랫니와 잇몸을 닦는다.
④ 손에 거즈를 감아서 입안을 닦아낸다.
⑤ 입술이 건조하지 않도록 물기는 그대로 둔다.

77. 칫솔질하기 주의사항으로 옳은것은?

교재 P387

① 5분 이상 세심하게 닦는다.
② 대상자가 할 수 있는 동작과 할 수 없는 동작을 세밀하게 관찰한다.
③ 컵 사용이 어려울 경우는 사용하지 않는다.
④ 칫솔을 45도 각도로 치아에서 잇몸 방향으로 세심히 닦는다.
⑤ 혈액응고장애 가 있는 대상자에게는 치실을 사용한다.

78. 칫솔질 할 때의 주의사항으로 옳은 것은?

교재 P387

① 치약은 칫솔모 위에 올려놓고 솔 사이로 들어가지 않도록 한다.
② 치약의 양은 많으면 잘 닦인다.
③ 칫솔질로 치아만 잘 닦으면 된다.
④ 가능한 대상자가 스스로 하여 독립성을 증진 시킨다.
⑤ 혈액응고 장애가 있는 대상자에게 는 칫솔질을 하지 않는다.

79. 대상자의 칫솔질 돕기로 옳은 것은?

교재 P388

① 칫솔질 전 구강청정제로 입을 헹군다.
② 치아에서 잇몸 쪽으로 둥글게 닦는다.
③ 앉을 수 없는 경우, 건강한 쪽을 아래로 향하고 옆으로 누운 자세로 칫솔질한다.
④ 칫솔은 거친 솔을 사용한다.
⑤ 차가운 물로 입안을 헹군다.

76 [해설]

【입안 헹구기】

입안 헹구기는 식사 전과 후에 모두 할 수 있다. 식전 입안 헹구기는 구강 건조를 막고, 타액이나 위액 분비를 촉진하여 식욕을 증진한다. 식후 입안 헹구기는 구강 내 음식물을 제거하여 구강을 청결히 하고 음식물로 인한 질식을 예방한다.

79 [해설]

칫솔질 할 때 유의사항

1) 치약을 칫솔모 위에서 눌러 짜서 치약이 솔 사이에 끼어 들어가게 한다.
2) 치약의 양이 너무 많으면 입안에 거품이 가득차서 칫솔질이 어렵고, 치약으로 인한 청량감 때문에 치아가 잘 닦였을 것이라고 오해하기 쉽다.
3) 칫솔질로 치아뿐 아니라 혀까지 잘 닦아준다.
4) 칫솔을 옆으로 강하게 문지르면 잇몸이 닳아져 시리게 되므로 잇몸에서 치아 쪽으로 부드럽게 회전하면서 쓸어내린다.
5) 가능한 한 대상자 스스로 구강관리를 하게 하여 독립성을 증진한다.
6) 혈액응고장애가 있는 대상자는 출혈 가능성이 있으므로 치실은 사용하지 않는다.
7) 칫솔질은 잠자기 전과 매 식사 후 30분 이내에 3분간 하도록 습관화한다.

78 [해설]

- 3분간 세심하게 닦는다.
- 잇몸에서부터 치아 방향으로 천천히 원을 그리듯이 닦는다.
- 혈액응고 장애가 있는 대상자는 출혈가능성이 있으므로 치실은 사용하지 않는다.

80. 의치손질하기의 주의사항으로 옳은 것은?

교재 P389

① 의치는 소독을 위해 의치세정제 나 뜨거운 물에 보관한다.
② 의치는 과산화수소수에 소독해서 보관한다.
③ 최소한 하루 8시간은 의치를 빼놓는다.
④ 의치를 뺄 때는 아랫니부터 뺀다.
⑤ 의치를 낄 때는 아랫니를 먼저 낀다.

81. 대상자의 의치를 관리하는 방법으로 옳은 것은?

교재 P390

① 의치를 뺄 때 위쪽부터 뺀다.
② 의치를 뺄 때 기구를 이용하여 뺀다.
③ 의치는 알코올에 담가둔다.
④ 의치는 씻지 않고 보관한다.
⑤ 잠자기 전 미리 의치를 끼우고 잔다.

82. 의치를 보관할 때 찬물에 담그는 가장 큰 이유는?

교재 P391

① 의치의 소독
② 의치의 미백
③ 의치의 변형 예방
④ 의치의 냄새 제거
⑤ 의치의 치석 제거

83. 대상자의 의치를 손질하는 방법으로 옳은 것은?

교재 P391

① 의치를 세정제나 물에 보관한다.
② 의치는 끓는 물에 5분간 소독한다.
③ 의치는 찬물에 담가 거즈로 닦는다.
④ 의치는 소금물에 담가 칫솔로 닦는다.
⑤ 의치를 뺄 때는 좌우로 움직이면서 뺀다.

82 [해설]

의치 보관 방법

① 잇몸에 대한 압박자극을 해소하기 위해 자기 전에는 의치를 빼서 보관한다.
② 전체 의치인 경우 건조를 막기 위해서 위쪽과 아래쪽 의치를 맞추어서 뚜껑이 있고 물이 담긴 용기에 넣어 보관한다.
③ 의치세정제나 물이 담긴 용기에 보관하여 의치의 변형을 막는다.
④ 분실되지 않도록 일정한 장소와 용기에 보관한다.

꼭 알아두기

- 의치를 세척할 때는 의치세정제를 사용하고, 주방세제를 대신 사용할 수도 있다.
- 의치는 변형이 될 수 있기 때문에 뜨거운 물에 삶거나 표백제에 담그면 안 된다.
- 인공치아와 인공치아의 사이, 인공치아와 의치 바닥 사이 안쪽의 좁은 곳 등은 특히 주의하여 닦는다.

84. 의치 끼우기에 대한 설명으로 옳은 것은?

교재 P391

① 구강세정제로 의치 삽입 후에 입을 헹군다.
② 윗니는 검지가 입안으로 들어가게 하여 한번 에 끼운다.
③ 아랫니는 엄지가 입안으로 향하게 하여 아래쪽으로 밀어 넣는다.
④ 인지저하나 마비가 있는 경우 의치의 위치를 자주 확인한다.
⑤ 대상자의 구강 점막에 이상 증상이 발견되면 보호자에게 알린다.

85 [해설]
- 비교적 덜 추운 낮 시간대에 감는다.
- 머리를 감기 전에 대소변을 보게 한다.
- 모든 절차에 대해 미리 설명을 하여 편안하게 해준다.

85. 두발 청결 돕기의 주의사항으로 맞는 것은?

교재 P392

① 머리를 감기 전 기분, 안색, 통증 유무 등을 확인하고 머리를 감아도 되는지 먼저 확인한다.
② 공복, 식후는 피하고 추울 때에는 비교적 덜 추운 저녁 시간대에 감는다.
③ 머리를 감은 후에 대소변을 보게 한다.
④ 모든 절차에 대해 미리 설명할 필요가 없다.
⑤ 머리를 감기 전에는 기분을 고려하지 않아도 된다.

86. 머리 감기기에 가장 좋은 시간은?

교재 P392

① 아침에 일어나자마자 ② 아침식사 후
③ 따뜻한 낮 시간대 ④ 점심식사 직전
⑤ 저녁 시간대

87 [해설]
① 헤어드라이어로 머리를 말린다.
② 손톱이 아닌 손가락 끝으로 마사지한 후 헹군다.

87. 움직이지 못하는 대상자를 침상에서 머리 감기기할 때 올바른 방법은?

교재 P394

① 머리는 자연건조 시킨다.
② 머리두피 마사지는 손톱으로 한다.
③ 뒷머리는 목을 좌우로 돌려서 헹군다.
④ 목욕을 할 때는 창문을 열고 18°에서 20° 유지한다.
⑤ 머리 감을 때는 찬물로, 행굴 때는 따뜻한 물로 감는다.

88. **침대에서 머리 감기기 돕기 시 준비물품이 아닌 것은?**

교재 P394

① 샴푸 ② 방수포
③ 수건 ④ 귀막이 솜
⑤ 목욕의자

89. **침대에서 머리 감기기를 할 때 침대보를 보호하기 위한 가장 좋은 방법은?**

교재 P394

① 신문지를 침대보 위에 깐다.
② 방수포를 침대보 위에 깐다.
③ 젖은 수건을 침대보 위에 깐다.
④ 마른 수건을 침대보 위에 놓는다.
⑤ 침대보를 벗겨버린다.

89 [해설]
침대에서 머리를 감길 때는 방수포를 깔아 시트가 젖지 않게 한다.

90. **침상 머리 감기기 방법으로 옳은 것은?**

교재 P394

① 헤어드라이어로 머리를 말린다.
② 침대 중앙에 머리가 오도록 한다.
③ 솜으로 귀를 막고 눈은 감도록 한다.
④ 가정에서 패드가 없는 경우에는 머리 감기기 하지 않는다.
⑤ 면봉 사용 시에는 귀 안쪽까지 잘 닦아준다.

90 [해설]
- 침대모서리 에 머리가 오도록 몸을 비스듬히 한다.
- 눈에 수건을 올려놓는다.
- 면봉을 이용하여 양쪽 귀의 물기를 제거한다.

91. **머리 감기기를 하려고 하는데 물을 사용하기 어려운 상황이거나 신체적으로 힘든 상황일 때 대처방법으로 옳은 것은?**

교재 P395

① 머리 감기기를 미룬다.
② 드라이샴푸를 이용하여 머리 감기기를 한다.
③ 머리를 침대 난간에 기대게 하여 감긴다.
④ 빗으로 머리를 빗어준다.
⑤ 마른 수건으로 머리를 두드려준다.

참 고

드라이샴푸 이용하는 방법
- 머리카락이 충분히 적셔지도록 드라이샴푸를 바른 후 거품이 나도록 머리를 마사지한다.
- 마른 수건으로 충분히 닦아낸다.

92. 요양대상자의 가장 알맞은 머리 모양은?

교재 P395

① 짧은 컷트머리
② 짧은 파마머리
③ 삭발머리
④ 단발머리
⑤ 대상자의 기호나 의견을 물어서 한다.

92 [해설]

빗질은 매일 하는 것이 좋으며, 머리카락이 엉켰을 경우에는 물을 적신 후에 손질하고 너무 세게 잡아당겨 대상자가 불편하지 않도록 한다. 머리 손질 중간, 머리 손질 후 대상자가 거울을 통해 확인할 수 있도록 하여 기호를 최대한 반영한다.

93. 머리 손질하기 방법으로 옳은 것은?

교재 P396

① 빗질은 가끔 하는 것이 좋다.
② 머리카락이 엉켰을 경우에는 손가락으로 빗어내려 간다.
③ 대상자에게 거울을 제공하여 자신의 머리 모양을 보게한다.
④ 모발에 이상이 있을 때에는 빗질을 멈춘다.
⑤ 모발을 잡지 않고 두피에서 모발 끝 쪽으로 빗는다.

94 [해설]

꼭 알아두기

노인의 피부는 건조하여 각질이 생기기 쉬우므로 오일이나 로션 등을 발라주어야 한다.

94. 노인의 피부를 보호하는 방법으로 옳은 것은?

교재 P396

① 매일 통 목욕을 시킨다.
② 지성용 비누를 사용한다.
③ 침요 위에 방수포를 깔아준다.
④ 목욕 후에 보습제를 발라준다.
⑤ 실내를 따뜻하고 건조하게 유지한다.

95 [해설]

꼭 알아두기

노인의 피부는 건조하여 각질이 생기기 쉬우므로 오일이나 로션 등을 발라주어야 한다.

95. 손, 발 청결 돕기로 옳은 것은?

교재 P396

① 피부 건조를 예방하기 위해서는 보습을 고려한 클렌저 나 비누를 선택한다.
② 오일이나 로션 등의 사용을 자제한다.
③ 가습기는 피부건조 에 악영향을 주므로 피한다.
④ 피부에 상처, 분비물 유무는 자연 치유된다.
⑤ 면제품보다는 따뜻하게 보온해주는 모직물이 좋다.

96. 손발을 닦기 위해 물에 담그려고 한다. 적당한 시간은?

교재 P397

① 10~15분
② 20~30분
③ 30~40분
④ 40~50분
⑤ 60분 이상

97. 손톱, 발톱 관리 방법으로 옳은 것은?

교재 P397

① 손톱은 일자로 자른다.
② 따뜻한 물에 1시간 담근다.
③ 모든 발톱은 둥근 모양으로 자른다.
④ 손톱은 둥근 모양으로 자른다.
⑤ 발톱이 살 안쪽으로 파고들었을 경우 짧게 깍는다.

97 [해설]

꼭 알아두기

손톱은 둥글게

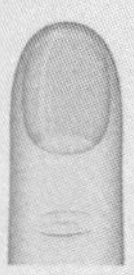

발톱은 일자로

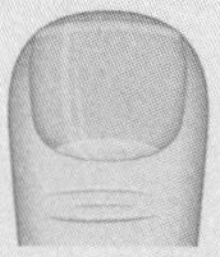

98. 여성노인의 방광염, 요로감염을 예방하기 위한 개인위생 돕기 방법으로 옳은 것은?

교재 P398

① 세수하기
② 칫솔질하기
③ 면도하기
④ 회음부 청결돕기
⑤ 손, 발 닦기

99. 회음부 청결 돕기 방법으로 틀린 설명은?

교재 P398

① 커튼이나 스크린 을 쳐서 개인 프라이버시가 유지되도록 한다.
② 회음부 청결을 할 때 대상자로 하여금 수치감을 느끼게 할 수도 있으므로 주의 하도록 한다.
③ 따뜻한 물을 음부에 끼얹는다.
④ 가볍게 짠 물수건으로 여성의 회음부를 아래에서부터 위쪽으로 닦아낸다.
⑤ 남성은 음경을 수건으로 잡고, 양쪽의 겹치는 부분과 음낭의 뒷면도 잘 닦는다.

99 [해설]

회음부는 요도, 질, 항문 순서로 되어있어 뒤쪽에서 앞쪽으로 닦을 경우 감염을 일으킬 수 있기 때문에 앞쪽에서 뒤쪽으로 닦아낸다.

꼭 알아두기

회음부 청결관리를 할 때는 대상자가 수치심을 느끼거나 성희롱 문제가 발생할 수 있으므로 최대한 대상자 스스로 하도록 한다.

100. 다음 중 회음부 청결 돕기 방법에서 주의해야 할 사항이 아닌 것은?

교재 P398

① 전용수건이나 거즈를 사용한다.
② 회음부는 질-요도-항문 순서로 되어있다.
③ 회음부를 닦을 때는 앞에서 뒤로 닦는다.
④ 여성은 요로감염, 방광염의 원인이 될 수 있으므로 회음부 청결이 중요하다.
⑤ 회음부에 물기가 남지 않도록 한다.

101. 회음부 청결 돕기에서 여성의 회음부를 위에서 아래쪽으로 닦아내는 가장 큰 이유는?

교재 P398

① 힘을 덜기 위해
② 요도, 질의 감염 예방을 위해
③ 항문의 감염 예방을 위해
④ 수치감을 덜어주기 위해
⑤ 물기 제거가 잘 되도록 하기 위해

102. 회음부 돕기 시 악취와 분비물이 발견됐다면 요양보호사가 가장 먼저 취해야 하는 행동은?

교재 P399

① 회음부를 소독한다.
② 향수를 뿌린다.
③ 시설장, 간호사에게 보고한다.
④ 물을 계속 끼얹어본다.
⑤ 검사물을 병원에 보낸다.

103 [해설]

- 귀지는 의료기간에 가서 제거하는 것이 안전하다.
- 노인은 귀지가 쌓여 중이염이나 난청을 일으키기도 한다.

103. 대상자의 얼굴을 깨끗이 씻어주려고 한다. 요양보호사가 단독으로 시행할 수 없는 것은?

교재 P399

① 눈을 안쪽에서 바깥쪽으로 닦는다.
② 귓바퀴, 귀 뒷면을 따뜻한 물수건으로 닦아낸다.
③ 귀지를 제거한다.
④ 양쪽 코볼과 둘레를 세심히 닦는다.
⑤ 수건에 비누를 묻혀 입술과 주변을 깨끗이 닦는다.

104. **대상자에게 세수 돕기를 할 때 올바른 것은?**

교재 P400

① 뺨부터 코 입 순서로 닦는다.
② 수건으로 닦을 때 눈곱이 없는 눈부터 닦는다.
③ 귀지가 쌓여 있는 경우 바로 제거한다.
④ 눈은 밖에서 안으로 닦는다.
⑤ 콧물은 면봉으로 제거한다.

105. **세수 돕기 방법으로 옳은 것은?**

교재 P400

① 눈곱이 있는 쪽 눈부터 닦는다.
② 면도 전 찬 물수건으로 덮어준다.
③ 비염 예방을 위해 코 안쪽 코털도 모두 깎아준다.
④ 귀지를 깨끗이 제거한다.
⑤ 남아있는 물기를 제거하고 피부 유연제를 바른다.

105 [해설]

- 면도 전 따뜻한 물수건으로 덮어 건조함을 완화.
- 수건에 비누를 묻혀 입술과 주변을 깨끗이 닦은 후, 이마와 볼, 목의 앞, 뒤를 골고루 세심하게 닦는다. 깨끗한 수건으로 닦아준다.

106. **세수 돕기 시 닦는 바른 순서는?**

교재 P400

① 눈-이마-뺨-코-입 주위-귀-목
② 눈-이마-눈밑-입 주위-귓바퀴-목
③ 눈-코-입 주위-뺨-이마-귀-목
④ 눈-이마-귀-코-입 주위-뺨-목
⑤ 눈-코-입 주위-이마-뺨-목-귀

106 [해설]

세수돕기

①부드럽고 깨끗한 수건을 따뜻한 물에 적셔 눈의 안쪽에서 바깥쪽으로 닦는다. 다른 쪽 눈을 닦을 때는 수건의 다른 면을 사용한다.
②이마는 머리쪽으로 쓸어올리며 닦고 옆으로는 눈밑 – 코 – 뺨 아래로는 입주위 – 턱 – 귀 뒷면 – 귓바퀴 – 목 순서로 닦는다.

107. **다음은 요양보호사의 면도 돕기 방법으로 옳은 것은?**

교재 P401

① 충분한 거품을 내지 않아도 된다.
② 면도 후에 따뜻한 물수건으로 덮어서 건조함을 없앤다.
③ 면도날은 얼굴 피부와 15°정도의 각도를 유지하도록 하여 짧게 나누어 일정한 속도로 면도하도록 한다.
④ 전기면도기를 사용하는 것이 안전하다.
⑤ 피부에 주름져 있다면 위쪽으로 당겨 턱에서 귀밑으로 면도한다.

108. 다음 중 면도 돕기 시 주의사항으로 옳은 것은?

교재 P401

① 상처가 있다면 직접 접촉하지 않도록 주의한다.
② 면도날은 90° 각도를 유지하도록 한다.
③ 한번에 길게 면도한다.
④ 면도 후에는 크림이나 로션을 문지르며 바른다.
⑤ 속도가 느리면 요양보호사가 직접 빠르게 해준다.

109. 목욕 돕기의 목적이다. 바르지 못한 것은?

교재 P402

① 피부의 노폐물을 제거하여 몸의 청결을 유지할 수 있다.
② 적당한 온도의 목욕물은 대상자의 긴장을 풀어주어, 심신을 편하게 해준다.
③ 전신의 신진대사를 촉진한다.
④ 목욕 후 수면시간을 단축시킬 수 있다.
⑤ 대상자의 피부 문제를 발견할 수도 있다.

109 [해설]

목욕 후 대상자의 긴장을 풀어주어, 심신을 편안하게 하고 숙면에도 도움이 된다.

참 고

몸 씻기 주의 사항

- 욕실 온도는 22~26도로 유지한다.
- 물 온도는 약 35도로 유지한다.
- 머리를 앞으로 숙이기 힘든 경우 귀마개 등을 사용해 귀에 물이 들어가지 않게 한다.
- 물기를 완전히 닦은 후 움직이도록 한다.

110. 몸씻기를 도울 때의 방법 중 틀린 것은?

교재 P404

① 욕실의 환기를 위해 창문을 연다.
② 가능한 한 스스로 하도록 한다.
③ 따뜻한 물로 머리부터 아랫방향으로 비눗기를 씻어낸다.
④ 물기를 완전히 닦은 후 이동한다.
⑤ 몸을 씻고 난 후에 수분공급을 해준다.

111. 몸씻기 방법에서 맞는 내용은?

교재 P404

① 대상자 동의는 필요 없이 시행한다.
② 목욕 전에 대상자의 기분과 혈압, 체온 등을 살펴본다.
③ 욕실에 서 있게 해서 씻긴다.
④ 몸을 씻은 후에는 수분공급을 하지 않는다.
⑤ 손톱, 발톱관리는 보호자가 하게 한다.

112. 다음 내용은 몸씻기의 어디에 해당하는가?

교재 P405

- 머리카락은 전체를 감싸 두드리듯이 닦는다.
- 다른 수건으로 몸을 부드럽게 닦는다.

① 머리감기
② 물기 닦기
③ 헹구기
④ 몸 씻기
⑤ 마무리

113. 통 목욕 방법이다. 옳지 않은 것은?

교재 P406

① 욕조에 들어가기 전 대상자가 미리 온도를 느껴보도록 한 후 필요 시 조절한다.
② 욕조에 들어가고 나올 때 가능하면 건강한 쪽으로 손잡이나 보조도구를 사용하도록 한다.
③ 바닥에 미끄럼방지 매트를 깔아 미끄러지지 않게 한다.
④ 욕조에 있는 시간은 5분 정도로 한다.
⑤ 목욕수건에 비누를 묻혀 중심에서 말초로 닦는다.

114. 대상자 통 목욕 시 욕조에 머물 수 있는 가장 적당한 시간은?

교재 P406

① 5분
② 10~20분
③ 30분
④ 40분
⑤ 1시간 이상

115. 요양보호 대상자의 통 목욕 시 돕는 방법으로 옳은 것은?

교재 P406

① 절차는 설명하지 않아도 된다.
② 한기가 들지 않도록 창문, 방문을 닫는다.
③ 편마비 대상자에게 불편한 손으로 보조도구를 잡을 수 있게 한다.
④ 욕조 안에 있는 시간은 20분 정도로 한다.
⑤ 머리 감기기 는 욕조에서 하는 것이 좋다.

113 [해설]

⑤ 말초에서 중심으로 닦는다.

115~116 [해설]

- 실내온도는 따뜻하게 하는 것이 좋으나 대상자의 상태와 기호를 고려한다.
- 대상자를 목욕의자에 앉힌 후 발끝에 물을 묻혀 미리 온도를 느껴보게한 후 다리, 팔, 몸통의 순서로 물로 헹구고 회음부를 닦아낸다.

116. **편마비 대상자가 통 목욕 시 욕조에 들어갈 때 (A)으로, 나올때 (B)으로 나온다.**

교재 P406

① A–건강한 쪽　B–건강한 쪽
② A–건강한 쪽　B–불편한 쪽
③ A–엉덩이 쪽　B–엉덩이 쪽
④ A–불편한 쪽　B–불편한 쪽
⑤ A–머리 쪽　B–머리 쪽

- 편마비대상자가 욕조에 들어가기 전에 욕조 턱 높이와 욕조 의자 높이를 맞추어 앉게 하고 건강한 쪽으로 손잡이나 보조도구를 잡게 한다.
- 요양보호사는 대상자의 마비된 쪽 겨드랑이를 잡고 건강한 쪽 다리, 마비된 쪽 다리 순으로 옮겨 놓게 한다. 욕조에 있는 시간은 5분 정도로 한다.
- 욕조에서 나오게 하여 목욕의자에 앉히고 머리를 감긴다.

117. **침상목욕 시 복부는 배꼽 중심으로 시계방향으로 닦아내는 것이 좋다. 가장 큰 이유는?**

교재 P409

① 배꼽에 낀 때를 잘 제거하기 위해
② 장운동을 활발하게 하여 배변에 도움 주기 위해
③ 온도조절을 위해
④ 사고를 예방하기 위해
⑤ 허리를 튼튼하게 하기 위해

117 [해설]

복부는 배꼽을 중심으로 시계방향으로 닦는다. 이는 장운동을 활발하게 하여 배변에 도움이 된다.

118. **침상 목욕 방법으로 옳은 것은?**

교재 P409

① 닦는 순서는 얼굴 → 목 → 가슴 → 배 → 팔 → 손→ 손가락 → 등 → 둔부 → 발→ 발가락 → 음부 순으로 닦는다 .
② 음부는 별도의 타월을 사용할 필요는 없다.
③ 팔 쪽에서 손목쪽으로 닦는다.
④ 복부는 배꼽을 중심으로 시계 반대 방향으로 닦는다.
⑤ 몸의 중심부에서 말초 부위로 닦는다.

118 [해설]

- 손목 쪽에서 팔 쪽으로 닦는다.
- 발끝에서 허벅지 쪽으로 닦는다.
- 복부는 배꼽을 중심으로 시계 방향으로 닦는다.
- 피부의 색상을 관찰하고 이상이 없을 시 목욕 후 등 마사지를 한다.

119. **몸 씻기 도움 실기 동영상 시청 중 수급자의 안전과 인권 보호 등을 위해 반드시 확인해야 할 내용이 아닌 것은?**

교재 P411~413

① 대상자의 기분과 체온, 혈색 등을 살피고 동의를 얻는다.
② 바닥에 미끄럼 방지 매트를 깐다.
③ 샤워기의 물 온도가 일정한지 확인한다.
④ 목욕 후 대상자가 어지러움, 피로감 등을 느끼는지 확인한다.
⑤ 목욕 후에는 수분 섭취를 제한한다.

120. **침상 정리 시 주의사항으로 틀린 것은?**

교재 P413

① 침상 청결은 삶의 만족도를 높이지 못한다.
② 침상은 휴식과 수면을 위한 장소이다.
③ 침구는 면제품이 좋다.
④ 침구는 햇볕에 말리는 것이 좋다.
⑤ 침상은 안전하고 청결해야 한다.

121. **침상 정리 시 준비로 옳은 것은?**

교재 P413

① 침상 정리 시 손은 씻지 않아도 된다.
② 물품을 미리 준비한다.
③ 대상자의 협조와 동의는 구하지 않아도 된다.
④ 절차 설명은 필요 없다.
⑤ 환기 가 되도록 창문을 닫아둔다.

122. **침구 정리 시 침상 만들기 순서를 바르게 나열한 것은?**

교재 P414

가. 시트 깔기 나. 매트리스 위의 부스러기와 먼지제거 다. 방수포 깔기 라. 반시트 깔기 마. 이불 펴서 정리

① 가-나-다-라-마
② 가-다-나-라-마
③ 나-라-다-가-마
④ 다-가-나-라-마
⑤ 나-가-다-라-마

123. **침상 정리 방법으로 옳은 것은?**

교재 P414

① 창문을 닫고 더러워진 시트를 벗긴다.
② 시트의 중앙선이 침대 가장자리에 오도록 시트를 편다.
③ 옆에 늘어진 시트를 양손으로 매트리스 밑으로 넣는다.
④ 방수포 밑에 반 시트를 덧깔도록 한다.
⑤ 베게커버를 바꾸고 커버 의 입구가 출입구 쪽으로 향하게 한다.

124. 옷 갈아입히기의 주의사항으로 옳은 것은?

교재 P415

① 상, 하지마비 유무는 별 상관이 없다.
② 상, 하의가 분리되지 않은 것이 입히기 쉽다.
③ 신축성이 좋지 않은 것이 입히기 쉽다.
④ 겨울에는 요양보호사의 손을 따뜻하게 한다.
⑤ 편마비의 경우 불편한 쪽부터 옷을 벗고 입을 때는 건강한 쪽부터 입힌다.

125 [해설]
편마비나 장애가 있는 경우, 옷을 벗을 때는 건강한 쪽부터 벗고 옷을 입을 때는 불편한 쪽부터 입힌다.

125. 편마비가 있는 대상자의 옷 갈아 입히는 방법으로 가장 적절한 것은?

교재 P415

① 옷을 벗길 때와 입힐 때 모두 건강한 쪽부터 벗기고 입힌다.
② 옷을 벗길 때와 옷을 입힐 때 모두 불편한 쪽 부터 벗기고 입힌다.
③ 옷을 벗길 때는 건강한 쪽 부터 벗기고 입힐 때는 불편한 쪽 부터 입힌다.
④ 옷을 벗길 때는 불편한 쪽 부터 벗기고 입힐 때는 건강한 쪽 부터 입힌다.

126. 앉은 자세가 가능한 편마비 대상자 단추 있는 상의 갈아입히는 방법으로 옳은 것은?

교재 P416

① 단추를 풀고 건강한 쪽 어깨의 옷을 당긴다.
② 마비된 쪽 옷을 당겨서 먼저 벗긴다.
③ 입을 때는 건강한 쪽 팔을 먼저 끼운다.
④ 처음부터 끝까지 돕는다.
⑤ 마비된 쪽 팔을 입힌 후 소매 끝과 앞섶을 잡고 어깨 위 방향으로 올려 다른 팔을 입힌다.

127. 체위변경이 필요한 대상자 단추 있는 상의 갈아입히기 순서로 옳은 것은?

교재 P419

가. 건강한 쪽이 아래로 가도록 눕힌다. 나. 단추를 풀고 불편한 쪽 어깨의 옷을 내린다. 다. 대상자의 마비된 쪽 손을 모아 쥐고 상의를 어깨 위까지 올려 입힌다. 라. 갈아입을 옷의 소매를 불편한 쪽부터 끼운다. 마. 건강한 쪽 소매를 당겨 벗기고 등쪽으로 옷을 말아 넣는다.

① 가-나-다-라-마
② 나-마-가-라-다
③ 나-가-라-마-다
④ 나-다-가-라-마
⑤ 다-가-라-나-마

128. 체위변경이 필요한 편마비 대상자에게 앞이 막힌 옷 입히는 방법으로 옳은 것은?

교재 P420

① 옷을 벗길 때 가슴까지 옷을 걷어올린다.
② 입히는 순서는 건강한 팔–머리–마비된 팔 순서로 입힌다.
③ 벗기는 순서는 마비된 팔–머리–건강한 팔 순서로 벗긴다.
④ 옷소매 위에 손을 넣어 겨드랑이 부분까지 손이 나오게 한다.
⑤ 상의의 머리 부분은 옷이 늘어나므로 벌리지 말고 그냥 입혀야 된다.

129. 우측 편마비 대상자의 단추 없는 옷 입히는 방법으로 옳은 것은?

교재 P420

① 우측 팔, 머리, 좌측 팔
② 좌측 팔, 머리, 우측 팔
③ 머리, 우측 팔, 좌측 팔
④ 좌측 팔, 우측 팔, 머리
⑤ 우측 팔, 좌측 팔, 머리

130. 다음 중 체위변경이 필요한 편마비 대상자에게 앞이 막힌 상의 갈아 입기 방법으로 옳은 것은?

교재 P420

① 먼저 마비된 쪽 팔꿈치를 구부려서 마비된 쪽 부터 벗긴다.
② 벗기는 순서는 마비된 팔→머리→건강한팔 순으로 벗긴다.
③ 먼저 대상자의 건강한 쪽 팔을 일자로 펴서 옷을 벗긴다.
④ 마비된 쪽 팔을 벗길 때는 손목→팔꿈치→어깨 순으로 벗긴다.
⑤ 대상자의 옷을 벗길 때는 건강한 쪽 부터 입힐 때는 마비된 쪽 부터 입힌다.

131. 다음 중 누워있는 대상자의 하의 갈아입기 방법으로 옳은 것은?

교재 P421

① 요양보호사는 침대의 안전바를 내리지 않고 대상자의 곁에 선다.
② 대상자의 두 다리를 모아 무릎을 편다.
③ 다리는 펴고 두 팔로 바닥을 지지하고 엉덩이를 들어 올리도록 한다.
④ 허벅지에서 엉덩이→허리 순으로 바지를 내린다.
⑤ 엉덩이를 들 수 없는 대상자는 좌우로 체위를 변경하며 한 쪽씩 바지를 내린다.

128 [해설]

② 입히는 순서는 마비된 팔–머리–건강한 팔 순서로 입힌다.
③ 벗기는 순서는 는 건강한 팔–머리–마비된 팔 순서로 벗긴다.

꼭 알아두기

옷을 벗길 때는 건강한 쪽부터 입힐 때는 마비된 쪽부터 입힌다.

132. **누워있는 대상자의 하의 입히기 방법으로 옳은 것은?**

교재 P421

① 엉덩이를 들어 올릴 수 있다면 두 다리를 모아 세우게 한다.
② 요양보호사는 바지의 양쪽 발목에서 허리부분까지 모아 잡는다.
③ 요양보호사는 먼저 건강한 쪽 발목을 잡고 입힌다.
④ 마비된 쪽 무릎을 세워 엉덩이를 들게 한다.
⑤ 건강한 다리–마비된 다리 순으로 입힌다.

133. **수액이 있는 대상자 상의 입히기 방법으로 옳은 것은?**

교재 P422

① 요양보호사는 건강한 쪽에 선다.
② 대상자를 마비된 쪽으로 돌아눕게 하고 등 뒤쪽 상의 소매 부분을 계단씩으로 접어놓는다.
③ 바로 누운 자세에서 수액을 먼저 건강한 쪽 소매의 안에 밖으로 빼서 건다.
④ 마비된 쪽 팔을 끼우고 단추를 잠근다.
⑤ 건강한 쪽–수액–마비된 쪽 순으로 입힌다.

133 [해설]

수액이 있는 대상자 – 단추있는 옷 입히기

① 마비된 쪽 팔을 낀다.
② 대 상자를 건강한 쪽으로 돌아 눕게 하고 등 뒤쪽에 펼쳐져 있는 상의의 소매 부분을 계단식으로 접어놓는다.
③ 바로누운 자세에서 수액을 먼저 건강한 쪽 소매의 안에 밖으로 빼서 건다.
④ 건강한 쪽 팔을 끼우고 단추를 잠근다.

134. **수액이 있는 대상자 단추 있는 옷 벗기기 순서로 옳은 것은?**

교재 P422

가.건강한 쪽(수액을 맞고 있는 팔)을 벗긴다. 나.수액을 빼서 건강한 쪽 팔 소매의 밖에서 안으로 뺀다. 다.수액을 건다. 라.마비된 쪽 팔을 벗긴다.

① 가–나–다–라 ② 라–나–다–가
③ 나–다–가–라 ④ 나–다–라–가
⑤ 가–라–나–다

135. **옷 갈아입기 도움 실기 동영상 시청 중 수급자의 안전과 인권 보호를 위해 반드시 확인해야 할 것이 아닌 것은?**

교재 P423~424

① 엉덩이를 들어 올릴 수 있다면 두 다리를 모아 세우게 한다.
② 요양보호사는 바지의 양쪽 발목에서 허리부분까지 모아 잡는다.
③ 요양보호사는 먼저 건강한 쪽 발목을 잡고 입힌다.
④ 마비된 쪽 무릎을 세워 엉덩이를 들게 한다.
⑤ 건강한 다리–마비된 다리 순으로 입힌다.

136. 대상자를 체위 변경할 때의 기본원칙은?

교재 P426

① 체위 변경과 관절의 변형은 관계없다.
② 대상자의 신체 상황은 무시한다.
③ 신속하게 실시한다.
④ 대상자 의사와 상관없이 진행한다.
⑤ 대상자의 안정도, 운동능력, 심리적 측면을 고려하여 진행한다.

137. 대상자 체위변경 시 올바른 신체정렬 방법은?

교재 P426

① 대상자를 허리와 무릎 사이의 높이로 오게 하여 보조한다.
② 양 다리를 벌려 한 다리에만 힘을 준다.
③ 가능한 자신의 몸에서 멀리 떨어지게 하여 물건 또는 대상자를 든다.
④ 대상자 이동 시 가장 작고 약한 근육을 사용한다.
⑤ 바닥에 발을 벌리고 서서 한발은 다른 발 보다 약간 앞에 둔다.

참 고

신체정열이란?

신체를 움직일 때 뼈대 및 관절의 배열이나 각도 등이 자연스럽고 편안한 위치에 있도록 하는 것.

138. 올바른 신체정열 유지 방법은?

교재 P426

① 한 다리에 체중을 싣는다.
② 가장 작은 근육을 사용한다.
③ 대상자 가까이 몸을 붙힌다.
④ 가능한 물체를 밀거나 끌어당긴다.
⑤ 등을 보호하기 위해 항상 허리를 굽힌다.

138 [해설]

올바른 신체정렬의 방법

① 요양보호사의 허리와 가슴 사이의 높이로 몸 가까이에서 잡고 보조해야 한다.
대상자와 멀어질수록 요양보호사 신체손상 위험이 증가한다.
② 안정성과 균형을 위하여 발을 적당히 벌리고 서서 한발은 다른 발보다 약간 앞에 놓아 지지면 을 넓힌다.
③ 양다리에 체중을 지지 후 무릎을 굽히고 중심을 낮게 하여 골반을 안정시킨다.
④ 대상자를 이동 시 다리와 몸통의 큰 근육을 사용하여 척추의 안정성을 유지한다.

139. 요양보호사가 물건을 들어 올릴 때 자세로 올바른 것은?

교재 P426

① 무릎을 구부린다.
② 허리를 구부린다.
③ 두 다리를 모은다.
④ 무릎을 편다.
⑤ 머리를 숙인다.

140. 대상자 이동 시 요양보호사의 위험 노출을 줄이기 위한 방법이 아닌 것은?

교재 P426

① 대상자 스스로 하려는 의욕을 갖게 한다.
② 대상자 가까이에서 보조한다.
③ 무릎을 굽히는 등 무게중심을 낮춘다.
④ 되도록 적은 근육을 사용한다.
⑤ 등을 보호하기 위해 배에 힘을 주고 척추를 곧게 한다.

141 [해설]
체위변경과 이동은 대상자의 신체적 상황, 안정도 및 운동능력, 통증, 장애, 심리적 측면 등을 고려하여 수행해야 한다.

141. 대상자의 체위변경과 이동을 할 때 고려해야 할 사항을 모두 고르면?

교재 P426

가. 신체적 상황	나. 안정도 및 운동능력
다. 통증, 장애	라. 심리적 측면

① 가, 나, 다
② 가, 다
③ 나, 라
④ 라
⑤ 가, 나, 다, 라

142 [해설]
대상자가 침대 머리 쪽 난간을 잡게 한 후 요양보호사는 대상자의 대퇴 아래에 한쪽 팔을 넣고 나머지 한 팔은 침상면을 밀며 신호를 하여 대상자와 같이 침상머리쪽 방향으로 움직인다.

142. 침대 위, 아래쪽으로 이동하기 옳은 것은?

교재 P427

① 양팔을 잡고 침대 머리 쪽으로 이동한다.
② 안아서 침대 머리 쪽으로 이동한다.
③ 대상자의 상의를 잡아당겨 이동한다.
④ 대상자의 무릎을 세워 발바닥이 침대 바닥에 닿게 한다.
⑤ 침대시트 를 잡아당겨 이동한다.

143. 대상자를 침대 위, 아래로 이동 할 때 가장 먼저 해야 할 것은?

교재 P427

① 대상자의 무릎을 세워 발바닥이 침상에 닿게 한다.
② 침대 난간을 올린다.
③ 침상의 머리 쪽으로 베개를 옮긴다.
④ 침대를 수평으로 한다.
⑤ 대상자를 침상 머리 쪽으로 움직인다.

144. 대상자가 침대 아래(발)쪽으로 미끄러져 내려가 있을 때 침대 위쪽으로 이동하는 이유는?

교재 P427

① 침대 위쪽으로 이동하여 체위를 변경해주기 위함이다.
② 침대 위쪽으로 이동하여 신체기능 및 관절 기능을 유지하기 위함이다.
③ 침대 아래쪽으로 이동하여 다리를 들기 위함이다.
④ 침대 아래쪽으로 이동하여 허리운동을 하기 위함이다.
⑤ 시트를 바로 잡기 위함이다.

145. 누워서 엉덩이 들어 올리기 운동이 필요한 경우에 속하는 것을 모두 고르시오

교재 P427

가. 휴대용 변기 사용	나. 침대위에서 이동
다. 보행 시 신체안정	라. 휠체어 사용

① 가, 나　　② 가, 나, 다
③ 가, 나, 다, 라　　④ 가, 다, 라
⑤ 다, 라

146. 대상자를 오른쪽으로 눕히려 할 때 요양보호사의 위치는?

교재 P428

① 대상자의 오른쪽　　② 대상자의 왼쪽
③ 대상자의 위쪽　　④ 대상자의 아래쪽
⑤ 위치는 상관이 없다.

147. 누워있는 대상자를 침대 왼쪽으로 돌려 눕히려고 할 때 옳은 방법은?

교재 P428

① 요양보호사가 오른쪽에 선다.
② 오른쪽으로 대상자 머리를 돌린다.
③ 양손을 가슴에 포개 놓는다.
④ 팔이 몸에 눌리지 않도록 오른손을 위로 올린다.
⑤ 왼발을 오른발 위에 올린다.

144 [해설]

침대 위에서의 이동 돕기

목적
① 침상내 이동을 통해 대상자의 잔존기능을 유지시키도록 한다.
② 침상내 이동을 통하여 신체기능 및 관절기능이 유지될 수 있도록 한다.

145 [해설]

누워서 엉덩이를 들어 올리는 운동은 휴대용 변기 사용과 침대 위에서의 이동, 보행 시 신체 안정에 도움이 된다.

- 엉덩이를 들어 올리고 배와 허리에 힘을 주고 숫자를 세면서 있는다.
- 동작은 몇 번으로 나누어 천천히 시행한다.

꼭 알아두기

- 한꺼번에 많이 이동하려고 하지 말고 조금씩 나누어 이동한다.
- 대상자를 끌어당길 경우 피부가 손상되거나 통증을 유발할 수 있으므로 조금씩 들어서 이동시킨다.

148. 대상자를 옆으로 돌려 눕히려 한다, 올바른 방법이 아닌 것은?

교재 P428

① 요양보호사가 돌려 눕히려고 하는 쪽에 선다.
② 돌려 눕히려고 하는 반대쪽으로 머리를 돌린다.
③ 옆으로 누웠을 때 팔이 몸에 눌리지 않도록 눕히려는 쪽의 손을 위로 올린다.
④ 무릎을 굽히거나 돌려 눕는 방향과 반대쪽 발을 다른 쪽 발 위에 올려놓는다.
⑤ 어깨와 엉덩이에 손을 대고 옆으로 돌려 눕힌다.

149. 다음 설명은 침상이동 방법 중 무엇인가?

교재 P428

- 상반신과 하반신을 나누어 이동시킨다.
- 한 손은 수급자의 목에서 겨드랑이를 향해 넣어 받치며, 다른 한 손은 허리 아래에 넣어 상반신을 이동시킨다.
- 하반신은 허리와 엉덩이 아래에 손을 넣어 이동시킨다.

① 침대 머리로 올리기
② 옆으로 눕히기
③ 침대 오른쪽 또는 왼쪽으로 이동하기
④ 상체 일으키기
⑤ 일어나 앉기

150 [해설]

[오른쪽 또는 왼쪽으로 돌려 눕히기]

- 요양보호사는 대상자의 두 팔을 가슴 위에 포갠다.
- 상반신과 하반신을 나누어 이동시킨다.
- 한손은 대상자의 목에서 겨드랑이를 향해 넣어서 받치며, 다른 한 손은 허리 아래에 넣어서 상반신을 이동시킨다.
- 하반신은 허리와 엉덩이 밑에 손을 깊숙이 넣고 이동시킨다.

150. 대상자를 침대 오른쪽 또는 왼쪽으로 이동하는 방법으로 옳은 것은?

교재 P428

① 요양보호사는 이동하려는 반대쪽에 선다.
② 양손은 침대 난간을 잡게 한다.
③ 상반신 하반신을 한꺼번에 끌어당긴다.
④ 상반신을 옮길 때는 머리를 잡고 당긴다.
⑤ 하반신은 허리 부분과 엉덩이 밑에 손을 깊숙이 넣고 이동시킨다.

151. 대상자를 오른쪽 또는 왼쪽으로 이동하기 순서로 옳은 것은?

교재 P428

가. 허리와 엉덩이 아래에 손을 넣어 하반신을 이동시킨다.
나. 한 손은 수급자의 목과 겨드랑이 사이에, 다른 한 손은 허리 아래 넣어 상반신을 이동시킨다
다. 수급자를 이동하고자 하는 쪽에 선다.
라. 수급자가 불편해하는 곳이 있는지 확인한다.

① 가－나－다－라 ② 나－다－라－가
③ 다－나－라－가 ④ 라－가－나－다
⑤ 다－나－가－라

152. 대상자 이동 시 주의해야 할 점으로 옳지 않은 것은?

교재 P428

① 한번에 몸 전체를 이동한다.
② 조금씩 나누어 이동한다.
③ 끌어당기지 않는다.
④ 가능한 한 대상자가 협조하게 한다.
⑤ 이동하는 이유를 설명한다.

153. 침상에서 편마비 대상자를 일으킬 때 요양보호사는 어느 부위를 지지해 주어야 하는가?

교재 P429

① 머리 ② 등과 어깨
③ 허리 ④ 가슴
⑤ 팔

154. 편마비 대상자를 침대에서 일으키는 방법으로 적합한 것은?

교재 P429

① 양쪽 다리를 쭉 편다.
② 두 다리를 침대 밑으로 떨어뜨린다.
③ 요양보호사는 대상자의 불편한 쪽에 선다.
④ 마비측이 위로 오게 돌려 눕힌다.
⑤ 건강한 손으로 요양보호사의 목을 감싸 안는다.

153 [해설]

요양보호사의 팔을 대상자의 목 밑에 깊숙하게 넣어 손바닥으로 등과 어깨를 지지하고, 반대 손은 엉덩이 또는 넙다리를 지지하여 일으켜 앉힌다. 이때 대상자가 건강한 손으로 짚고 일어날 수 있게 한다.

154 [해설]

- 요양보호사는 대상자의 건강한 쪽에 선다.
- 대상자의 양쪽 무릎을 굽혀 세운 후 어깨와 엉덩이 또는 넙다리를 지지하여 요양보호사 쪽으로(마비측이 위로 오게) 돌려 눕힌다.
- 대상자가 건강한 손으로 짚고 일어날 수 있게 한다.

155 [해설]
대상자는 건강한 손을 짚고 일어날 수 있도록 한다.

155. 편마비 대상자인 경우의 일어나 앉기에 대한 설명으로 옳은 것은?

교재 P429

① 요양보호사는 대상자의 마비된 쪽에 선다.
② 대상자의 마비된 손을 엉덩이 쪽에 붙혀 놓는다.
③ 건강한 쪽이 위로 오게 하여 돌려 눕힌다.
④ 일어나는 것에 대해 설명한다.
⑤ 두 다리를 바로 편 상태에서 똑바로 앉힌다.

156. 하반신 마비 대상자를 침대에서 일어나 앉힐 때 방법으로 옳은 것은?

교재 P429

① 요양보호사는 대상자와 조금 떨어져서 선다.
② 대상자의 마비된 양손은 허리 밑으로 넣는다.
③ 대상자의 양쪽 무릎을 편다.
④ 요양보호사는 한쪽 팔로 대상자의 어깨 밑을 받쳐준다.
⑤ 대상자 상체를 밀어 올리면서 요양보호사 반대쪽으로 몸통을 돌려 일으켜 앉힌다.

157 [해설]
두 다리를 편 상태에서 무리하게 똑바로 앉히고자 시도하면 넙다리뼈가 골절될 수 있다.

157. 하반신 마비 대상자를 일어나 앉힐 때 주의해야 하는 것은?

교재 P429

① 무릎 관절이 골절될 수 있다.
② 갑자기 무릎이 꺾여 넘어질 수 있다.
③ 무릎 관절이 탈골될 수 있다.
④ 어깨뼈가 골절될 수 있다.
⑤ 허리근육 손상이 온다.

158. 하반신 마비 대상자를 일어나 앉힐 때 방법으로 옳은 것은?

교재 P429

① 요양보호사는 대상자와 다소 거리를 두고 선다.
② 대상자의 양쪽 무릎은 반드시 굽혀야 한다.
③ 일어나고자 하는 방향으로 상체를 돌려 어깨를 지지해준다.
④ 대상자의 어깨 밑은 지지해 줄 필요 없다.
⑤ 대상자가 완전히 일어났을 때 무릎을 펴게 한다.

159. 대상자를 일으켜 세우기의 올바른 자세로 옳은 것은?

교재 P430

① 발은 무릎보다 안쪽으로 가져간다.
② 발목은 무릎보다 앞쪽으로 가져간다.
③ 처음에는 상체를 편다.
④ 중간부터는 상체를 숙인다.
⑤ 대상자에게는 적용할 필요가 없다.

160. 요양보호사가 대상자를 옆에서 보조하여 일으켜 세울 때 옳은 방법은?

교재 P430

① 대상자의 양발은 무릎보다 조금 앞쪽에 댄다.
② 요양보호사는 대상자의 건강한 쪽 가까이에 선다.
③ 요양보호사의 발을 대상자의 마비된 발 바로 앞에 놓는다.
④ 요양보호사는 한 손으로 대상자의 마비된 무릎을 지지해준다.
⑤ 대상자가 무릎을 펴서 일어서면 손을 대상자 가슴부위로 옮겨 상체를 펴도록 돕는다.

161. 다음 요양보호사가 시행하고 있는 침상 이동 방법은?

교재 P431

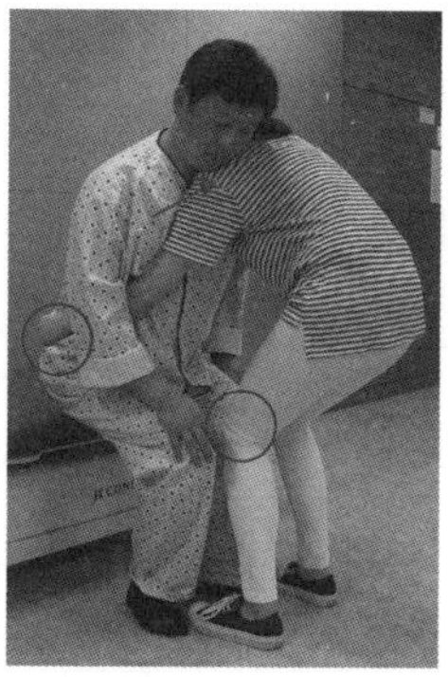

① 앞에서 보조하여 일으켜 세우기
② 옆에서 보조하여 일으켜 세우기
③ 옆으로 눕히기
④ 침대머리로 올리기
⑤ 상체 일으키기

162. 침대에서의 체위변경의 목적은?

교재 P431

① 호흡 기능을 최소화하려고
② 관절의 움직임을 최소화하기 위하여
③ 욕창예방, 피부 괴사 방지하기 위하여
④ 부종을 유도하기 위하여
⑤ 고정된 자세 유지하기 위하여

162 [해설]
노인들은 많은 시간을 누워 있으므로 체위를 자주 바꾸어 혈액순환을 돕고 불편감을 줄여야 한다.

163. 침대에서의 체위변경 시 주의사항으로 맞는 것은?

교재 P432

① 대상자의 몸을 잡고 체위변경을 할 경우 관절 윗부분을 지지한다.
② 체위에 따라 들어간 부분이나 다리 사이를 베개나 수건으로 지지할 필요는 없다.
③ 보통 5시간마다 체위를 변경한다.
④ 보통 2시간마다 체위를 변경한다.
⑤ 욕창이 이미 발생한 경우 그대로 둔다.

163 [해설]

【 체위변경 시 고려할 점】

① 대상자의 몸을 잡고 체위변경을 할 경우 관절 밑 부분을 지지해야 한다.
② 체위에 따라 들어간 부분이나 다리 사이를 베개나 수건으로 지지해 주면 편안하다.
③ 보통 2시간마다 체위를 변경하며, 욕창이 이미 발생한 경우 더 자주 변경해야 한다.

164. 기본체위의 형태가 아닌 것은?

교재 P432

① 옆으로 누운 자세 (측위)
② 반 앉은 자세 (반좌위)
③ 바로 누운 자세 (앙와위)
④ 엎드린 자세 (복위)
⑤ 서 있는 자세

164 [해설]

[기본 체위의 형태]

- 바로 누운 자세 (앙와위) ☞ 휴식하거나 잠을 잘 때 자세
- 반 앉은 자세 (반좌위) ☞ 숨이 차거나, 얼굴을 씻을 때, 식사 시나 위관 영양을 할 때 자세
- 엎드린 자세 (복위) ☞ 등에 상처가 있거나 등의 근육을 쉬게 해 줄 때 자세
- 옆으로 누운 자세 (측위) ☞ 둔부의 압력을 피하거나 관장할 때 자세

165. 와상대상자가 호흡곤란이 나타날 때 취해주어야 하는 기본체위는?

교재 P432

① 복위
② 우측위
③ 좌측위
④ 앙와위
⑤ 반좌위

166. 엎드리는 자세를 취할 때 발목 밑에 쿠션을 대는 이유는?

교재 P433

① 허리의 긴장을 완화시키기 위함이다.
② 미끄러져 내려가지 않게 하기 위함이다.
③ 바른 자세를 유지하기 위함이다.
④ 편안함을 위하여
⑤ 숨이 차지 않게 하기 위함이다.

167. 다음은 휠체어 접는 방법이다. 순서대로 나열하시오.

교재 P437

가. 잠금장치를 한다.	나. 발 받침대를 올린다.
다. 팔걸이는 잡아 접는다.	라. 시트를 들어 올린다.

① 가－나－다－라 ② 가－나－라－다
③ 가－다－나－라 ④ 나－다－라－가
⑤ 나－라－다－가

168. 휠체어 이동시의 주의사항에 속하는 것은?

교재 P437

① 신체 기능 및 사용 공간에 상관없이 항상 동일 한 휠체어를 사용한다.
② 이동 전 휠체어 기능 등을 확인하지 않아도 된다.
③ 항상 요양보호사의 위치는 대상자와 일정한 거리를 유지한다.
④ 보조 물품 등은 필요하지 않다
⑤ 체형에 맞는 휠체어를 선택한다.

169. 다음은 무엇에 대한 그림인가?

교재 P438

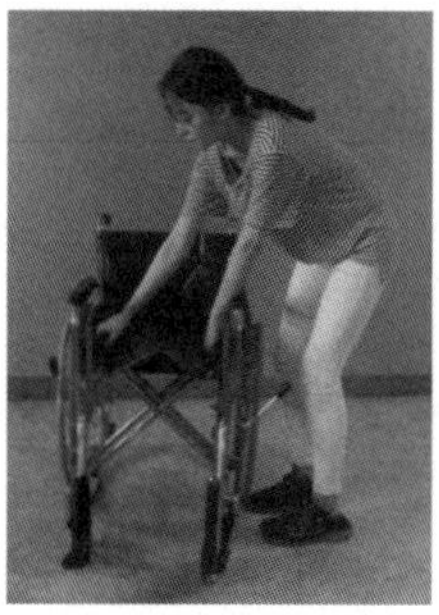

① 휠체어 다루는 법
② 휠체어 접는 법
③ 휠체어 펴는 법
④ 휠체어 이동 법
⑤ 휠체어 고정 법

170. 휠체어 이동방법으로 옳은 것은?

교재 P439

① 오르막길－지그재그
② 문턱－뒷바퀴 들고
③ 내리막길－앞바퀴 들고
④ 울퉁불퉁－뒷바퀴 들고
⑤ 오르막길－뒤로

168 [해설]

[휠체어 다루는 법]

－접는 법
① 잠금장치를 하고 발 받침대를 올린다.
② 시트 가운데를 잡고 들어 올리거나 시트 양쪽 가장자리에 있는 손잡이 부분을 잡고 들어 올리면 된다.
③ 팔걸이를 잡아 접는다.

－펴는 법
① 잠금장치를 하고 팔걸이를 잡아 바깥쪽으로 편다.
② 시트 양쪽 가장자리를 눌러 완전하게 펴고 발 받침대를 내린다.

171. 휠체어에서의 올바른 자세는?

교재 P438

① 얼굴은 위쪽을 향한다.
② 발은 받침대에 올린다.
③ 시트 끝에 앉힌다.
④ 발은 바닥에 내린다.
⑤ 상체를 앞으로 기울여 앉힌다.

172. 휠체어로 내리막길을 내려올 때 올바른 방법은?

교재 P439

① 휠체어를 아래쪽으로 향하게 하고 내려온다.
② 휠체어를 뒤로 돌려 뒷걸음으로 내려간다.
③ 앞바퀴를 들고 뒷바퀴로만 내려온다.
④ 뒷바퀴를 들고 앞바퀴로만 내려온다.
⑤ 아무렇게나 내려와도 상관이 없다.

173. 휠체어 이동시 작동 법으로 맞는 것은?

교재 P439

① 문턱을 오를 때는 뒤 돌아 앞바퀴를 들어 오른다..
② 문턱을 내릴 때는 요양보호사가 앞에 서서 앞바퀴를 먼저 내린다.
③ 문턱을 오르거나 내릴 때 똑같이 앞바퀴를 들어 먼저 내려 놓는다.
④ 내리막길을 오르거나 내릴 때는 항상 앞쪽을 보게 한다.
⑤ 울퉁불퉁한 길은 앞바퀴는 들고 뒷바퀴로만 이동한다.

174. 휠체어로 문턱을 오르려 한다. 옳은 방법은?

교재 P439

① 휠체어를 뒤 쪽으로 기울이고 앞바퀴를 들어 문턱을 오른다.
② 휠체어를 전체적으로 들어 올린다.
③ 휠체어 뒷바퀴를 먼저 문턱에 올린다.
④ 휠체어 앞에서 잡아당긴다.
⑤ 뒷바퀴를 들고 앞바퀴로만 문턱을 이동한다.

---

173 [해설]

[휠체어 이동시 작동 법]

(1) 문턱(도로 턱) 오를 때

요양보호사가 양팔에 힘을 주고 휠체어 뒤를 발로 조심스럽게 눌러 휠체어를 뒤쪽으로 기울이고 앞바퀴를 들어 문턱을 오른다.

(2) 문턱(도로 턱) 내려갈 때

① 휠체어를 뒤로 돌려 내려간다.
② 요양보호사가 뒤에 서서 뒷바퀴를 내려놓고, 앞바퀴를 들어 올린 상태 로 뒷바퀴를 천천히 뒤로 빼면서 앞 바퀴를 조심히 내려놓는다.

(3) 오르막길을 올라갈 때

① 가급적 자세를 낮추고 다리에 힘을 주어 밀고 올라간다.
② 대상자의 체중이 무겁거나 경사도가 높은 경우 지그재그로 밀고 올라가는 것도 방법이 될 수 있다

(4) 내리막길을 내려갈 때

① 요양보호사는 지지면을 유지하면서 휠체어를 뒤로 돌려 뒷걸음으로 내려간다.
② 대상자의 체중이 무겁거나 경사도가 심한 경우 지그재그로 내려간다.
③ 요양보호사는 반드시 고개를 뒤로 돌려 가고자하는 방향을 살펴야 한다.

(5) 울퉁불퉁한 길

① 휠체어 앞바퀴를 들어올려 뒤로 젖힌 상태에서 이동한다.
② 크기가 작은 앞바퀴가 지면에닿게 되면 휠체어를 앞으로 밀기가 힘들고, 대상자가 진동을 많이 느끼기 때문이다.

175. 휠체어로 울퉁불퉁한 길을 이동 할 때 앞바퀴를 들어 올리고 뒷바퀴만으로 이동하는 이유는?

교재 P439

① 요양보호사의 편의를 위하여
② 사고의 우려 때문에
③ 바퀴의 고장의 우려
④ 대상자가 진동을 느끼지 않도록 하기 위해서
⑤ 정해진 규칙 때문

176. 휠체어를 탄 대상자와 요양보호사가 엘리베이터를 탈 때 옳은 방법은?

교재 P439

① 앞으로 들어가서 앞으로 나온다.
② 뒤로 들어가서 뒤로 나온다.
③ 뒤로 들어가서 앞으로 나온다.
④ 앞으로 들어가서 뒤로 나온다.
⑤ 옆으로 들어간다.

176 [해설]
엘리베이터에 탈 때는 뒤로 내릴 때는 앞으로 향한다.

177. 바닥에서 휠체어로 이동 시 대상자의 자세는?

교재 P440

① 마비된 손을 잡아 배 위에 모아준다.
② 마비된 발을 건강한 발 위로 포갠다.
③ 불편한 손으로 바닥을 지지하게 한다.
④ 마비된 다리를 구부리게 하고 앉힌다.
⑤ 대상자가 마음대로 앉게 한다.

178. 바닥에서 휠체어로 옮길 때 요양보호사가 지지해 주어야 할 대상자의 신체 부위는?

교재 P440

① 어깨
② 머리
③ 다리
④ 팔
⑤ 무릎

179. 침대에서 휠체어로 편마비 어르신 이동시 어르신이 할 수 있는 일은?

교재 P441

① 건강한쪽 손으로 마비된 팔을 잡아 배위에 모아준다.
② 불편한쪽 손으로 휠체어를 잡는다.
③ 스스로 일어나 옮긴다.
④ 두 손을 가슴에 모은다.
⑤ 양손으로 휠체어를 잡는다.

179 [해설]
이동시에는 대상자가 건강한 쪽 손으로 고정된 휠체어 팔걸이를 잡게 한다.

180. 오른쪽 편마비 환자가 침상에서 휠체어로 옮길 때 설명으로 맞는 것은?

교재 P441

① 휠체어를 침상 우측에 나란히 놓는다.
② 휠체어를 침상 좌측에 비스듬히 놓는다.
③ 휠체어를 침상 정면에 놓는다.
④ 휠체어의 발 받침대를 편다.
⑤ 휠체어의 잠금장치를 풀어 놓는다.

180 [해설]
[편마비 대상자 옮기기]

- 대상자의 건강한 쪽 침대 난간에 붙인(또는 30~45° 비스듬히 놓은) 다음 반드시 잠금장치를 잠근다.
- 대상자의 양 발이 휠체어 앞쪽바닥을 지지하도록 한다.
- 요양보호사의 무릎으로 대상자의 마비측 무릎을 지지하여 준다.
- 다른 한 사람은 한 팔을 대상자 허리 아래를 지지하고 한 팔은 두 무릎 밑을 지지한다.
- 요양보호사 무릎으로 대상자의 마비 측 무릎을 잘 지지하고 대상자를 일으켜 대상자의 엉덩이부터 자동차시트에 앉을 수 있도록 한다.

181. 오른쪽이 마비된 대상자를 침대에서 휠체어로 옮길 때 휠체어의 위치는?

교재 P441

① 대상자의 오른쪽에 위치한다.
② 대상자의 왼쪽에 위치한다.
③ 대상자의 중앙에 위치한다.
④ 요양보호사의 왼쪽에 위치한다.
⑤ 요양보호사의 오른쪽에 위치한다.

182. 한 사람이 대상자를 휠체어에서 침대로 이동 시 옳은 방법이 아닌 것은?

교재 P443

① 휠체어를 침대 옆에 놓고 브레이크를 잠근다.
② 침대가 대상자의 불편한 쪽에 오도록 휠체어를 놓는다.
③ 발 받침대는 올려둔다.
④ 건강한 손으로 침대를 잡게 한다.
⑤ 무릎을 구부려 침대에 걸터앉게 한다.

183. 휠체어에서 바닥으로 이동 시 방법으로 옳은 것은?

교재 P444

① 대상자에게 휠체어에서 바닥으로 옮겨 앉는 것에 대해 설명한다.
② 휠체어의 잠금장치는 사용을 위해 열어 둔다.
③ 앞에서 보조하여 일으키고 뒤돌아 앉힌다.
④ 대상자는 불편한 손으로 지지하여 앉는다.
⑤ 요양보호사는 이동하는 동안 하체를 지지하여 준다.

184. 두 사람이 대상자를 옮길 때 휠체어에서 침대로 옮기는 방법이 옳은 것은?

교재 P444

① 휠체어는 45도 각도로 비스듬히 붙인다.
② 키가 크고 힘센 사람은 대상자의 다리 쪽에서 지지해 준다.
③ 휠체어 뒤쪽에 선 사람은 대상자 팔을 안쪽에서 바깥쪽으로 잡는다.
④ 다리 쪽에 선 사람은 한손은 허리를, 다른 한손은 엉덩이를 잡는다.
⑤ 두 사람은 서로 어긋나게 일어난다.

184 [해설]

- 휠체어는 침대에 평행하게 붙여 놓고 잠금장치를 잠근다.
- 키가 크고 힘센 사람이 대상자 뒤쪽에 서고 다른 한 사람은 대상자 다리 바깥쪽에 선다.
- 대상자의 팔을 굽혀 마주 잡게 한다.
- 뒤쪽에 선 사람은 대상자의 양쪽 겨드랑이 아래로 팔을 넣어 대상자의 팔을 안쪽에서 바깥쪽으로 잡는다.

185. 두 사람이 대상자를 휠체어에서 침대로 이동시킬 때 옳은 방법은?

교재 P444

① 설명 없이 바로 이동시킨다.
② 휠체어를 침상과 비스듬히 놓고 잠금장치를 푼다.
③ 대상자의 가슴 앞에 두 팔을 모으게 한다.
④ 한 사람씩 차례로 들어 올린다.
⑤ 대상자의 두 다리를 벌리고 무릎을 편다.

186. 휠체어로 이동식 좌변기로 옮길 때 가장 먼저 해야 할 일은?

교재 P445

① 휠체어의 발 받침대를 올린다.
② 대상자가 휠체어 손잡이를 잡는다.
③ 휠체어의 잠금장치를 잠근다.
④ 대상자의 허리를 들어 올린다.
⑤ 대상자의 허리를 잡고 앉힌다.

참 고

대상자를 휠체어에서 자동차로 옮긴 후, 요양보호사가 대상자와 동승할 경우에는 반드시 대상자 옆자리에 앉는다.

187. 편마비 대상자를 휠체어에서 자동차로 이동시 올바른 방법은?

교재 P446

① 불편한쪽 엉덩이와 다리가 먼저 자동차 시트에 앉을 수 있도록 한다.
② 건강한쪽 엉덩이를 먼저 앉히고, 건강한 다리 불편한 다리 순으로 한발씩 올려놓는다.
③ 휠체어의 잠금장치를 열고 대상자의 발이 바닥을 지지할 수 있도록 내려놓는다.
④ 불편한 다리를 자동차 안으로 먼저 넣고, 엉덩이, 그다음에 건강한 다리를 넣는다.
⑤ 건강한 다리를 자동차 안으로 먼저 넣고, 엉덩이, 그다음에 불편한 다리를 넣는다.

188. 보행 돕기의 주의사항이 아닌 것은?

교재 P451

① 혼자서 일어날 수 없을 때 걷기를 시도한다.
② 보행 초기에는 보행차, 지팡이 등을 이용한다.
③ 지팡이 끝의 고무상태를 확인한다.
④ 미끄럼 방지 양말, 신발을 신도록 한다.
⑤ 가능한 한 스스로 걷도록 격려한다.

189. 보행 돕기를 하는 목적 중 옳은 것은?

교재 P451

① 대상자 가족에게 칭찬받기 위해서이다.
② 기저귀 교환을 하지 않아도 되기 때문이다.
③ 이동을 통해 생활 범위가 확대된다.
④ 보행을 하면 근, 골격계 기능이 저하된다.
⑤ 인지기능이 더 악화된다.

190. 침대에서 일어서기 방법으로 틀린 것은?

교재 P451

① 침대를 의자 높이로 맞춘다.
② 침대 모서리 쪽으로 이동하여 입구 쪽을 향해 옆으로 눕는다.
③ 팔꿈치에 힘을 주고 밀면서 일어나 앉는다.
④ 침대 밑으로 다리를 내리고 발은 바닥에 닿지 않게 한다.
⑤ 침대 모서리에 걸쳐 앉은 채로 잠시 있다가 천천히 일어난다.

191. **대상자의 보행 돕기에서 따라 걷기 방법으로 틀린 것은?**

교재 P452

① 대상자의 앞에서 끌고 가듯이 걷는다.
② 대상자에게서 비스듬히 약 50cm 뒤에서 걷는다.
③ 건강한 손으로 지팡이를 잡도록 한다.
④ 지팡이는 발 앞 15cm, 바깥쪽 옆 15cm에 끝을 놓는다.
⑤ 체중이 양다리와 지팡이에 실려 있는 동안 지팡이 앞으로 불편한 쪽 다리를 딛는다.

192. **편마비 대상자 보행 돕기 시 올바른 방법은?**

교재 P452

① 불편한 손으로 바닥을 짚도록 한다.
② 수급자에게서 손을 떼지 않는다.
③ 상체를 구부린 채 서도록 한다.
④ 수급자의 팔을 허리에 두르도록 한다.
⑤ 수급자가 먼저 발을 내 딛는다.

193. **계단 오르내리기를 돕는 목적이 아닌 것은?**

교재 P453

① 안전하게 계단을 오르내리게 돕는다.
② 근골격계 기능을 강화한다.
③ 등산을 잘하게 하기 위해서이다.
④ 인지 및 신체기능을 유지한다.
⑤ 실내외에서 일상생활을 할 수 있도록 유도한다.

194. **지팡이 없이 계단을 오를 때 방법으로 옳지 않은 것은?**

교재 P454

① 건강한 손으로 계단 손잡이를 잡는다.
② 불편한 다리 먼저 올린다.
③ 건강한 다리 먼저 계단을 오른다.
④ 건강한 다리에 체중을 싣고 불편한 다리를 올린다.
⑤ 두다리를 모으면서 오른다.

195 [해설]

[옆에서 보조]

요양보호사는 지팡이를 쥐지 않은 옆쪽에 위치하여 겨드랑이에 손을 넣어 대상자가 넘어지지 않도록 잡고 대상자와 호흡을 맞춰 보행한다.

195. 지팡이를 이용하는 대상자의 계단 오르 내리기 방법으로 옳은 것은?

교재 P454

① 지팡이는 불편한쪽에 쥔다.
② 지팡이와 건강한 다리에 체중을 싣는다.
③ 대상자의 발 30cm 지점에 지팡이 끝이 오게 한다.
④ 계단을 오를 때는 마비된 다리를 먼저 올린다.
⑤ 계단을 내려 갈 때는 지팡이 – 건강한 다리 – 마비된 다리 순으로 이동한다.

196 [해설]

- 지팡이를 이용하여 계단을 오를 때 지팡이 → 건강한 다리 → 마비된 다리 순서로 이동한다.
- 지팡이를 이용하여 계단을 내려갈 때 지팡이 → 마비된 다리 → 건강한 다리 순서로 이동한다.

196. 지팡이를 이용하여 계단 오를 때의 순서는?

교재 P454

① 지팡이 – 건강한 다리 – 마비된 다리
② 지팡이 – 마비된 다리 – 건강한 다리
③ 마비된 다리 – 지팡이 – 건강한 다리
④ 건강한 다리 – 지팡이 – 마비된 다리
⑤ 마비된 다리 – 건강한 다리 – 지팡이

197. 왼쪽 편마비 환자가 지팡이 짚고 계단 내려갈 때 이동하는 순서로 옳은 것은?

교재 P454

① 지팡이 – 왼쪽 – 오른쪽
② 지팡이 – 오른쪽 – 왼쪽
③ 오른쪽 – 왼쪽 – 지팡이
④ 왼쪽 – 오른쪽 – 지팡이
⑤ 왼쪽 – 지팡이 – 오른쪽

198. 지팡이를 이용하여 계단 내려 갈 때의 바른 순서는?

교재 P454

① 지팡이 – 건강한 다리 – 마비된 다리
② 지팡이 – 마비된 다리 – 건강한 다리
③ 마비된 다리 – 지팡이 – 건강한 다리
④ 건강한 다리 – 지팡이 – 마비된 다리
⑤ 마비된 다리 – 건강한 다리 – 지팡이

199. **보행보조차의 사용 목적은?**

교재 P455

① 근골격계 기능을 감소시키기 위함이다.
② 스스로 거동을 가능하게 한다.
③ 신체기능이 감퇴 된다.
④ 빨리 이동하는 수단이다.
⑤ 관심을 받기 위함이다.

200. **보행보조차 사용 시 주의사항이 아닌 것은?**

교재 P455

① 신체기능에 맞는 것을 선택한다.
② 보행보조차의 상태를 확인한다.
③ 대상자의 건강한 쪽에서 돕는다.
④ 미끄럼 방지 양말, 신발을 준비한다.
⑤ 대상자 가까이에서 지지한다.

201. **보행보조차 사용 방법으로 옳지 않는 것은?**

교재 P455

① 보행보조차의 손잡이, 고무받침 상태를 확인한다.
② 양다리가 약한 경우에는 보행보조차를 먼저 옮긴다.
③ 한쪽 다리만 약한 경우에는 약한 다리와 보행보조차가 함께 나간다.
④ 대상자 뒤쪽에 비스듬히 서서 돕는다.
⑤ 보행보조차를 잡을 때는 팔꿈치가 약 60도로 구부러지도록 잡는다.

202. **다음 설명 중 옳지 않은 것은?**

교재 P457

① 노인이라는 것 자체가 장애인은 아니다.
② 저하된 노인의 일상생활 수행 능력을 지원하기 위해 장기요양급여 기타급여에 복지용구 지원이 있다.
③ 복지용구 서비스는 주어진 환경에서 최대한 기능을 발휘하게 하는 훈련 기법이다.
④ 장애의 정도는 환경적 요인의 영향을 받지 않는다.
⑤ 개별 맞춤형으로 제공되는 복지용구는 노인장애의 재활에 매우 중요하다.

203. 복지용구에 대한 설명으로 옳지 않은 것은?

교재 P458

① 복지용구는 건강과 건강상태에 영향을 미치는 사회적 요인이다.
② 수급자의 일상생활, 신체활동지원 및 인지기능 유지 향상에 필요한 용구이다.
③ 복지용구가 대상자의 자립적 생활을 돕는 용구가 되지는 않는다.
④ 복지용구는 개인별 맞춤형으로 제공되어야 한다.
⑤ 복지용구는 노인장기요양보험법에 고시되어 있다.

204. 다음 중 복지용구가 아닌 것은

교재 P459

① 이동변기
② 안전손잡이
③ 일회용 기저귀
④ 욕창예방방석
⑤ 배회감지기

205. 복지용구 중 대여품목으로 알맞은 것은?

교재 P459

① 안전손잡이
② 전동 휠체어
③ 욕창예방 방석
④ 수동 휠체어
⑤ 자세변환용구

206. 다음 중 요양급여로 대여가 가능한 보조용구는?

교재 P459

① 지팡이
② 이동변기
③ 목욕의자
④ 욕창예방 메트리스
⑤ 보행기

206 [해설]

【복지용구 대여품목】

가. 수동휠체어 나. 전동침대
다. 수동침대
라. 욕창예방 매트리스
마. 이동욕조 바. 목욕리프트
사. 배회감지기
아. 경사로

207. 복지용구 급여 범위에서 규정하고 있는 품목이 아닌 것은?

교재 P459

① 배설관리 복지용구
② 이동 관련 복지용구
③ 목욕 관련 복지용구
④ 욕창 관련 복지용구
⑤ 상처치료 복지용구

208. 대상자가 화장실까지 이동하기 어려운 경우 편리한 장소에서 용변을 안전하게 볼 수 있게 도와주는 복지용구는?

교재 P460

① 간이변기
② 이동욕조
③ 이동변기
④ 배회감지기
⑤ 자세변환용구

209. 침상에서 용변을 해결하려는 대상자에게 적합한 변기에 대한 설명으로 옳은 것은?

교재 P462

① 누워 사용할 수 있는 간이변기가 적당하다.
② 열탕 소독은 안 하는 것이 좋다.
③ 높이가 높은 변기가 좋다.
④ 누워 있을 때는 무조건 기저귀 착용하게 한다.
⑤ 소변색이 잘 보이게 원색의 변기를 쓴다.

210. 수동 휠체어 사용 시 주의사항으로 옳지 않은 것은?

교재 P467

① 사용하지 않을 때는 항상 잠가둔다.
② 타고 내릴 때 잠금장치가 잠겨 있는지 확인한다.
③ 비를 맞지 않게 한다.
④ 적정 공기압을 유지한다.
⑤ 펼쳐진 상태로 보관한다.

210 [해설]

타이어 공기압은 잠금장치 작동과 밀접한 관계가 있으므로 항상 적당한 공기압을 유지해야 한다.

211. **노인에게 의자 대용으로도 사용하고 물건도 넣을 수도 있는 보조기구는?**

교재 P469

① 유모차
② 보행보조차(실버카)
③ 보행차
④ 침대차
⑤ 일반보행기

212. **지팡이 사용의 목적이 아닌 것은?**

교재 P471

① 신체와 체중 지지
② 균형보조
③ 보행패턴의 교정
④ 호신용
⑤ 보행속도와 지구력 향상

참 고

지팡이 선정 시 고려 사항

① 지팡이를 사용하는 쪽 발의 새끼발가락으로부터 바깥쪽 15cm 지점에 지팡이로 바닥을 짚은 상태에서, 팔꿈치를 20~30° 정도 구부린 높이가 좋다.
② 지팡이의 길이는 바닥면에서 대전자까지 길이로 맞춘다.

213. **지팡이의 종류에 포함되지 않는 것은?**

교재 P472

① 한발 지팡이
② 네발 지팡이
③ T자형 지팡이
④ 접이형 지팡이
⑤ 일자 지팡이

214. **지팡이 사용 방법에 대한 설명으로 옳은 것은?**

교재 P473

① 지팡이 바닥 끝 고무의 닳은 정도는 문제 되지 않는다.
② 지팡이 높이는 일정하게 맞추어서 누구나 이용할 수 있도록 한다.
③ 지팡이 높이 조절용 버튼과 고정볼트가 잘 고정되어 있는지 확인한다.
④ 안정성이 가장 좋은 것은 한발 지팡이다.
⑤ 체중을 지지하는 데 좋은 것은 T자형이다.

215. 안전 손잡이 선정 시 고려 사항이 아닌 것은?

교재 P474

① 미끄럼방지가 되어있는가
② 날카로운 돌출구는 없는가
③ 색상이 밝고 예쁜가
④ 대상자가 쉽게 잡을 수 있는가
⑤ 안전 손잡이 고정장치에 덮개는 있는가

216. 휠체어를 이용하는 대상자의 이동성을 확보하고 안전사고를 미연에 방지하기 위해 사용되는 것은?

교재 P475

① 수동 휠체어 ② 경사로
③ 안전 손잡이 ④ 보행기
⑤ 자세변환용구

217. 목욕의자 선정 시 고려 사항으로 옳은 것은?

교재 P477

① 엉덩이 부분이 잘 미끄러지는 것이 좋다.
② 등받이와 팔걸이는 꼭 없어도 된다.
③ 의자의 다리 밑부분은 미끄러지지 않는 재질이어야 한다.
④ 잠금장치가 있으면 불편하다.
⑤ 의자는 가벼울수록 좋다.

218. 다음 중 미끄럼방지 용품이 아닌 것은?

교재 P480

① 안전 손잡이 ② 테이프
③ 매트 ④ 미끄럼 방지액
⑤ 양말

참 고

안전 손잡이의 종류

① 고정형
② 변기거치형
③ 기둥형
④ 거치형

참 고

목욕의자

- 거동이 불편한 대상자를 목욕시킬 때나 머리를 감길 때 대상자의 자세 유지를 도와주는 물품이다.
- 목욕의자는 앉는 면이 높지 않고 등받이가 높고 팔걸이가 있으며, 기대어 앉아도 넘어지지 않는 안정적인 것이 좋다.

219. 욕창예방 매트리스에 대한 설명으로 옳지 않은 것은?

교재 P482

① 매트리스의 교대부양을 통해 압력을 분산하여 욕창을 예방한다.
② 매트리스는 보온성, 통기성, 탄력성, 흡습성 등이 뛰어나야 한다.
③ 정상 동작이 되는지 확인하기 위해 손을 대상자의 등과 엉덩이 밑에 넣어본다.
④ 욕창예방 매트리스는 대여는 안되고 구입만 되는 품목이다.
⑤ 매트리스는 열을 발산하는 제품과 함께 사용하지 않는다.

220. 다음의 설명은 무엇에 대한 설명인가?

교재 P483

- 신체 아래에 쉽게 깔고 쉽게 사용할 수 있어야 한다.
- 쉽게 자세를 바꿀 수 있도록 마찰이 적은 재료여야 한다.
- 대상자의 몸 아래 깔았을 때 적당한 높이여야 한다.

① 침대매트리스 ② 욕창예방방석
③ 자세변환용 시트 ④ 자세변환용 쿠션
⑤ 목욕리프트

221 [해설]
자세 변환용구는 거동이 불편한 대상자의 자세와 위치를 변환하기 위한 용구이다 누워 있을 때 등에 까는 시트나 몸에 받쳐서 자세를 바꿀수 있는 쿠션 등이 이에 속한다.

221. 거동이 불편한 대상자의 자세와 위치를 변환하기 위한 복지용구는?

교재 P483

① 경사로 ② 성인용 보행기
③ 자세변환용구 ④ 수동 휠체어
⑤ 배회감지기

참 고
크랭크 손잡이
등판과 다리판의 경사도와 높이를 조절하는 손잡이

222. 침대 선정 시 고려 사항이 아닌 것은?

교재 P484

① 프레임은 견고하고 녹이 슬지 않아야 한다.
② 등이나 다리의 높낮이를 조절할 수 있어야 한다.
③ 크랭크 손잡이는 치매의 머리 쪽에 있어야 한다.
④ 고정장치가 달린 바퀴, 식탁을 갖춘 것을 선택한다.
⑤ 침대 난간이 부착되어 있어야 한다.

223. 침대 사용 방법 중 옳은 것은?

교재 P485

① 대상자가 내려오기 쉽도록 난간은 내려놓는다.
② 침대의 등판, 다리판 작동은 신속히 조절한다.
③ 침대 바퀴는 항상 열린 상태로 둔다.
④ 사용하지 않는 크랭크 핸들은 접어둔다.
⑤ 침대 브레이크를 고정한 채로 이동한다.

참 고

침대의 상판은 3장이나 4장으로 구성되어 있다. 4장은 등받이, 엉덩이받이, 대퇴부와 하퇴부로 구성되어 있어 침대에 걸쳐 앉기에 안정적이다.

224. 침대 사용 방법 중 옳지 않은 것은?

교재 P485

① 침대 이동 시 양측 측면 난간은 올린다.
② 침대 난간을 잡고 침대를 움직이지 않는다.
③ 침대를 이동할 때 침대 잠금장치를 잠근 상태에서 이동해야 한다.
④ 전동침대의 조절 부위는 물이 들어가지 않게 한다.
⑤ 습기가 없는 상온에 보관한다.

225. 배회감지기에 대한 설명으로 옳은 것은?

교재 P487

① 치매대상자의 행동을 예방할 수 있다.
② 배회감지기는 구입품목이다.
③ GPS 배회감지기는 물에 젖어도 고장 나지 않는다.
④ 대상자의 위치나 움직임을 확인할 수 있다.
⑤ 매트형 감지기는 밟으면 고장 난다.

225 [해설]

배회감지기의 종류

① 위성항법장치형(GPS)
② 매트형 배회감지기

226. 다음이 설명하는 복지용구는?

교재 P487

치매 증상이 있거나 배회 또는 길 잃음 등 문제 행동을 보이는 대상자의 실종을 미연에 방지하는 장치

① 경사로　② 전동침대
③ 배회감지기　④ 미끄럼 방지 매트
⑤ 욕창예방 매트리스

Ⅲ부 요양보호와 생활지원

11장 가사 및 일상생활 지원

01. 일상생활 기본 원칙으로 옳은 것은?

교재 P498

① 대상자의 특성과 욕구를 파악하여 서비스를 제공한다.
② 요양보호사의 생활방식과 가치관을 우선한다.
③ 요양보호사가 전적으로 돕는다
④ 요양보호사의 판단으로 결정한다.
⑤ 인지능력이 없는 대상자도 반드시 설명하고 동의를 구한다.

01 [해설]

【요양보호서비스의 기본 원칙】

요양보호서비스는 대상자의 질환 및 특성을 이해하고 욕구를 파악하여 요구에 맞는 서비스를 제공하는 것이 중요하다.

※일상생활 지원이란?

노인장기요양보험의 표준서비스의 하나로 취사, 청소 및 주변정돈, 세탁을 의미한다

02. 일상생활 지원의 기본원칙으로 옳지 않은 것은?

교재 P498

① 대상자의 질환 및 특성에 대한 이해와 욕구를 파악하여 서비스를 제공한다.
② 대상자의 잔존능력을 파악하여 스스로 할 수 있도록 격려하고 유도한다.
③ 스스로 할 수 없는 영역은 요양보호사가 지원한다.
④ 서비스 제공 시 대상자의 생활습관 및 방법을 존중하며 진행하도록 한다.
⑤ 서비스에 사용되는 생활용품은 재가 장기요양기관 관리 책임자의 동의를 구하여 사용한다.

02 [해설]

③ 대상자의 잔존 능력을 파악하여 스스로 할 수 있는 것은 최대한 스스로 하도록 격려하고, 스스로 할 수 없는 것은 요양보호사가 지원한다.
⑤ 물품은 대상자의 동의를 얻어 사용하고, 함부로 옮기거나 버리지 않는다.

03. 일상생활지원 서비스에 해당하는 것은?

교재 P499

① 목욕하기, 장보기
② 은행가기
③ 전화걸기, 세수하기
④ 취사, 청소하기
⑤ 말벗하기

03 [해설]

일상생활 지원이란?

노인장기요양보험의 표준서비스의 하나로 취사, 청소 및주변정돈, 세탁을 의미한다.

04. 일상생활지원의 중요성으로 옳지 않은 것은? 교재 P499

① 일상생활 지원이야말로 대상자가 자립적으로 생활하는 데 중요한 역할을 한다.
② 일상생활 지원은 신체활동을 지원하는데 필요한 조건이나 수단을 마련하기 위해 간접적으로 서비스한다.
③ 신체활동 지원과 일상생활 지원은 밀접한 관련은 없다.
④ 신체활동 지원을 필요로 하지않는 대상자인 경우는 일상생활 지원만 제공한다.
⑤ 신체활동 지원을 필요로 하는 대상자에게는 신체활동 지원과 일상생활 지원을 반드시 함께 제공한다.

05. 동거가족의 취사, 청소, 세탁 요구로 인한 갈등을 해결하는 방법으로 옳은 것은? 〈꼭 알아두기〉 교재 P499

① 기관장 및 요양보호사는 대상자 및 가족에게 제도를 잘 설명하고 이해를 구해야 한다.
② 곧바로 서비스를 중단한다.
③ 대상자의 가족에게 해당서비스가 아니라고 충고한다.
④ 대상자와 가족에게도 동일한 서비스를 제공한다
⑤ 대상자의 무리한 요구를 무시한다.

06. 장기요양급여 제공의 기본원칙이 아닌 것은? 교재 P500

① 장기요양급여 제공은 요양보호사의 판단으로 제공한다.
② 대상자의 심신상태, 환경과 욕구를 종합적으로 고려하여 제공한다.
③ 장기요양급여는 재가급여를 우선적으로 제공한다.
④ 장기요양급여는 의료서비스와 연계하여 제공한다.
⑤ 대상자의 의사와 능력에 따라 제공한다.

07. 다음 내용은 장기요양서비스 급여제공절차 중 어디에 해당하는가? 교재 P501

- 가볍게 안부를 묻고 기분이나 체온, 피부 상태 등을 확인한다.
- 거주환경의 정비상태 및 위험요소를 확인한다.
- 응급 또는 조치가 필요한 상황이라고 판단되면 관리자에게 즉시 연락한다.

① 방문　② 일정관리
③ 사전확인　④ 기록
⑤ 서비스 제공

04 [해설]

예〉'배설도움" (신체활동지원)에는 배설물로 더러워진 옷을 세탁(일상생활지원)한다거나, 방이나 욕실, 화장실을 깨끗하게 청소(일상생활지원)하는 활동이 함께 이루어진다.

꼭 알아두기

요양보호사가 제공하는 서비스는 대상자에게만 제한하여 제공한다는 원칙에도 불구하고 동거가족의 취사, 청소, 세탁 요구로 인한 갈등은 여전히 존재한다. 기관장 및 요양보호사는 대상자 및 가족에게 제도를 잘 설명하고 이해를 구해야 한다.

07 [해설]

장기요양서비스의 급여 제공 순서

방문 → 일정관리 → 사전확인 → 서비스 제공 → 기록 → 확인 및 서명 → 퇴실

08. 노인의 식사관리 시 원칙으로 옳지 않은 것은?

교재 P505

① 기초 대사량의 감소로 에너지 요구량 감소
② 소화능력 증가로 식욕증진
③ 침 분비 감소
④ 장 운동성 감소
⑤ 미각, 후각 기능 저하

09. 노인 식사관리 원칙의 특성으로 옳은 것은?

교재 P505

① 장 운동성 증가로 설사가 자주 발생한다.
② 침 분비 감소로 구강 건조증이 생길 수 있다.
③ 다양한 향신료 남용은 미각 기능을 저하 시킨다.
④ 소화액 분비 증가로 소화능력이 왕성해진다.
⑤ 치아 손실이 있는 경우 한입에 먹을 수 있도록 크게 썬다.

10. 노인 식사 관리 시 영양소 섭취 기준으로 옳은 것은?

교재 P505

① 각 개인에게 맞게 영양을 섭취하게 한다.
② 가장 중요한 것은 규칙적인 두 끼 식사이다.
③ 영양소 섭취 기준과 상관없이 대상자가 좋아하는 식품을 제공한다.
④ 노인에게 부족한 영양소는 탄수화물이다.
⑤ 영양 보충제는 무조건 많이 먹게 한다.

11. 노인의 식사 관리 시 고려해야 할 사항은?

교재 P506

① 개인차에 대한 고려는 중요하지 않다.
② 대상자가 원하는 식사만 제공한다.
③ 물은 마시고 싶을 때 마시게 한다.
④ 규칙적으로 식사하게 한다.
⑤ 영양 보충제는 무조건 제한한다.

12. 노인의 영양관리 시 고려해야 할 영양소로 옳지 않은 것은?

교재 P508

① 소화가 잘되는 양질의 단백질 식품을 선택한다.
② 단순 당은 피하고 복합당질을 이용한다.
③ 식이섬유나 채소와 잡곡밥을 섭취한다.
④ 항산화비타민과 피토케미컬이 풍부한 식품을 섭취한다.
⑤ 새우, 명란젓, 곱창, 달걀노른자, 간등의 식품을 권장한다.

13. 영양소별 주요 급원 식품 연결이 잘못된 것은?

교재 P508

① 단백질 – 닭고기, 생선
② 식이섬유 – 곡류, 채소류
③ 칼슘 – 육류, 고구마
④ 철분 – 육류 등 동물성 식품
⑤ 비타민 C – 과일류, 고추

14. 다음 중 콜레스테롤이 많은 식품은?

교재 P508

① 고구마 ② 청어
③ 연어 ④ 오징어
⑤ 두부

15. 다음은 식품 구성에 대한 설명이다. 옳은 것은?

교재 P509

① 다양한 식품 섭취를 통한 균형 잡힌 식사를 한다.
② 수분섭취의 중요성을 인식하고 수분섭취를 제한한다.
③ 운동은 귀찮으므로 하지 않는다.
④ 일반인의 영양섭취 기준보다 더 많은 양의 식사를 제공한다.
⑤ 6개 식품군의 권장 식사 패턴의 섭취횟수와 상관없이 식사를 제공한다.

12 [해설]

⑤ 콜레스테롤이 많은 식품: 삼겹살, 갈비, 새우, 명란젓, 곱창, 달걀노른자, 간

참 고

식품군이란?

종류와 영양소 함유량, 기능에 따라 비슷한 것끼리 묶어 구분한 것
- 곡류
- 고기 · 생선 · 달걀 · 콩류
- 채소류
- 과일류
- 우유 · 유제품류
- 유지 · 당류

15 [해설]

② 수분섭취는 매일 8잔 이상 마셔 노폐물을 배출한다.

16. 다음 식품군 중 우유 · 유제품으로 옳지 않은 것은?

교재 P510

① 액상요구르트 ② 마요네즈
③ 치즈 ④ 아이스크림
⑤ 우유

17. 다음 식품군 중 유지 · 당류로 옳지 않은 것은?

교재 P510

① 상추 ② 꿀
③ 커피믹스 ④ 설탕
⑤ 식용유

17 [해설]
유지 · 당류 : 식용유. 버터. 마요네즈. 커피믹스. 설탕. 꿀

18. 다음 식품군 중 고기, 생선, 달걀, 콩류로 옳지 않은 것은?

교재 P510

① 두부 ② 닭고기
③ 식빵 ④ 콩
⑤ 생선

19. 다음 식품군 중 과일류로 옳은 것은?

교재 P510

① 물미역 ② 버섯
③ 콩나물 ④ 아이스크림
⑤ 과일주스

20. 노인을 위한 권장식사패턴에 대한 내용으로 옳지 않은 것은??

교재 P511

① 식품군별 1일 섭취 횟수를 3끼 식사와 간식으로 나누어 제공한다.
② 대상자의 활동 상황을 고려하여 끼니별로 나눈다.
③ 반찬의 가짓수가 늘어나도 1회 분량은 유지한다.
④ 곡류는 주식으로 제공한다.
⑤ 우유, 유제품과 과일류는 후식이나 간식으로 제공한다.

21. 식사 준비의 기존원칙으로 옳은 것은?

교재 P517

① 식단은 요양보호사가 정한다.
② 대상자의 기호식품을 파악한다.
③ 식재료는 한꺼번에 많이 구매한다.
④ 대상자가 원하는 음식만 준비한다.
⑤ 먹기 싫어하면 주지 않는다.

22. 식재료 구매 시 장보기의 수칙 중 가장 먼저 해야 될 것은?

교재 P517

① 필요한 식재료의 종류와 양을 결정하여 구매 목록을 만든다.
② 식재료 구매 시 영양표시를 확인한다.
③ 품목별로 구매 장소를 결정한다.
④ 대상자와 구매 목록에 대해 상의한다.
⑤ 식단을 작성한다.

23. 식재료 장보기 내용으로 옳지 않은 것은?

교재 P517

① 구매 목록은 대상자와 상의한다.
② 구매는 요양보호사가 알아서 한다.
③ 식재료 구매 시 보관상태를 확인한다.
④ 보관 방법에 따라 즉시 냉장, 냉동보관 한다.
⑤ 가능하면 대상자와 동행하는 것도 좋다.

24. 대상자의 식사준비 기본 원칙으로 옳지 않은 것은?

교재 P517

① 식재료, 관련 물품의 구매 내역은 대상자와 충분히 상의한 후 결정한다.
② 식단은 대상자와 함께 정한다.
③ 대상자 식사와 관련된 특이사항을 기록해둔다.
④ 식사와 관련된 사항은 보호자와 결정한다.
⑤ 혼자 사는 대상자는 한 번에 섭취할 수 있는 양만큼씩 나누어 준비한다.

참 고

- 우리나라 고령자에게 가장 섭취가 부족한 영양소 – 칼슘, 리보플라빈, 비타민A, 비타민C, 철분
- 소화가 잘되고 단백질 함량이 높은 식품을 이용한다.
- 변비가 되지 않도록 섬유소가 풍부한 잡곡이나 채소를 이용한다.

꼭 알아두기

조리 시 고려 사항

- 찌거나 데치거나 끓이거나 삶아서 부드럽게 조리한다.
- 질환 상 허용되는 범위 내에서 가능한 다양한 식품과 조리법을 사용한다.
- 가능한 한 짜지 않게 조리한다.
- 딱딱하고 자극적인 음식은 피한다.

25. 대상자를 위한 조리 시 고려 사항으로 옳지 않은 것은?

교재 P518

① 영양소 손실을 최소화하는 조리 방법을 선택한다.
② 다양한 색, 모양으로 풍미를 향상시킨다.
③ 미각 자극을 위해 짜게 조리한다.
④ 음식이 촉촉하도록 국물이 있는 조리법을 선택한다.
⑤ 식재료 크기를 작게 하거나 부드럽게 조리한다.

26. 조리 시 고려 사항으로 옳지 않은 것은?

교재 P519

① 찌거나 데쳐서 부드럽게 조리한다.
② 가능한 한 짜지 않게 조리한다.
③ 질환에 상관없이 다양한 조리법을 사용한다.
④ 크지 않게 자르거나 다져서 조리한다.
⑤ 자극적인 조리법은 되도록 피한다.

27. 대상자를 위한 조리 방법으로 옳은 것은?

교재 P519

① 생선을 오래 삶아 부드럽게 준비한다.
② 기름을 많이 넣어 바삭하게 튀긴다.
③ 찜은 센 불에 짧은 시간으로 가열한다.
④ 자극적인 양념을 하여 식욕을 돋운다.
⑤ 야채를 살짝 데쳐 볶아서 색상을 선명하게 유지한다.

28. 연하능력이 저하된 대상자의 식재료 준비로 가장 옳은 것은?

교재 P519

① 모든 재료는 믹서에 갈아서 준비한다.
② 맵고 맛깔스럽게 한다.
③ 부드러운 재료를 선택하고 충분히 끓여서 삼키기 쉽도록 준비한다.
④ 재료는 크게 잘라 놓는다.
⑤ 단단한 재료를 준비한다.

29. 다음은 어떤 조리법에 대한 설명인가?

교재 P519

- 맛이나 영양성분의 용출이 적다.
- 수증기의 기화열을 이용하는 조리법이다.

① 찌기 ② 삶기
③ 굽기 ④ 튀기기
⑤ 볶기

30. 요양보호사가 대상자를 위해 음식을 조리하는 방법으로 옳은 것은?

교재 P519

① 찜-센 불에 짧은 시간에 가열한다.
② 무침-입맛을 돋우기 위해 식초나 소스를 사용한다.
③ 굽기-오랫동안 가열하여 딱딱하게 굽는다.
④ 튀기기-기름을 많이 넣어 바삭하게 튀긴다.
⑤ 삶기-생선은 오랫동안 삶아 낸다.

30 [해설]
- 찜- 재료를 부드럽게 하여 노인에게 자주 사용되는 조리 방법 중 하나이다.
  처음에는 센 불에 가열하다가 약한 불로 오래 가열하면 담백하고 부드러운 맛을 느낄 수 있다.
- 굽기- 오래 구우면 수분이 모두 빠져나가 딱딱해지기 때문에 적당히 굽는다.

31. 당뇨병 대상자의 식사관리 원칙으로 옳지 않은 것은?

교재 P521

① 적정체중 유지
② 정상혈당 유지
③ 합병증 예방 및 지연
④ 정상혈압 유지
⑤ 적절한 영양상태 유지

31 [해설]
당뇨병 식사관리의 기본목표

정상혈당 유지, 적정체중 유지, 합병증 예방 및 지연, 적절한 혈중 지질농도 유지,목표로 하여
적절한 영양상태 유지

32. 당지수는 식품 섭취 후 혈당의 상승 정도를 식품별로 비교한 것으로, 포도당을 100으로 기준하여 각 식품의 혈당 반응 정도를 계산한 지수이다. 다음 중 당지수가 70 이상인 식품은?

교재 P521

① 보리밥 ② 고구마
③ 찐감자 ④ 사과
⑤ 우유

33. 당뇨병 대상자의 식사관리로 옳지 않은 것은?

교재 P522

① 일정한 시간에 식사를 규칙적으로 한다.
② 비타민과 무기질을 충분히 섭취한다.
③ 지방 섭취를 늘린다.
④ 보리밥, 우유, 사과, 당면 등의 혈당지수(GI 지수)가 낮은 식품을 선택한다.
⑤ 과식하지 않는다.

34. 당뇨병 대상자가 피해야 하는 음식으로 옳은 것은?

교재 P522

① 기름기를 걷어낸 맑은 육수
② 푸른잎 채소류
③ 해조류
④ 술
⑤ 완두콩

35. 당뇨병 환자의 식사 관리로 옳은 것은?

교재 P522

① 단순당이 많이 들어있는 식품을 많이 섭취한다.
② 식이섬유 · 해조류를 충분히 섭취한다.
③ 육류는 기름기가 많은 부위로 섭취한다.
④ 가공식품을 많이 섭취한다.
⑤ 염분이 많은 음식을 섭취한다.

36. 고혈압 대상자의 식사관리로 옳지 않은 것은?

교재 P523

① 카페인 함유 음료, 알코올 섭취를 제한한다.
② 양질의 단백질을 적정량 섭취한다.
③ 칼륨을 충분히 섭취한다.
④ 소금섭취를 줄인다.
⑤ 동물성지방 섭취를 늘린다.

33 [해설]
- 단순당질 섭취를 피하고, 복합당질의 식품을 선택한다.
- 지방 섭취를 줄인다.
- 술을 제한한다.

참 고

탄수화물(당질) = 단순당질 + 복합당질

- 단순당질은 쉽게 흡수되어 혈당을 급격히 상승시키는 설탕, 엿, 꿀 등에 많다.
- 복합당질은 단당류가 여러 개 결합되어 만들어진 전분, 식이섬유, 올리고당류 등이 있다. 단순당질에 비해 혈당을 서서히 올린다.

참 고

혈당지수(GI)는 포도당 100을 기준으로 음식이 혈당을 빠르게 올리는 정도를 알려주는 수치이다. 혈당지수가 낮은 식품도 양이나 조리법에 따라 혈당이 상승할 수 있다.

- 혈당지수가 높은 식품
  포도당(100), 바게트빵(92), 흰밥(86), 도넛(86), 감자(85), 늙은 호박(75), 수박(72), 빵(70), 고구마(61)
- 혈당지수가 낮은 식품
  현미밥(56), 바나나(52), 포도(46), 딸기(40), 사과(38), 배(38), 우유(27), 양배추(26), 콩(18)

37. **다음은 고혈압 환자가 섭취하면 좋은 어떤 영양소에 대한 설명인가?**

교재 P523

- 나트륨을 체외로 배설하게 하여 혈압을 낮추는 효과가 있다.
- 신선한 채소, 과일, 감자 등에 많이 함유되어 있다.

① 칼슘　② 나트륨
③ 단백질　④ 지방
⑤ 칼륨

37 [해설]

이런 식품을 선택하세요

- 보리밥, 현미밥, 잡곡밥
- 생선, 콩류, 두부, 저지방우유, 두유
- 사과, 감자, 호박, 무
- 식이섬유 함유 식품 : 녹황색채소, 해조류, 버섯류, 과일류

가급적 드시지 않는 것이 좋아요

- 젓갈류, 장아찌류, 된장, 간장류
- 기름이 많은 쇠고기, 돼지고기, 동물내장
- 가공식품(햄, 베이컨)
- 조개류, 새우, 오징어, 정어리
- 카페인 음료, 술

참 고

소금 1g에 해당하는 양은

- 소금 1/2 작은술
- 된장, 고추장 1/2 큰술
- 진간장 1 작은술
- 토마토케첩 2 큰술
- 단무지 3쪽

38. **고혈압 환자의 저염 식사를 위한 방법으로 옳지 않은 것은?**

교재 P523

① 국, 찌개 등의 국물 섭취를 줄인다.
② 채소의 섭취를 줄인다.
③ 젓갈류, 햄, 소시지 등을 적게 먹는다.
④ 소금을 적게 이용하는 조리법을 이용한다.
⑤ 간장, 된장을 이용하여 조리 시 싱겁게 조리한다.

39. **고혈압 대상자를 위한 식품 선택으로 옳지 않은 것은?**

교재 P524

① 녹황색채소, 해조류
② 가공식품(햄, 베이컨)
③ 보리밥, 현미밥
④ 호박, 무
⑤ 두부, 저지방우유

40. **고혈압 대상자의 식단으로 옳은 것은?**

교재 P524

① 방울토마토, 소시지
② 소금에 절인 젓갈, 잡곡밥
③ 통조림, 커피
④ 계란찜, 보리밥
⑤ 마늘장아치, 보리밥

41. 저작 및 연하곤란 대상자의 식사관리로 옳지 않은 것은?

교재 P524

① 한 번에 많이 먹고 여러 번 삼키는 연습을 한다.
② 탄수화물 위주로만 식사로 영양 불균형을 일으키기 쉽다
③ 바른자세로 앉아 식사한다.
④ 마시는 형태보다 떠먹는 형태를 선택한다.
⑤ 떡류는 잘게 잘라 천천히 먹는다.

42. 씹기장애와 삼킴장애 대상자의 식사 시 주의사항으로 옳은 것은?

교재 P524

① 삼키기 쉽도록 밥을 국에 말아 준다.
② 식사 후 약 15분 정도 똑바로 앉는다.
③ 큰 숟가락을 사용하고 천천히 식사한다.
④ 머리는 정면, 턱은 몸쪽으로 약간 당긴다.
⑤ 떡류는 큼직하게 잘라 꼭꼭 씹어 먹는다.

43. 변비 대상자의 식사관리로 옳지 않은 것은?

교재 P526

① 식사는 규칙적으로 한다.
② 해조류, 견과류의 섭취를 제한한다.
③ 충분한 물을 마신다.
④ 섬유질이 많은 음식을 먹는다.
⑤ 매일 적절한 운동을 한다.

44. 식품이 아닌 칼슘을 보충제로 섭취시 발생할 수 있는 질환으로 옳은 것은?

교재 P526

① 설사 ② 치질
③ 변비 ④ 게실
⑤ 골다공증

41 [해설]

씹기장애

음식을 씹고 침과 잘 섞어 삼키는 기능에 문제가 생긴 경우이다. (저작장애와 같은 의미임).

42 [해설]

삼킴장애

음식물을 입에서 식도로 통과시켜 삼키는 기능에 문제가 생긴것으로 뇌졸중 환자에서 많이 발생하고 노화과정에서도 흔하다.(연하장애와 같은 의미임)

43 [해설]

변비에 도움이 되는 식사 원칙

- 식이섬유를 충분히 섭취한다.
- 식이섬유의 흡수가 잘 되도록 충분한 물(하루 8잔 이상)을 마신다.
- 규칙적인 식사와 배변습관을 갖는다.
- 매일 적절한 운동을 한다.

44 [해설]

- 칼슘보충제를 복용하면 변비가 되기 쉬우므로 적당량의 식이섬유를 섭취하고 충분한 수분과 함께 복용해야 한다
- 우유나 요구르트와 같은 유제품을 함께 먹으면 도움이 된다.

45. 변비 완화에 도움이 되지 않는 식품은?

교재 P526

① 홍차 ② 콩류
③ 견과류 ④ 무화과
⑤ 고구마

46. 변비가 있는 대상자가 섭취해야 할 음식으로 옳은 것은?

교재 P526

① 섬유소와 수분이 부족한 음식
② 지방과 설탕이 과다한 음식
③ 자극성이 강한 조미료
④ 커피, 콜라, 홍차, 녹차
⑤ 해조류

46 [해설]

♣**변비 완화에 도움이 되는 식품**

- 곡류 : 현미, 보리, 고구마, 감자, 통밀 등
- 콩류 : 검정콩, 강낭콩, 된장, 완두콩 등
- 채소류 : 무청, 양배추, 배추, 상추, 오이, 부추 등
- 과일류 : 참외, 자두, 무화과, 배, 사과 등
- 해조류 : 미역, 김, 미역줄기, 파래 등
- 견과류 : 호두, 땅콩, 해바라기씨 등

47. 골다공증 대상자의 식사관리로 옳은 것은

교재 P526

① 골다공증 예방을 위하여 나트륨을 충분히 섭취한다.
② 걷기, 산책 등의 체중이 실리는 운동이 좋다.
③ 우유 및 유제품은 하루 3회 이상 섭취한다.
④ 커피나 탄산음료는 칼슘흡수를 돕는다.
⑤ 색이 좋은 붉은 육류를 충분히 섭취한다.

47 [해설]

- 골다공증 예방을 위해서는 걷기, 산책, 등산 등의 체중이 실리는 운동 등 적절한 신체활동이 도움이 된다.
- 골다공증 대상자의 식사관리는 골다공증 예방을 위한 식사와 동일하다.

48. 식중독 예방 6대 수칙이 아닌 것은?

교재 P528

① 대상자가 볼 때만 손을 씻는다.
② 칼, 도마 등 조리기구를 구분하여 사용한다.
③ 식품 보관 온도를 지킨다.
④ 끓여 먹는다.
⑤ 익혀 먹는다.

49 [해설]

식중독 예방 6대 수칙

: 식사관리 시 식중독 예방을 위해 식품의약품안전처에서 제시한 6가지 수칙을 실천한다.
① 손 씻기
② 익혀먹기
③ 끓여먹기
④ 세척, 소독하기
⑤ 구분 사용하기
⑥ 보관온도 지키기

51 [해설]

[유통기한과 소비기한]

유통기한은 상품이 시중에 유통될 수 있는 기간이며, 소비기한은 소비자가 소비하여도 건강과 안전에 문제가 없을 것으로 인정되는 최종 소비 기한이다. 유통기한이 며칠 지나도 보관 상태가 괜찮으면 섭취할 수 있으나, 소비기한이 지나면 변질과 부패가 시작되었을 수 있으므로 즉시 폐기하여야 한다.

49. 식중독 예방 6대 수칙이 아닌 것은?

교재 P528

① 손은 30초 이상 세정제를 이용하여 흐르는 물에 씻는다.
② 충분히 익혀 먹는다.
③ 물을 끓여 마신다.
④ 채소와 과일은 물에 1회 세척 한다.
⑤ 냉장고, 냉동실 보관 온도를 유지한다.

50. 감염병 예방 중 가장 손쉽고 경제적인 예방법은?

교재 P528

① 익혀먹기
② 소독하기
③ 손 씻기
④ 세척하기
⑤ 구분 사용하기

51. 요양보호사가 대상자의 냉장고에서 부패한 계란찜을 발견했을 때 처리 방법으로 옳은 것은?

교재 P530

① 끓여서 먹게 한다.
② 대상자에게 설명한 후 폐기한다.
③ 상한부분만 버리고 빠른 시일 내 먹게 한다.
④ 즉시 폐기처분 후 나중에 설명을 한다.
⑤ 대상자가 안 볼 때 버린다.

52. 다음 조리도구 중 도마와 칼이 1개밖에 없는 경우에 식재료 손질 순서로 옳은 것은?

교재 P529

ㄱ) 채소	ㄴ) 과일	ㄷ) 생선류
ㄹ) 닭고기	ㅁ) 육류	

① ㄱ－ㄴ－ㄷ－ㄹ－ㅁ
② ㄱ－ㄴ－ㅁ－ㄷ－ㄹ
③ ㄱ－ㄴ－ㄹ－ㅁ－ㄷ
④ ㄴ－ㄱ－ㄷ－ㅁ－ㄹ
⑤ ㄴ－ㄱ－ㄷ－ㄹ－ㅁ

53. 식품의 위생관리에 대한 다음 내용 중 옳은 것은?

교재 P530

① 두부, 어묵, 우유는 냉동 보관한다.
② 유통기간이 지난 식품의 경우 빨리 섭취한다.
③ 보관된 냉동식품을 해동시켰을 경우 다시 냉동시킨다.
④ 부패나 변질된 음식은 대상자에게 설명하고 즉시 폐기하도록 한다.
⑤ 뚜껑 또는 포장을 개봉한 식품이 남았을 경우 버린다.

54. 식품별 보관방법으로 옳은 것은?

교재 P530

① 조개류는 바로 쓰지 않는 경우에는 그대로 냉동 보관한다.
② 감자와 고구마는 통풍이 잘되고 서늘한 곳에 보관한다.
③ 데친 야채가 많이 남았어도 그냥 버린다.
④ 육류는 내일 사용하더라도 무조건 냉동 보관한다.
⑤ 파인애플, 메론, 오렌지, 바나나 등 열대과일은 냉동 보관한다.

55. 안전한 식품 보관 방법 중 옳은 것은?

교재 P531

① 식품은 무조건 냉장, 냉동 보관한다.
② 유통기한이 지난 것은 끓여서 먹게 한다.
③ 생선은 내장째로 보관한다.
④ 남은 음식은 밀봉하여 즉시 냉장 또는 냉동보관 한다.
⑤ 냉동식품은 미리 꺼내 실온에서 보관한다.

56. 실온에서 보관해도 되는 식품은?

교재 P531

① 육류
② 생선
③ 수박
④ 바나나
⑤ 유제품

53 [해설]

[식품의 보관방법]

- 닭고기, 쇠고기, 돼지고기, 생선류, 어패류는 하루 이내에 사용할 경우만 냉장보관 하고, 그 외에는 모두 냉동보관 한다.
- 두부, 달걀, 어묵, 우유 등은 항상 냉장보관 한다.

56 [해설]

- 채소 : 양파, 파, 감자, 고구마, 마늘, 생강, 무, 토마토, 바질
- 과일 : 복숭아, 무화과, 황금향, 바나나, 망고, 키위, 아보카도 등 후숙과일
- 기타 : 빵, 꿀, 커피, 올리브유

참 고

냉장, 냉동식품 보관

- 냉장고 상단 – 익힌 음식, 채소, 가공식품
- 냉장고 하단 – 날 음식, 육류, 어류
- 냉장실 문쪽 – 잘 상하지 않는 식품 (온도변화가 심함)
- 냉동실 안쪽 – 가장 오래 보관할 식품

57. 냉장, 냉동보관방법으로 옳은 것은?

교재 P532

① 냉장실 온도는 영하5도 이하로 유지하는 것이 좋다.
② 냉장 보관 시 용기 사이를 띄워 놓아야 한다.
③ 냉동실에서 꺼낸 음식은 여러 번 다시 냉동실에 얼려도 괜찮다.
④ 냉동실의 내부온도는 영하5도 이하로 유지하는 것이 좋다.
⑤ 냉동실에 음식을 보관 시는 많이 들어가도록 겹쳐서 넣어야 좋다.

58. 냉동식품의 해동 과정 중 올바른 과정이 아닌 것은?

교재 P534

① 해동 시 미리 냉장고에 옮겨서 해동한다.
② 급하게 해동할 경우 뜨거운 물에 담가 해동한다.
③ 해동식품은 다시 얼리지 않는다.
④ 냉동식품 조리 시 충분히 가열한다.
⑤ 냉동 채소나 만두 등은 냉동상태로 조리와 해동을 함께 한다.

59. 안전한 조리 방법으로 옳은 것은?

교재 P534

① 채소나 과일은 물로만 세척 해도 균이 죽는다.
② 냉동식품은 미리 실온에 꺼내 해동한다.
③ 해동식품은 남으면 다시 냉동한다.
④ 식품이 바뀔 때마다 손을 씻을 필요는 없다.
⑤ 음식은 먹을 만큼만 그릇에 덜어 먹는다.

60 [해설]

교차오염

오염되지 않은 식재료나 음식이 이미 오염된 식재료, 기구, 조리자와의 접촉 또는 작업 과정으로 인해 오염되는 현상

60. 다음은 무엇에 대한 설명인가?

교재 P534

오염되지 않은 식재료나 음식이 이미 오염된 식재료, 기구, 조리자와의 접촉 또는 작업 과정으로 인해 오염되는 현상

① 식중독　② 유통기한
③ 미생물증식　④ 교차오염
⑤ 세균억제

61. **주방 식기나 도구 세척 시 올바른 방법은?**

교재 P535

① 수분이 있어도 그대로 보관한다.
② 기름은 배수구에 부어서 버린다.
③ 되도록 세정제는 사용하지 않는다,
④ 흐르는 물로 헹군다.
⑤ 여름에는 온도와 습도가 낮아 식중독 발생 위험이 높다.

62. **다음 내용은 무엇을 관리하는 방법인가?**

교재 P535

- 수분이 있으면 식중독균의 번식이 활발해지므로 건조하게 유지한다.
- 자주 환기한다.
- 곰팡이가 발생하면 희석한 알코올로 닦는다.

① 냉장고
② 찬장 또는 조리대
③ 앞치마
④ 고무장갑
⑤ 쓰레기통

63. **가사 및 일상생활을 도울 때 식기 및 주방용품의 위생관리로 옳은 것은?**

교재 P536

① 기름기가 많은 식기부터 설거지한다.
② 수세미는 그물형 보다 스펀지 형이 좋다.
③ 앞치마는 조리용, 청소용 구분한다.
④ 행주는 매번 삶지 않아도 된다.
⑤ 식기류는 설거지한 후 젖은 채로 포개 놓는다.

64. **식기 및 주방의 위생관리로 옳은 것은?**

교재 P536

① 냉장고는 1년에 1번 정도 청소한다.
② 행주는 매번 삶지 않아도 된다.
③ 고무장갑은 겉만 세척 한다.
④ 조리대 거름망은 차면 비운다.
⑤ 쓰레기통은 뚜껑이 있는 것을 사용한다.

65. 대상자의 의복 관리 기본원칙으로 옳지 않은 것은?

교재 P538

① 속옷은 매일 교환하는 것이 바람직하다.
② 옷감의 종류에 따라 세탁 방법을 선택한다.
③ 감염이 의심되는 대상자의 의류는 다른 의류와 함께 빨리 세탁한다.
④ 꺼내기 쉽도록 정리해둔다.
⑤ 모직물에는 방충제를 넣는다.

66. 야간 외출 시 대상자의 복장으로 바람직한 것은?

교재 P538

① 몸에 꽉 끼는 옷을 입힌다.
② 어두운색의 점퍼를 입힌다.
③ 단추가 많은 하의를 입힌다.
④ 밝은 색의 겉옷을 입힌다.
⑤ 신고 벗기 쉬운 슬리퍼를 신긴다.

66 [해설]

- 움직이는 데 불편하지 않고, 장식은 과도하지 않아야 한다.
- 외출 시 특히 저녁때는 교통사고를 방지하기 위해 부분적이라도 밝은 색이 들어간 옷이 좋다.
- 신발은 굽이 낮고, 폭이 좁지 않으며, 뒤가 막혀있는 것으로 미끄럼 방지 처리가 되어 있어야 한다.
- 양말도 미끄럼방지 처리가 되어 있어야 한다.

67. 속옷 선택 시 만족해야 하는 조건으로 옳은 것은?

교재 P539

① 입어서 예쁜 것
② 미끄러움 방지 처리가 된 것
③ 피부에 자극이 있는 것
④ 흡습성이 좋은 소재일 것
⑤ 자주 갈아입지 않아도 되는 것

68. 대상자의 침구 선택 시 옳지 않은 것은?

교재 P539

① 이불은 두껍고 무거운 것이 안정적이다.
② 요는 탄력성과 지지력이 뛰어나며 단단한 것이 좋다.
③ 시트가 느슨하거나 주름이 있으면 욕창의 원인이 된다.
④ 베개의 재질은 습기와 열을 흡수하지 않고 촉감이 좋은 것이 좋다.
⑤ 시트는 3~5일에 한번은 건조하고 청결한 시트로 바꾼다.

68 [해설]

이불은 따뜻하고, 가볍고, 부드러우며 보습성이 있는 것을 선택한다.

69. 이불을 소독 · 건조하기에 하루 중 가장 적당한 시간으로 옳은 것은?

교재 P539

① 아침에 해가 뜨자마자 이불을 건조 시킨다.
② 아침 9시 ~ 12시까지
③ 아침 10시 ~ 오후 2시까지
④ 오후 2시 ~ 오후 5시까지
⑤ 오후 5시 ~ 저녁 7시까지

70. 침구 선택 시 옳은 것은?

교재 P539~540

① 이불은 따뜻하고 무거운 것이 좋다.
② 양모와 오리털 이불은 햇볕에 말려 건조한다.
③ 요는 습기를 잘 흡수하는 것이 좋다.
④ 이불 커버는 나일론 소재를 선택한다.
⑤ 시트는 흡습성이 좋은 것을 사용한다.

71. 이불 선택 시 고려해야 하는 것으로 옳지 않은 것은?

교재 P539

① 따뜻한 것
② 가벼운 것
③ 부드럽고 보습성이 있는 것
④ 무거운 것
⑤ 면제품인 것

72. 시트 선택 시 풀을 먹이거나 재봉선이 있는 것을 피해야 하는 이유로 옳은 것은?

교재 P540

① 욕창의 원인이 된다.
② 외관상 보기 안 좋다.
③ 세탁 시 번거롭다.
④ 튼튼하지 않다.
⑤ 주름이 많이 생긴다.

70 [해설]

[침구 · 이불 선택 및 정리]

① 두껍고 무거운 것은 피하고, 따뜻하고, 가볍고, 부드러우며 보습성이 있는 것이 적합하다.
② 이불커버는 감촉이 좋은 면제품이 좋다.
③ 자주 햇볕에 말리면 자외선에 의한 살균 효과가 있다.
④ 이불을 건조 시키면 면이 팽창하여 보온성이 증가한다.
⑤ 건조는 오전 10시~오후 2시가 좋고, 양모와 오리털 등의 이불은 그늘에서 말린다.
⑥ 담요나 이불 등은 적어도 한 달에 한번은 세탁, 교체한다.

72 [해설]

- 무명을 주로 사용하나 풀을 먹여 사용하면 욕창의 위험이 있으므로 주의를 요 한다.
- 시트는 주름이 생기지 않고 한 장으로 요(매트리스)를 덮을 수 있는 크기가 적합하다.
- 시트의 소재는 튼튼하고 흡습성이 좋은 면으로 옅은 색이 좋다.

73. **얼룩을 제거하는 기본적인 방법 중 옳지 않은 것은?**

교재 P541

① 얼룩이 묻었을 때 비비는 것은 좋지 않다.
② 얼룩이 생긴 즉시 처리한다.
③ 먼저 약품을 사용하여 얼룩을 제거해 본다.
④ 얼룩을 제거할 때는 얼룩 밑에 무명천을 깔고 위에서 두드려 제거한다.
⑤ 얼룩을 제거한 후에는 그 주위에 분무기로 물을 뿌려둔다.

74. **대상자의 옷에 튀김기름 얼룩이 묻어 있다면 가장 적합한 세탁으로 옳은 것은?**

교재 P542

① 칫솔로 문지른다.
② 표백제를 사용한다.
③ 식초에 담가둔다.
④ 주방용 세제 몇 방울 떨어뜨려 비빈다.
⑤ 화장 세안제 몇 방울 떨어뜨려 비빈다.

75. **옷감에 묻은 얼룩을 제거하는 방법으로 옳지 않은 것은?**

교재 P542

① 파운데이션 : 알코올이 함유된 화장수
② 혈액이나 체액 : 찬물로 닦고 더운물로 헹군다.
③ 립스틱 : 클렌징폼으로 얼룩부분을 살살 따뜻한 물로 헹군다.
④ 커피 : 식초와 락스를 1:1 비율
⑤ 땀 : 과탄산소대와 주방세제를 1:1로 넣어 2~3시간 담가둔 후 헹군다.

76. **세탁표시에 따른 세탁방법의 설명으로 옳지 않은 것은?**

교재 P543~544

① 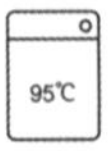

95℃ 물로 세탁 세탁기, 손세탁 가능

② 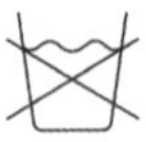 물세탁 안 됨

③ 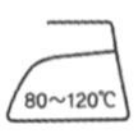

다리미 온도를 80~120°C로 할 수 있음

④ 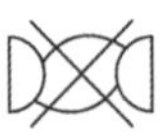 짜면 안 됨

⑤ 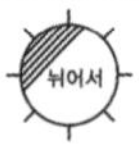

햇볕에 뉘어서 건조

75 [해설]

의복과 옷감에 생긴 얼룩을 제거하는 방법

① 커피 : 식초와 주방세제를 1:1 비율
② 땀 : 재빨리 처리, 얼룩이 심한 부위는 온수에 과탄산소다와 주방세제를 1:1
③ 립스틱 : 클렌징폼, 버터를 살짝 묻혀 톡톡 두드린 후 아세톤으로 지우고 중성세제세탁
④ 파운데이션 : 알코올이 함유된 화장수 또는 스킨
⑤ 튀김기름 : 주방용 세제
⑥ 혈액이나 체액 : 찬물로 닦고 더운물로 헹군다.

꼭 알아두기

뚜껑을 열고 삶으면 옷감이 상할 수 있으므로 반드시 뚜껑을 덮고 삶아야 한다.

77. 세탁 시 삶기 방법으로 옳은 것은?

교재 P543

① 면직물 속옷이나 행주, 걸레 등을 삶으면 살균 효과가 있다.
② 먼저 삶은 후 세탁한다.
③ 삶을 때는 뚜껑을 열고 공기층에 노출 시킨다.
④ 색이 빠질 우려가 있는 의류는 삶으면 안된다.
⑤ 락스에 넣고 수돗물에 삶는다.

78. 대상자의 세탁물 건조 시 방법으로 옳은 것은?

교재 P544

① 청바지는 뒤집어서 말리고 지퍼는 잠가둔다.
② 스웨터는 옷걸이에 걸어 햇빛에 말린다.
③ 합성섬유는 그늘에서 말린다.
④ 흰색 면티셔츠는 그늘에서 말린다.
⑤ 합성섬유는 통기성이 좋고 채반 등에 펴서 말린다.

79. 그림의 세탁법 중 옷걸이에 걸어 그늘에서 말리는 의류로 옳은 것은?

교재 P544

① 노란색 베개 커버
② 흰색 면 티셔츠
③ 빨강색 니트
④ 파랑색 나일론 섬유 블라우스
⑤ 분홍색 쉐터

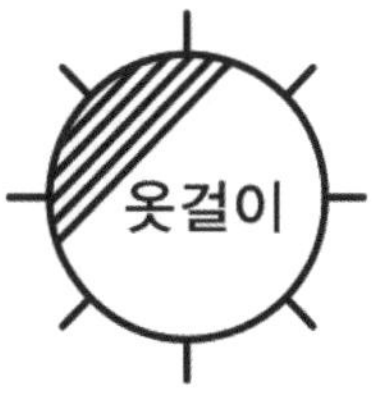

80. 대상자의 옷을 세탁하려고 할 때 햇볕에서 옷걸이에 걸어 말리라는 표시가 되어있다. 세탁표시로 옳은 것은?

교재 P544

① 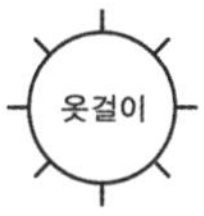

② 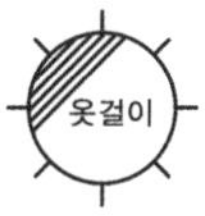

③ 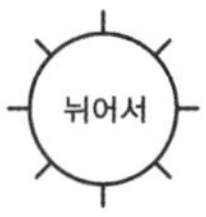

④ 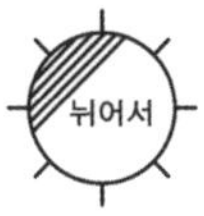

⑤ 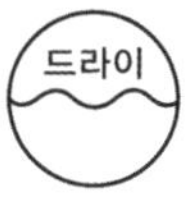

79 [해설]

① 흰색 면직물 : 햇볕에 건조하는 것이 살균 효과가 있다.
② 합성섬유 의류, 색상 · 무늬가 있는 의류 : 햇볕에 말리면 변색 될 수 있으므로 그늘에서 말린다.
③ 니트류(스웨터 등) : 통기성이 좋은 곳에서 채반 등에 펴서 말린다.
④ 청바지류 : 주머니 부분이 잘 마르고 색이 바래지 않게 뒤집어서 말린다. 이때 지퍼는 열어둔다

81. 다음은 다림질에 대한 설명이다. 다림질을 할 때 옳은 것은?

교재 P545

① 수분이 필요한 다림질은 먼저 다리고 분무기로 물을 뿌려준다.
② 다리미가 앞으로 나갈 때에는 뒤에 힘을 주고, 뒤로 보낼 때에는 앞에 힘을 준다.
③ 풀 먹인 천이나 스프레이식 풀을 사용할 때에는 바로 다린다.
④ 다림질을 한 후에는 습기가 약간 남아 있는 채로 보관하면 구김, 변형이 안된다.
⑤ 다림질 표시기호에 따르지 않고 그냥 다린다.

82. 대상자의 의복을 보관하는 방법으로 옳은 것은?

교재 P546

① 모섬유나 견섬유에는 방충제를 넣어둔다.
② 방충제는 천이나 신문지에 싸서 아래쪽 구석에 넣어둔다.
③ 방충제는 두 가지 이상의 종류를 함께 넣어둔다.
④ 의복의 곰팡이 방지를 위해 4시간 이상 직사광선을 쏘인다.
⑤ 양복장, 서랍장에 습기방지를 위해 방충제를 넣어둔다.

82 [해설]

② 방충제는 공기보다 무거우므로 보관 용기의 위쪽 구석에 넣어둔다.
③ 방충제 종류가 다른 방충제를 함께 넣으면 화학변화를 일으켜 옷감이 변색, 변질되므로 한 가지씩만 사용한다.
④ 의복의 곰팡이 방지를 위해 2시간 이상 직사광선을 쏘인다.
⑤ 양복장이나 서랍장에 방습제를 넣으면 습기 차는 것을 방지할 수 있다.

83. 방충제에는 여러 가지가 있다. 서로 다른 방충제를 함께 넣어 의류를 보관하지 않는 이유로 옳은 것은?

교재 P546

① 향이 강하므로 함께 넣어 사용하지 않는다.
② 해충의 피해가 더 심해지므로 피한다.
③ 함께 넣어 의복을 보관하면 화학변화를 일으켜 옷감이 변색, 변질된다.
④ 천이나 신문지에 싸서 두기 때문에 아무런 변화도 일어나지 않으므로 함께 넣어도 상관없다.
⑤ 구멍이 생기기 때문에 함께 넣어 사용하지 않는다.

84. 대상자 외출 시 동행 돕기 방법으로 옳은 것은?

교재 P547

① 외출 목적에 따라 보호자와 대상자를 교육한다.
② 대상자의 상태를 고려하여 이동 보조기구를 점검한다.
③ 예기치 못한 상황에서는 외출을 중단하고 시설장에게 보고한다.
④ 차량 이용 시 요양보호사는 운전석 옆에 앉는다.
⑤ 외출 동생 시 만족도는 보호자에게 확인한다.

84 [해설]

① 대상자의 외출 목적을 파악하고 상황에 맞게 외출준비를 돕는다.
③ 예기치 못한 외부 요인이 있는 경우는 대상자 및 가족과 상의하여 상황에 맞게 대처한다.
④ 차량을 이용할 때는 대상자의 몸을 요양보호사와 밀착시켜 안전하게 오르내리게 하고, 승차를 지원하되 무릎과 허리에 부담이 가지 않게 한다.

85. 다음은 외출동행 방법에 대한 설명이다. 외출동행 방법으로 옳은 것은?

교재 P547

① 대상자의 외출 목적과 상관없이 외출 계획을 세운다.
② 요양보호사가 필요로 하는 편의 시설을 신속하게 제공한다.
③ 도보 시 보폭을 작게, 계단을 오를 때에는 한번에 오른다.
④ 외출에서 돌아오면 환기를 하고, 얼굴과 손발을 씻도록 한다.
⑤ 외출동행이 의도한 대로 되었는지 만족하였다는 답을 들을 때까지 묻는다.

85 [해설]

③ 도보 시 보폭을 작게, 계단을 오를 때는 몇 걸음에 한 번씩 혹은 걸음마다 두 다리를 한곳에 모아, 쉬면서 천천히 이동한다.
⑤ 외출동행이 의도한 대로 만족스러웠는지를 확인한다.

86. 대상자와 병원 동행 시 방법으로 옳은 것은?

교재 P547

① 동행 계획은 대상자가 하자는 대로 한다.
② 진료 시 대상자 혼자 들어가게 한다.
③ 약 복용에 대해 자세히 알고 대상자에게 알려준다.
④ 의사의 지시사항을 대상자에게 물어본다.
⑤ 동행 후에는 불편 사항을 지적해서 야단친다.

87. 대상자와 병원 동행 시 주의 사항으로 틀린 것은?

교재 P547

① 미리 예약하고, 출발 전 반드시 확인한다.
② 병원 위치, 교통편, 소요시간 등을 확인하고 계획을 세운다.
③ 필요한 준비 물품을 꼼꼼히 챙긴다.
④ 기저귀나 여벌 옷 등은 준비하지 않아도 된다.
⑤ 진료 예약시간에 여유 있게 도착하도록 출발한다.

88. 외출동행 및 일상업무 대행 방법으로 옳은 것은?

교재 P548

① 시설장에게 진행과정을 실시간 보고한다.
② 보호자는 대행자료를 정확히 확인한다.
③ 대상자의 개인 소지품을 분실하지 않도록 한다.
④ 업무대행 중 요양보호사는 자신의 사적인 업무를 병행해도 좋다.
⑤ 대행 후 보호자에게 업무대행이 만족스러웠는지 확인한다.

88 [해설]

① 대상자의 업무 대행이 원활하게 이루어지고 있음을 수시로 확인시켜 신뢰감을 형성한다.
④ 업무대행 중 요양보호사는 자신의 사적인 업무를 병행하지 않는다. 대상자에게 업무대행이 만족스러웠는지 확인한다.

89. 다음 내용은 요양보호사의 어떤 업무를 설명하는 것인가?

교재 P548

> • 요양보호사가 해당 업무를 대행할 수 있는지 확인한다.
> • 업무 중 요양보호사는 자신의 사적인 업무를 병행하지 않는다.

① 외출 동행
② 병원 동행
③ 일상 업무 대행
④ 대상자에게 정보 제공하기
⑤ 대상자 산책시키기

90. 대상자의 주거 환경에 대한 설명으로 옳지 않은 것은?

교재 P550

① 대상자는 어떤 환경에서 생활하는가에 따라 행동양식과 생활의 질이 변한다.
② 제공자 중심의 공간에서 대상자의 일상이 이루어지는 공간으로 변화되어야 한다.
③ 대상자의 신체적 특성보다는 서비스에 편한 공간이 요구된다.
④ 대상자에게 거주환경은 주거 공간, 교류 활동의 공간, 치유의 공간이다.
⑤ 심신기능이 저하된 대상자는 생활 환경에 큰 영향을 받는다.

91. 다음 설명은 쾌적한 환경 유지 중 어디에 해당하는가?

교재 P551

> • 40~60%가 적당하다.
> • 여름에는 제습기, 겨울에는 가습기를 사용한다.

① 온도
② 채광
③ 조명
④ 소음
⑤ 습도

91 [해설]

쾌적한 환경 유지 요소

① 온도 : 개인차 고려
② 습도 : 40~60%
③ 조명 : 밝은 조명, 야간에 복도, 계단 등에 조명
④ 채광 : 자연채광
⑤ 소음 : 지나치면 수면방해, 정신적 불안 등 초래
⑥ 환기 : 하루 2~3시간 간격으로 3번, 최소한 10~30분 환기

92. 쾌적한 환경 유지 방법 중 옳지 않은 것은?

교재 P551

① 방, 복도, 화장실의 온도를 일정하게 유지한다.
② 채광은 커튼, 블라인드 등을 적절히 사용한다.
③ 야간에는 복도의 조명을 꺼둔다.
④ 소음이 지나치면 수면 방해, 정신적 불안이 올 수 있다.
⑤ 환기는 하루에 2~3시간 간격으로 10~30분 열어둔다.

93. 다음 설명은 치매노인의 환경지원 지침영역 중 어디에 해당하는가?

교재 P552

대상자의 시간, 장소, 사람에 대한 인지기능 저하를 보완하는 환경지원

① 기능적인 능력 지원
② 생활의 지속성을 위한 지원
③ 자기 선택을 위한 지원
④ 지남력 지원
⑤ 사생활 확보를 위한 지원

94. 치매노인의 환경지원 지침 내용 중 잘못된 것은?

교재 P552

① 지남력 지원은 대상자의 시간, 장소, 사람에 대한 인지기능 저하를 보완하는 환경지원이다.
② 대상자의 존엄과 프라이버시를 지킬 수 있는 환경도 지원한다.
③ 다른 대상자 혹은 지역사회와의 교류를 활성화하는 환경지원을 한다.
④ 대상자가 있고 싶은 공간을 선택할 수 있도록 환경을 지원한다.
⑤ 일상생활 능력의 저하를 보완하는 환경지원은 사실상 어렵다.

95. 환경지원 지침의 내용 중 연결이 잘못된 것은?

교재 P553

① 지남력 지원 – 잘 보이는 곳에 시계나 달력을 걸어둔다.
② 기능적인 능력 지원 – 새소리, 놀이 소리 등 기분 좋은 소리를 들려준다.
③ 자극의 조정 – 불쾌한 소리를 최소화한다.
④ 안전, 안심을 위한 지원 – 바닥의 턱을 없앤다.
⑤ 자기 선택을 위한 지원 – 의자, 탁자 등의 소품을 여러 곳에 배치한다.

Ⅳ부

상황별 요양보호 기술

IV부 상황별 요양보호 기술

12장 치매 요양보호

01 [해설]

치매가족이 느끼는 부담의 종류

① 정서적 부담 : 분노, 무기력감, 죄책감, 우울, 소외감, 불안감
② 신체적 부담 : 피로, 신체 질환, 수면 장애
③ 가족관계의 부정적 변화 : 가족관계 질의 변화, 가족 갈등, 시간적 제약과 사회활동의 제한

01. 치매대상자 가족이 느끼는 부담의 종류가 아닌 것은?

교재 P559

① 정서적 부담
② 신체적 부담
③ 시간적 제약의 부담
④ 부양의 부담감 감소
⑤ 경제적 부담

02. 치매 대상자 가족이 갖는 정서적 부담 내용 중 옳지 않은 것은?

교재 P559

① 가족들에게, 자신에게 분노하고 질책한다.
② 장기 투병에 무기력감을 느끼게 된다.
③ 대상자에게 죄책감을 느끼게 된다.
④ 치매 대상자 가족이 우울. 불안, 신경쇠약에까지 연결되는 일은 없다.
⑤ 대상자 돌봄으로 사회적 관계가 줄어들어 소외감을 느끼게 된다.

03. 치매 대상자 가족관계 변화에 대한 설명으로 옳지 않은 것은?

교재 P560

① 치매 대상자의 배우자가 돌보는 경우 동반자라는 생각이 약해질 수 있다.
② 가족끼리의 대화 기회가 줄고 불만, 비난이 많아진다.
③ 돌보는 가족과 그 외 가족 간의 협동이 잘 된다.
④ 결혼한 성인 자녀가 돌보는 경우 부부관계의 질이 떨어진다.
⑤ 돌보는 가족의 외출, 모임, 여가에 제한받게 된다

04. 치매가족과의 의사소통 기법이다. ( )에 들어갈 말은?

교재 P562

- 고개를 끄덕이거나 손을 잡아주는 비언어적인 행동을 통한 방법도 ( )하고 있다는 표현이다.
- "~ 때문에 그러시는 거군요." 같이 상대방이 말한 내용이나 감정 등에 ( )하는 것은 흔한 방법 중 하나이다.
- 가족이 표현한 내용이나 감정 뒤에 숨겨진 감정을 알고 ( )하는 것은 좀더 깊이가 있는 ( )이다.

① 관심　　② 조언
③ 격려　　④ 공감
⑤ 메시지 전달

05. 치매가족과의 의사소통에 관한 내용으로 옳지 않은 것은?

교재 P562

① 적절한 의사소통을 통해 신뢰를 쌓는 것은 대상자 돌봄에도 영향을 미친다.
② 의사소통 기법으로는 공감하기, 관심 전달하기, 힘 돋우기 등이 있다.
③ 정보 제공 시에는 대상자 가족이 무시당한다고 느낄 수 있으므로 무조건 권유해서는 안 된다.
④ 대상자 가족이 결정하게 하지 않도록 한다.
⑤ 정신적으로 지쳐있는 가족에게 격려, 위로, 칭찬, 희망부여 등을 한다.

06. 다음의 내용은 치매대상자 가족과의 의사소통의 기법이다. 어떤 기법인가?

교재 P565

- 적절한 격려와 위로, 칭찬, 희망 부여 등의 방법이다.

① 힘 돋우기　　② 관심 전달
③ 조언　　④ 정보 제공
⑤ 나-메시지 전달법

07. 치매 대상자의 약물복용의 중요성에 대한 설명으로 옳지 않은 것은?

교재 P566

① 치매 약은 증상악화를 늦추어 치매증상 으로 고생하는 기간을 줄일 수 있다.
② 대상자를 돌보는 가족들에게도 수발 부담이 줄어들 수 있다.
③ 약물을 바꾸거나 용량을 늘렸을 때 그전에 없던 증상이나 부작용을 관찰한다.
④ 치매 약 을 꾸준히 복용하면 치매는 완치될 수 있다.
⑤ 치매 약은 병의 완치라기보다는 악화를 지연하기 위해 투여한다.

08. 치매 대상자의 인지증상을 개선할 목적으로 투여하며, 병의 악화를 지연하기 위해 투여하는 약물로 옳은 것은?

교재 P566

① 인지기능개선제
② 항경련제
③ 항우울제
④ 항정신병 약물
⑤ 신경안정제

09. 망상, 환각, 우울, 공격성 등 정신행동 증상을 개선하기 위해 처방하는 치매 약물로 옳은 것은?

교재 P566

① 혈액순환 개선제
② 인지기능 개선제
③ 행동심리증상 개선제
④ 정신 자극제
⑤ 간기능 개선제

10. 망상, 환각, 공격성, 초조, 수면각성 주기 장애가 있을 때 정신행동증상 개선을 위한 약물로 옳은 것은?

교재 P566

① 항우울제
② 항정신병 약물
③ 인지기능 개선제
④ 혈액순환 개선제
⑤ 신경안정제

08 [해설]

인지기능개선제. 정신행동증상 개선제등의 약물을 바꾸거나 용량을 늘렸을 때 진정, 어지럼증, 손 떨림, 초조, 불안 등 부작용을 면밀히 관찰하고 메모하여, 병원에 갈 때 가져가야 한다.

꼭 알아두기

1) 약물복용의 중요성

약을 복용할 때 진정, 어지럼증, 손 떨림, 초조, 불안 등 부작용을 유발하는 경우가 있다. 약물을 바꾸거나 용량을 늘렸을 때는 특히 이러한 부작용이 나타나는지 면밀히 관찰하고 메모하여, 병원에 갈 때 가져가야 한다.

2) 투여 약물의 종류

① 인지기능개선제 : 인지증상을 개선할 목적으로 투여하며, 병의 완치라기보다는 악화를 지연하기 위해 투여한다.

11. 불안, 우울증상 등의 증상이 있을 때 정신행동증상 개선을 위한 약물로 옳은 것은?

교재 P566

① 항정신병 약물
② 신경안정제
③ 인지기능 개선제
④ 항우울제
⑤ 항경련제

12. 조증 유사증상, 수면장애 등의 증상이 있을 때 정신행동증상 개선을 위한 약물로 옳은 것은?

교재 P566

① 항경련제
② 항우울제
③ 항정신병 약물
④ 인지기능 개선제
⑤ 정신자극제

② 행동심리증상 개선제 : 망상, 환각, 우울, 공격성 등 다양한 정신행동 증상을 개선하기 위해 처방된 약물을 투여한다.
• 항정신병 약물 : 망상, 환각, 공격성, 초초, 수면각성 주기 장애가 있을 때 • 항우울제: 수면-각성주기 장애, 초조, 공격성, 불안, 우울증상이 있을 때
• 항경련제 : 초초, 공격성, 조증 유사증상, 수면장애가 있을 때

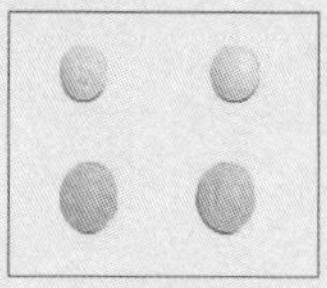
아리셉트

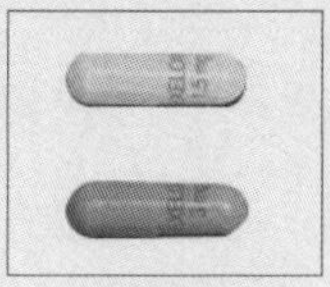
엑셀론

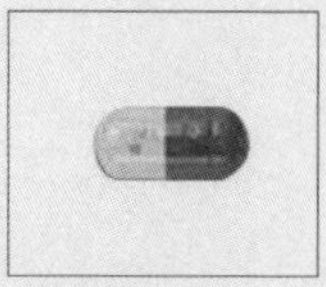
레미닐

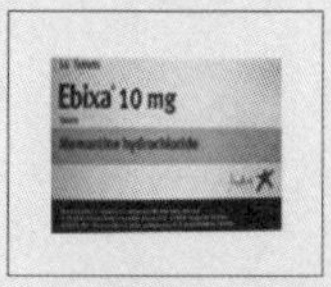

에빅사

13. 치매환자의 일상생활지원의 기본원칙으로 옳지 않은 것은?

교재 P567

① 대상자 상태를 정확히 파악한다.
② 남아있는 정신기능을 최대한 활용한다
③ 정상적인 신체기능으로 최대한 복귀한다
④ 대상자에게 의미 있는 환경을 조성한다.
⑤ 본인 스스로 완전한 일상생활수행을 할 수 있는 능력을 기르기 위함이다.

13 [해설]

치매 대상자 일상생활 돕기 기본원칙

① 따뜻하게 응대하고 치매 대상자 존중하기
② 규칙적인 생활 하게 하기
③ 대상자에게 남아있는 기능 최대한 살리기
④ 상황에 맞는 요양보호하기
⑤ 항상 안전에 주의하기

14. 치매환자의 일상생활 돕기 기본 원칙으로 옳은 것은?

교재 P567

① 항상 요양보호사의 안전에 주의한다.
② 아주 사소한 것이라도 본인이 할 수 있는 것은 하게 해야 한다.
③ 규칙적인 생활은 대상자의 혼란을 야기 시키는 요인이 된다.
④ 치매 대상자는 사고 위험이 높다는 것을 시설장에게 인식시킨다.
⑤ 요양보호사의 상황에 맞는 요양보호를 한다.

15 [해설]

② 습관적으로 해오던 일들은 할 수 있다.

15. 치매환자의 일상생활 돕기 기본 원칙으로 옳지 않은 것은?

교재 P567

① 대상자에게 남아있는 기능을 최대한 살린다.
② 치매 대상자는 습관적으로 해오던 일조차 할 수 없다.
③ 상황에 맞는 요양보호를 한다.
④ 규칙적인 생활은 병을 조기 발견하는데 도움이 된다.
⑤ 대상자에게 위험이 될 만한 물건은 없애고, 안전한 분위기를 조성한다.

16. 치매대상자의 일상생활 돕기의 기본원칙이 아닌 것은?

교재 P567

① 따뜻하게 응대하고 존중한다.
② 규칙적인 생활을 하게 한다.
③ 대상자에게 남아있는 기능을 최대한 살린다.
④ 상황에 맞는 요양보호를 한다.
⑤ 항상 요양보호사의 안전을 우선한다.

17. 치매 대상자의 일상생활 기본 원칙으로 옳은 것은?

교재 P567

① 엉뚱한 행동을 하거나 실수할 때마다 따끔하게 혼낸다.
② 상황에 맞추어 불규칙적인 생활을 한다.
③ 되도록 아무 일을 시키지 않는다.
④ 따뜻하게 응대하고 치매 대상자의 생활을 소중히 여긴다.
⑤ 대상자 주위에 여러 물건을 뿌려 놓는다.

18 [해설]

치매 대상자에게 일상생활 사고가 많이 발생하는 이유

① 상황을 분석하거나 평가할 수 없다.
② 금방 잊어버린다.
③ 치매가 진행된 후에도 예전 방식대로 하려고 고집한다.
④ 새로운 일을 배우는 능력에 문제가 있어 변화에 대처하지 못한다.

18. 치매 대상자에게 일상생활 사고가 많이 발생하는 이유로 옳지 않은 것은?

교재 P568

① 치매로 할 수 없게 된 일을 쉽게 포기해 버리기 때문이다
② 치매가 진행된 후에도 예전 방식대로 하려고 고집한다.
③ 새로운 일을 배우는 능력에 문제가 있어 변화에 대처하지 못한다.
④ 금방 잊어버린다.
⑤ 상황을 분석하거나 평가할 수 없다.

19. 치매대상자에게 식사 돕기가 필요한 이유로 옳지 않은 것은?

교재 P568

① 치매대상자는 차려놓은 음식을 감추려 한다.
② 치매대상자는 버린 음식을 다시 주워 먹는다.
③ 치매대상자는 식사하는 것을 잊어버리는 경우는 없다.
④ 치매대상자는 과식하여 비만이 될 가능성이 높다.
⑤ 치매대상자는 급하게 많이 먹기도 한다.

20. 치매 대상자의 식사 돕기 방법 중 옳은 것은? 〈15회〉

교재 P568

① 숟가락은 가볍고 잡은 느낌이 없는 것이 좋다.
② 식사를 위한 그릇으로 사발보다 예쁜 유리 접시를 사용한다.
③ 플라스틱 제품보다 투명한 유리그릇이 좋다.
④ 사레가 자주 걸리면 더 걸쭉한 액체 음식을 제공한다.
⑤ 치매 대상자가 졸려 하거나 초조해하는 경우 식사를 제공 해 본다.

21. 치매 대상자의 식사를 돕는 방법으로 옳지 않은 것은?

교재 P568

① 의치가 느슨한 경우에는 기도를 막을 수 있기때문에 끼지 못하게 한다.
② 걸쭉한 액체 음식은 사레가 자주 걸리므로 물과 같은 묽은 음식을 제공한다.
③ 식사 전에 음식의 온도를 요양보호사가 미리 확인한다.
④ 식사 시 앞치마를 입혀 옷을 깨끗이 유지한다.
⑤ 한 가지 음식을 먹고 난 후 다른 음식을 내어놓는다.

22. 치매 대상자의 식사 시 고려할 점으로 옳지 않은 것은?

교재 P569

① 신나고 즐거운 음악으로 크게 틀어준다
② 같은 장소, 같은 시간, 같은 식사 도구를 제공한다.
③ 컵에 미리 물을 담아 놓기
④ 즐겨먹던 반찬과 간식 제공하기
⑤ 생선 등의 가시, 뼈는 미리 제거해주기

21 [해설]
② 물과 같은 묽은 음식에 사레가 자주 걸리면 좀 더 걸쭉한 액체 음식을 제공한다.

22 [해설]
① 조용한 음악 틀기, 텔레비전 끄고 안정된 식사분위기를 조성한다.

23. **치매 대상자의 식사를 돕는 방법으로 옳은 것은?**

교재 P569

① 예쁜 유리 접시를 사용한다.
② 식탁 위에 소금과 간장을 놓아둔다.
③ 모든 음식은 믹서로 갈아서 제공한다.
④ 졸려 하더라도 정해진 시간에 식사를 하도록 한다.
⑤ 숟가락을 인지할 수 있도록 손잡이가 크거나 고무를 붙인 약간 무거운 숟가락을 사용한다.

23 [해설]
① 그릇은 접시보다는 사발을 사용하여 덜 흘리게 한다.
② 소금이나 간장과 같은 양념은 식탁 위에 두지 않는다.
③ 씹는 행위를 잊어버린 치매 대상자에게는 잘 저민 고기, 반숙된 계란, 과일 통조림 등을 갈아서 제공한다.
④ 졸려 하거나 초조해하는 경우 식사를 제공하지 않는다.
⑤ 손잡이가 크거나 손잡이에 고무를 붙인 약간 무거운 숟가락을 주어서 숟가락을 쥐고 있다는 사실을 잊어버리지 않게 해준다.

24. **치매 대상자의 식사를 돕는 방법으로 옳지 않은 것은?**

교재 P569

① 식기는 색깔이 있는 플라스틱 제품 보다는 투명한 유리제품이 좋다.
② 흘리는 등에 대비하여 비닐 식탁보나 식탁용 매트를 깔아준다.
③ 물을 흘릴 경우에는 빨대와 플라스틱 덮개가 부착된 컵을 사용한다.
④ 컵에 얼마나 채울지 판단하지 못하는 대상자는 요양보호사가 적당히 물을 따라 준다.
⑤ 식탁에 앉으면, 바로 식사할 수 있도록 준비한다.

25. **치매 대상자가 식사를 하지 않아 체중이 감소시 대처방법으로 옳은 것은?**

교재 P570

① 식욕 촉진제를 구입하여 먹인다.
② 음식의 종류와 양을 두 배로 늘린다.
③ 요양보호사의 판단에 따라 비위관 영양을 실시한다.
④ 의료진에게 알리고 그 원인을 파악한다.
⑤ 보호자와 상의하여 수액 영양을 실시한다.

25 [해설]
- 치매 대상자가 식사를 하지 않아 체중이 감소하면 의료진에게 알리고 그 원인을 파악한다.
- 체중감소 이유를 발견하지 못한 경우에는 치매 대상자가 평소 좋아하는 음식이나, 걸쭉한 형태의 고열량 액체음식을 제공한다.

26. **치매 대상자가 식사를 하지 않아 체중이 감소 시 대처방법으로 옳은 것은?**

교재 P570

① 체중감소 이유를 발견하지 못한 경우 평소 좋아하는 음식이나, 걸쭉한 형태의 고열량 액체 음식을 제공한다.
② 가족에게 알리고 그 원인을 판단한다.
③ 건강식품을 구입하여 용법대로 복용한다.
④ 평소 좋아하는 음식으로 달고 짜게 조리한다.
⑤ 배고픔을 느끼도록 고강도 운동을 시킨다.

27. 치매대상자에게 흔히 나타나는 배설 문제에서 동반되는 행동이 아닌 것은? 교재 P570

① 배설 방법을 잊는다.
② 옷을 빨리 입고 벗는다.
③ 화장실을 빨리 찾지 못한다.
④ 사용한 휴지를 아무 곳에나 버린다.
⑤ 화장실이 아닌 곳에서 배설한다.

28. 치매 대상자가 배설 문제를 일으키는 문제행동의 요인으로 옳지 않은 것은? 교재 P570

① 뇌의 기질적 장애로 배설을 할 수 없거나 느끼지 못하는 경우
② 화장실을 찾지 못하거나 화장실 가는데 시간이 많이 걸리는 경우
③ 배설방법을 알지만 모르는 척 속이는 경우
④ 행동이 느려진 경우
⑤ 옷을 벗고 입는데 시간이 걸리는 경우

29. 치매 대상자 배설시 기본원칙으로 옳지 않은 것은? 교재 P570

① 화장실 위치를 알기 쉽게 표시해 둔다.
② 야간에는 이동식 변기를 사용하는 것이 덜 위험하다.
③ 요의나 변의를 느끼지 못하면 배설 기록지를 기록하여 배설 습관을 파악한다.
④ 낮에는 기저귀를 착용 안하는 것이 좋다.
⑤ 대상자의 방은 화장실에서 멀리 둔다.

30. 치매대상자의 배설 돕기의 내용으로 옳은 것은? 교재 P571

① 식사와 물을 많이 먹게 한다.
② 치매대상자가 알아서 뒤처리하도록 한다.
③ 적절한 시기에 화장실 이용을 유도한다.
④ 뒤처리를 못하면 야단친다.
⑤ 자기 전에는 화장실을 가도록 강요한다.

30 [해설]
⑤ 치매 대상자의 방을 화장실에서 가까운 곳에 배정한다.

31 [해설]

① 옷을 쉽게 벗을 수 있도록 고무줄 바지를 입도록 하고 세탁하기 편하고 빨리 마르는 옷감이 좋다.

② 낮에는 가능하면 기저귀를 사용하지 않는 것이 좋다.
기저귀는 대상자에게 수치감을 유발하고 실금 사실을 알리려는 일을 안 하게 할 수 있으므로 가능하면 착용을 하지 않는다.

③④ 대소변을 잘 가렸을 때는 칭찬을 해주고, 실금 한 경우에도 괜찮다고 말한다.

⑤ 바퀴가 달린 변기는 위험하므로 사용을 금하나 바퀴가 달려있는 경우라면 사용시에 반드시 잠금이 되어 있어야 한다.

33 [해설]

⑤ 처리 후에는 아무 일도 없었던 것처럼 행동한다.

31. 치매 대상자 배설시 기본원칙으로 옳은 것은?

교재 P571

① 옷을 쉽게 벗을 수 있도록 벨트 나 단추달린 옷이 좋다.
② 실금, 실변에 대한 수치감 등을 느끼지 않도록 기저귀를 착용시킨다.
③ 대소변 실수 시 단호하게 지적한다.
④ 실금한 경우 괜찮다고 말한다.
⑤ 야간에는 이동이 편리한 바퀴가 달린 이동변기를 사용한다.

32. 치매 대상자가 대소변 잘 가렸거나 실금한 경우 대처 방법으로 옳은 것은? 〈15회〉

교재 P571

① 칭찬을 해주고 괜찮다고 말한다.
② 실금 시에는 야단을 친다.
③ 시설장이나 관리자에게 보고한다.
④ 모른 척 한다.
⑤ 실금한 경우 뒤처리를 해주고 기저귀만 채운다.

33. 치매 대상자의 배설 돕기 방법으로 옳지 않은 것은?

교재 P571

① 치매 대상자를 잘 관찰하여 적당한 시기에 화장실에 모시고 간다.
② 하루 식사량과 수분섭취량을 적당히 유지한다.
③ 배뇨곤란이 있는 경우 야간 수분 섭취를 제한한다.
④ 뒤처리 방법 시범 보여 치매 대상자 자신이 행동에 옮기도록 돕는다.
⑤ 뒤처리 후는 변 양상 색깔 등 알아듣도록 큰소리로 대상자께 알린다.

34. 치매 대상자가 실금한 경우 돕는 방법으로 옳은 것은?

교재 P571

① 기저귀를 착용한다.
② 다음번에 하지 않도록 혼낸다.
③ 민감하게 반응하지 않고, 비난하거나 화를 내지 않는다.
④ 침상변기를 사용한다.
⑤ 그냥 둔다.

35. 실금한 치매 대상자를 돕는 방법으로 옳지 않은 것은?

교재 P571

① 소변 볼 때 방광을 확실히 비우게 하기 위해 몸을 앞으로 구부리도록 도와주거나 치골상부를 눌러준다.
② 요실금이 있으면 낮에는 2시간, 밤에는 4시간 간격으로 배뇨하게 한다.
③ 위장질환, 기타 요인에 의한 변실금, 설사는 가족과 상의하여 음식을 조절한다.
④ 가능한 한 빨리 더러워진 옷을 갈아입힌다.
⑤ 배설상황을 기록하여 배설 리듬을 확인한다.

36. 치매 대상자가 변비인 경우 도울 수 있는 방법으로 옳지 않은 것은?

교재 P572

① 하루 1500~2000cc 정도의 충분한 수분을 섭취하도록 한다.
② 일정한 시간 간격으로 변기에 앉혀 배변을 유도한다.
③ 관장이 필요할 경우 요양보호사가 실시한다.
④ 손바닥을 이용하여 배를 가볍게 마사지 하여 불편감을 줄여준다.
⑤ 의료인과 충분히 상의하여 필요하면 변비약이 처방되거나 관장을 할 수도 있다.

37. 치매 대상자 목욕 시 기본 원칙으로 옳지 않은 것은?

교재 P572

① 목욕 시 조용히 부드럽게 대한다.
② 목욕과정은 단순화 시킨다.
③ 일정한 시간 정해진 방법에 따라 시행한다.
④ 치매 대상자는 욕실에 혼자 두어도 상관은 없다.
⑤ 뜨겁거나 차가운 것에 대한 판단력이 떨어지기 때문에 미리 목욕물의 온도를 조사한다.

38. 치매 대상자 목욕 시 돕는 방법으로 옳지 않은 것은?

교재 P573

①목욕준비를 하면서 치매 대상자가 해야 할 일을 한 가지 씩 요구하고 정중하게 대한다.
② 물에 대한 거부반응을 보이는 경우 작은 그릇에 물을 떠서 장난을 하게 할 수 있다.
③ 욕조에서 미끄러지더라도 다치지 않도록 욕조 내에 발목 정도 높이의 물을 받아 둔다.
④ 운동실조증이 있는 치매 대상자는 낙상예방 위해 샤워보다는 욕조에서 목욕하는 것이 안전하다.
⑤ 대상자가 목욕을 거부할 때는 요양보호사 혼자서라도 강제적으로 시킨다.

35 [해설]

기타 요인에 의해 대변을 가리지 못하고 변실금이나 설사를 하는 경우, 의료인과 상의한 후 원인을 확인하고 대변이 무르지 않도록 섬유질 섭취를 조절한다.

36 [해설]

③ 관장은 의료행위이므로 간호사가 수행해야한다.

38 [해설]

치매 대상자 목욕 돕기의 기본원칙

① 치매 대상자의 목욕을 도와줄 때는 조용히 부드럽게 대한다.
② 치매 대상자에게 목욕을 강요하지 말고 목욕 과정을 단순화한다.
③ 일정한 시간에 정해진 방법에 따라 목욕하여 치매 대상자의 거부감을 줄인다.
④ 치매 대상자는 뜨겁거나 차가운 것에 대한 판단력이 떨어지기 때문에 요양보호사가 미리 목욕물 온도를 확인한다.
⑤ 목욕탕 바닥이나 욕조가 미끄럽지 않도록 욕조 바닥과 욕실 바닥에는 미끄럼방지매트를 깔아준다.
⑥ 치매 대상자를 욕실 내에 혼자 머무르게 하지 않는다. 치매 대상자를 혼자 두지 않기 위하여 목욕에 필요한 모든 물품을 준비한 후 목욕을 시작한다.
⑦ 치매 대상자가 욕조에 들어갈 때는 반드시 옆에서 부축한다.

39. 치매대상자의 구강위생 기본원칙으로 옳지 않은 것은?

교재 P573

① 부드러운 칫솔을 사용하여 잇몸 출혈을 방지한다.
② 치약은 삼켜도 상관없는 어린이용을 사용한다.
③ 치주에 염증이 생겼는지 자주 확인한다.
④ 편마비가 있는 치매대상자는 입안 한쪽에 음식이 모여 있지 않도록 각별히 신경쓴다.
⑤ 의치는 하루에 1~2시간 정도 제거하여 잇몸에 무리를 주지 않게 한다.

40. 치매 대상자 구강 위생관리 방법으로 옳지 않은 것은?

교재 P573

① 필요한 도구를 세면대 위에 순서대로 가지런히 놓아 준다.
② 거울을 보고 칫솔질을 하게 하거나, 옆에서 한 동작씩 보여준다.
③ 양치한 물을 뱉지 않는 경우 삼키도록 유도한다.
④ 의치는 매일 치매 대상자가 가장 협조를 잘 할 수 있는 시간을 택해 닦아준다.
⑤ 스스로 양치질할 수 있는 치매 대상자가 거부할 경우 물 치약이나 2% 생리식염수를 적신 일회용 스펀지로 치아와 입안을 닦아낸다.

40 [해설]
③ 양치한 물을 뱉지 않는 경우 입안에 칫솔, 숟가락을 넣고 말을 건넨다.

41. 치매 대상자 옷 입히기 시 기본원칙으로 옳지 않은 것은?

교재 P574

① 계절에 맞는 옷을 제공한다.
② 색상이 화려하고 장식이 많이 달린 것이 좋다.
③ 빨래하기 쉬운 것을 제공한다.
④ 시간이 지체되더라도 혼자 입도록 격려한다.
⑤ 치매 대상자의 안전을 위해 옆에서 지켜보고, 앉아서 입도록 한다.

41 [해설]
② 혼란을 예방하기 위해 색깔이 요란하지 않고 장식이 없는 옷을 선택한다.

42. 치매 대상자가 옷 입는 것을 거부할 때 요양보호사가 돕는 방법으로 옳은 것은?

교재 P574

① 다투더라도 강제적으로 입힌다.
② 잠시 기다린 뒤 다시 시도해본다.
③ 옆에서 지켜보고 있다가 재빨리 입힌다.
④ 장식이 달린 화려한 옷으로 설득한다.
⑤ 대상자가 옷 입기 원할 때 까지 기다린다.

42 [해설]
② 잠시 기다린 뒤 다시 시도해보거나 목욕시간을 이용하여 갈아입힌다.
- 단추를 제대로 채우지 못하는경우에는 단추 대신 부착용 접착천으로 여미는 옷을 이용한다
- 자신의 옷이 아니라고 하면, 옷 라벨에 이름을 써 둔다.

43. 치매 대상자 운동 돕기 방법으로 옳지 않은 것은?

교재 P575

① 발병하기 전에 했던 운동과 현재의 운동기능을 평가한다.
② 치매 대상자와 시간을 같이 하며 친숙해진 뒤 운동을 시켜야 한다.
③ 집 주위를 산책하고 계단을 오르내릴 수 있는 정도라면 여러 종류의 운동이 가능하나, 혈압이 높거나 심장병이 있는 경우에는 의사에게 사전 검진을 받아야 한다.
④ 모든 운동은 하체부터 시작하여 머리 쪽으로 진행해야 한다.
⑤ 운동량은 점진적으로 늘린다.

43 [해설]
④ 운동은 심장에서 멀고 큰 근육인 팔다리에서 시작하여 천천히 진행한다.

44. 치매 대상자 운동을 돕는 방법으로 옳은 것은?

교재 P575

① 매일 다른 시간대 다른 길을 걸어야 인지기능개선에 도움이 된다.
② 균형을 잡을 수 있으면 선 자세보다는 앉은 자세 운동이 좋다.
③ 가능하면, 치매 대상자 스스로 운동하도록 유도한다.
④ 요양보호사가 즐거워하는 운동을 한다.
⑤ 운동 도중에 문제가 발생하면 즉시 가족에게 알린다.

44 [해설]
① 매일 같은 시간대에 같은 길을 걸으면 혼란을 막고 초조감을 줄일 수 있다
② 균형을 잡을 수 있으면 선 자세에서 운동하는 것이 효과적이다.
③ 대상자가 즐거워하는 운동을 한다.
⑤ 운동 도중에 문제가 발생하면 시설장이나 관리 책임자에게 알린다.

45. 치매 대상자 사고 예방을 위한 원칙으로 옳지 않은 것은?

교재 P575

① 시계, 달력, 일간 신문 등과 같은 안내를 위하여 간단하게 쓰인 단서를 이용한다.
② 감각결손과 기능적인 손상을 보상하기 위해 환경을 수정한다.
③ 언어의 이해가 떨어진다면 쓰인 단서보다는 그림을 사용한다.
④ 어두워지기 전에 혹은 어두워지자마자 희미한 불을 켜두거나 야간등을 사용한다.
⑤ 복잡한 환경을 제공해서 자극을 많이 준다.

45 [해설]
치매 대상자가 지나친 자극을 받지 않도록 환경을 단순화 한다.

46. 치매 대상자 안전과 사고 예방을 돕는 방법으로 옳은 것은?

교재 P576~577

① 치매 대상자의 방은 1층보다는 조용한 2층이 좋다.
② 방 안에서는 잠글 수 있도록 잠금장치를 설치한다.
③ 온수가 나오는 수도꼭지는 빨간색으로 표시한다.
④ 치매 대상자가 자신의 위생상태를 볼 수 있도록 큰 거울을 비치한다.
⑤ 가스선은 안에서 잠가둔다.

46 [해설]
① 치매 대상자의 방은 2층보다는 1층이 좋다.
② 방 안에서는 잠그지 못하는 문으로 설치한다.
④ 치매 대상자가 놀라지 않도록 거울이나 비치는 물건은 없애거나 덮개를 씌운다.
⑤ 가스선은 밖에서 잠가둔다.

47. 치매대상자의 안전과 사고 예방을 돕는 방법으로 옳지 않은 것은?

교재 P576~577

① 냉장고에 부착하는 자석은 과일이나 채소 모양은 사용하지 않는다.
② 현관문에 방울 혹은 자동음성벨 등을 달아둔다.
③ 화장실 바닥은 미끄럽지 않게 물기를 제거한다.
④ 대상자 방의 조명은 밤에도 밝게 켜둔다.
⑤ 차 안에서는 반드시 안전띠를 착용하게 한다.

48. 반복적 질문이나 행동의 기본원칙으로 옳지 않은 것은?

교재 P578

① 치매 대상자의 주의를 환기한다.
② 반복되는 행동을 억지로라도 고치도록 한다.
③ 질문에 답을 해주는 것보다 대상자를 다독거리며 안심시킨다.
④ 해가 되지 않으면 그냥 놔두어도 된다.
⑤ 심리적 안정과 자신감을 갖게 도와준다.

48 [해설]

치매 대상자의 반복적 질문이나 행동 대처의 기본원칙

① 치매 대상자의 주의를 환기한다.
② 반복적인 행동이 해가 되지 않으면 무리하게 중단시키지 말고 그냥 놔두어도 된다.
③ 치매 대상자가 심리적 안정과 자신감을 느끼도록 도와준다.
④ 질문에 답을 해주는 것보다 치매 대상자를 다독거리며 안심시켜 주는 것이 중요한다.
⑤ 반복되는 행동을 억지로 고치려고 하지 않는다.

49. 치매대상자가 반복적인 질문이나 행동을 할 때 돕는 방범으로 옳지 않은 것은?

교재 P578

① 크게 손뼉을 치며 치매대상자의 관심을 바꾼다.
② 치매대상자가 좋아하는 음식을 준다.
③ 좋아하는 노래를 함께 부른다.
④ 야단치면서 중단하게 한다.
⑤ 단순 일거리를 제공한다.

50. 치매 대상자가 딸의 이야기를 반복적으로 말할 때 요양 보호사의 대처방안으로 옳은 것은? 〈26회〉

교재 P578

① 딸과의 행복했던 이야기를 나눈다.
② 일일이 계속 답변을 한다.
③ 못들은 척 무시한다.
④ 화를 내며 조용히 시킨다.
⑤ 독실에 격리시킨다.

51. **다음 예시의 치매 대상자 문제행동으로 옳은 것은?**

교재 P578

- 서랍 안의 물건을 꺼내어 헝클어 놓는 것을 반복한다.
- 휴지를 찾아다니며 주머니에 모은다.
- 짐을 쌌다가 다시 풀어 놓기를 반복한다.

① 음식섭취 관련 문제행동 ② 수면장애
③ 반복적 질문이나 행동 ④ 배회
⑤ 의심, 망상, 환각

52. **다음의 사례 시 요양보호사의 돕기 방법으로 옳지 않은 것은?**

교재 P578

이씨 할아버지는 매일 자신의 장롱의 옷을 가방에 쌌다 풀었다 하는 반복적인 행동을 보인다.

① 크게 손뼉을 치며 "어르신 좋아하시는 꽃보러 나가요"
② "어르신 좋아하시는 영양갱 드세요"
③ "어르신 좋아하시는 노래 불러 볼까요"
④ "어르신 젊었을 때 이야기 좀 해주세요"
⑤ "어르신 자꾸 이러시면 혼나요"

53. **치매대상자의 음식섭취 관련 행동심리 증상이 아닌 것은?**

교재 P579

① 음식 섭취에는 큰 문제가 생기지 않는다.
② 지나치게 많이 먹는다.
③ 먹고도 계속 배고픔을 호소한다.
④ 손에 잡히는 아무거나 먹는다.
⑤ 음식을 거부하기도 한다.

54. **치매 대상자의 음식 섭취 관련 문제행동으로 옳지 않은 것은?**

교재 P579

① 계속 같은 종류의 음식만 먹는다.
② 장롱 안의 물건을 꺼내어 헝클어 놓는 행동을 반복한다.
③ 금방 밥을 먹었으나 먹지 않았다고 계속 식사를 요구한다.
④ 단추, 종이, 비닐봉투 등을 입안에 넣고 우물거린다.
⑤ 식사를 거부한다.

54~55 [해설]

음식섭취 관련 문제행동

■ 기본 원칙

① 치매 대상자의 식사시간과 식사량을 점검한다.
② 체중을 측정하여 평상시 체중과 비교한다.
③ 치매 대상자의 영양실조와 비만을 예방한다.
④ 화를 내거나 대립하지 않는다.

〈예〉 치매 대상자가 아무 때나 밥을 달라고 하는 경우, "방금 드셨는데 무슨 말씀이세요?"라며 대상자의 말을 부정하면 혼란스러워 하므로 "지금 준비하고 있으니까 조금만 기다리세요."라고 친절하게 얘기한다.

꼭 알아두기

치매 대상자의 음식 섭취 관련 행동 심리 증상이 나타나는 이유

- 과식하거나 배고픔을 호소한다.
  : 시간개념의 상실로 인하여 식사한 것을 잊었거나 심리적인 불안감 때문일 수 있다.
- 손에 만져지는 것은 무엇이든 먹으려고 하는 이식증상을 보인다.
  : 음식물인지 아닌지 구별하지 못하기 때문에 입에 넣을 수 있다.

55. 치매 대상자가 금방 밥을 먹었는데 먹지 않았다고 계속 식사를 요구할 때 대처방법으로 옳은 것은? 〈26회〉

교재 P579

① 못들은 척 무시한다.
② 반복해서 "식사는 하셨어요"라고 이야기한다.
③ 다른 음식을 준비해서 준다.
④ "방금 식사하셨잖아요" 하며 식기를 보여준다.
⑤ "방금 드셨는데 무슨 말씀이세요?"

56 [해설]

④ 서두르지 않고 천천히 먹게 한다.

56. 치매 대상자의 음식 섭취 관련 문제행동 있는 대상자 돕기 원칙으로 옳지 않은 것은?

교재 P579

① 체중을 측정하여 평상시 체중과 비교한다.
② 치매 대상자의 영양실조와 비만을 예방한다.
③ 화를 내거나 대립하지 않는다.
④ 빨리 먹도록 서두른다.
⑤ 장기적인 식사거부는 시설장이나 관리책임자에게 보고한다.

57 [해설]

① 그릇의 크기를 조정하여 식사량을 조정한다.

57. 치매 대상자의 음식 섭취 관련 문제행동 있는 대상자 돕기 원칙으로 옳지 않은 것은?

교재 P579

① 그릇의 크기가 큰 대접에 식사를 제공한다.
② 치매 대상자의 기호에 맞는 대체식품을 이용한다.
③ 치매 대상자에게 식사하는 방법을 자세히 가르쳐준다.
④ 손으로 집어 먹을 수 있는 식사를 만들어 준다.
⑤ 음식을 잘게 썰어 목이 막히지 않도록 하고, 치매 말기에는 음식을 으깨거나 갈아서 걸죽하게 만들어 준다.

58. 치매 대상자 중 배부름에도 불구하고 손에 만져지는 것은 무엇이든지 먹으려는 증상을 무엇이라 하는가?

교재 P580

① 과식증상　　② 이식증상
③ 거식증상　　④ 반복적 행동
⑤ 배회

59. **치매대상자의 수면장애로 볼 수 없는 것은?**

교재 P580

① 밤낮이 바뀐다.
② 2~3일간 안 자고, 2~3일 뒤에 계속 잔다.
③ 일찍 자고 일찍 일어난다.
④ 깊은 잠을 못 자고 자주 깬다.
⑤ 밤에 돌아다니고 낮에 잔다.

60. **낮에 계속 잠만 자고 밤에 돌아다니는 수면장애가 있는 대상자에게 알맞은 요양보호법은?**

교재 P580

① 낮에 같이 산책을 한다.
② 요양보호사도 낮에 자고 밤에 활동한다.
③ 밤에는 돌아다니지 못하게 문을 잠근다.
④ 그러면 안 된다고 단호하게 말한다.
⑤ 밤에 푹 주무실 수 있도록 조용하게 해준다.

61. 다음의 치매 대상자 문제행동으로 옳은 것은? 〈26회〉

교재 P581

> 아무런 계획도 없이 돌아다니는 행위로 낙상이나 신체적 손상을 입을 수 있다.

① 섬망　　② 이식
③ 배회　　④ 거식
⑤ 망상

62. **김00 어르신은 치매 증상으로 배회가 잦아 보호자의 고민이 많다 요양보호사가 도울 수 있는 방법은?**

교재 P581

> 가. 규칙적으로 시간과 장소를 알려주어 현실감을 유지하도록 한다.
> 나. 신체적 손상을 방지하기 위해 안전한 환경을 제공한다.
> 다. 신분증을 부착한다.
> 라. 낮 시간에 단순한 일거리를 주어 에너지 소모를 하도록 하여 야간 배회 증상을 줄이도록 한다.

① 가, 나　　② 가, 나, 다
③ 가, 나, 다, 라　　④ 다, 라
⑤ 가, 다, 라

꼭 알아두기

배회의 원인

기억력 상실이나 시간과 방향감각의 저하로 인한 혼란, 정서적인 불안, 배고픔, 화장실을 찾지 못해 안절부절 못하는등이 원인이 될 수 있다.

63. **치매대상자에게서 나타나는 배회 증상에 대처하는 기본원칙으로 옳지 않은 것은?**

교재 P581

① 치매대상자가 초조한 표정으로 돌아다니는지 잘 관찰한다.
② 안전한 배회환경을 조성해 준다.
③ 시간과 장소를 규칙적으로 알려준다.
④ 주변에 미리 협조를 구한다.
⑤ 치매대상자가 활기차게 활동하면 배회가 더 심해진다.

64. **시설에 거주하는 치매 대상자가 배회할 때 대처방법으로 옳은 것은?** 〈39회〉

교재 P581

① 출입구에 벨을 설치하여 드나듦을 관찰한다.
② 활동공간을 제한한다.
③ 이것저것 복잡한 일거리를 제공한다.
④ 실외에 배회로를 만들어 준다.
⑤ 주소와 전화번호를 외우게 한다.

65. **다음 내용은 무엇에 대한 설명인가?**

교재 P582

실제로 존재하지 않는데 존재하는 것처럼 느끼는 것

① 환각 ② 망상
③ 의심 ④ 배회
⑤ 환청

66. **치매를 앓고 있는 김씨 할머니는 자신의 거울을 잃어버렸다고 자주 주장한다. 대처방법으로 옳은 것은?** 〈25회〉

교재 P582

① 같은 거울을 준비해 두었다가 내어놓아 안심시킨다.
② 시설장이나 관리 책임자에게 알린다.
③ 대상자의 말을 무시한다.
④ 거울은 없었다고 타이른다.
⑤ 안 훔쳐갔다고 단호히 말한다.

64 [해설]

치매 대상자 배회 행동 대처의 기본 원칙

① 치매 대상자가 초조한 표정으로 집안을 이리저리 돌아다니는 경우, 곧 밖으로 나가려고 하는 것임을 염두에 둔다.
② 신체적 손상을 방지하기 위해 안전한 환경을 제공한다.
③ 규칙적으로 시간과 장소를 알려주어 현실감을 유지하게 한다.
④ 치매 대상자가 활기차게 활동하며 바쁘게 생활하게 한다.
⑤ 안전한 환경을 조성하며 소음을 차단한다.
⑥ 배회 가능성이 있는 치매 대상자는 관련 기관에 미리 협조를 구한다.

65 [해설]

환각

: 실제로 존재하지 않는데 존재하는 것처럼 느끼는 것
(주위에 아무도 없는데 소리를 듣거나, 음식이 없는데도 고기 굽는 냄새를 맡거나, 있지도 않은 물체를 잡으려 한다.)

67. **82세 한씨 할머니가 자신의 물건을 다른 곳에 두고 "내 물건이 없다. 도둑맞았다"라고 말하면서 다른 사람을 의심한다면 요양보호사의 대처 방법은?** 교재 P582

① 경찰에 신고한다.
② 물건을 찾아주며 할머니가 넣어두었다고 야단친다.
③ 같이 찾아보도록 한다. 그리고 그 물건을 발견하도록 유인한다.
④ 가족에게 알린다.
⑤ 다른 사람을 함께 의심하고 몰아 부친다.

68. **자신의 물건을 훔쳐갔다고 요양보호사를 자주 의심하고 화를 내는 대상자를 도울 수 있는 방법으로 옳지 않은 것은?** 교재 P582

① 치매 대상자의 감정을 인정해 준다.
② 치매 대상자가 다른 곳에 신경을 쓰도록 유도한다.
③ 치매 대상자가 현실감각을 가지도록 끝까지 부인한다.
④ 잃어버렸다거나 훔쳐갔다고 주장하는 물건을 찾은 경우 치매 대상자를 비난하거나 훈계하지 않는다.
⑤ 잃어버린 물건에 대한 의심을 부정하거나 설득하지 말고 함께 찾아보도록 한다.

69. **수면장애가 있는 치매 대상자 돕기 방법이다. 옳지 않은 것은?** 교재 P583

① 치매 대상자에게 알맞은 1일 스케줄을 만들어 규칙적인 생활한다.
② 방안에서 졸게 되면 야간에 수면장애가 더 심해지므로 산책 과 같은 옥외활동을 통해 신선한 공기를 접하면서 운동하도록 돕는다.
③ 오후와 저녁에는 알코올이 든 음료를 제공해 주므로 수면을 돕는다.
④ 수면 환경을 조성해 준다.
⑤ 소음을 최대한 없애고 적정 실내온도를 유지 시켜준다.

70. **치매대상자가 의심, 망상, 환각 등의 증상을 보일 때 돕는 방법이 아닌 것은?** 교재 P583

① 잃어버린 물건에 대한 의심을 부정하지 않고 함께 찾아본다.
② 치매대상자가 자주 잃어버리는 물건은 같은 물건으로 미리 준비해 둔다.
③ 치매대상자가 물건을 잘 두는 장소를 파악해 놓는다.
④ 증상이 나타나면 좋아하는 노래를 함께 부르거나 음악을 틀어 놓는다.
⑤ 증상이 심한 경우에는 보호자에게 알린다.

꼭 알아두기

의심, 망상, 환각 증상을 보이는 대상자를 돕는 방법

① 잃어버린 물건에 대한 의심을 부정하거나 설득하지 말고 함께 찾아본다.
② 동일한 물건을 자주 잃어버렸다고 하는 경우, 같은 물건을 준비해 두었다가 잃어버렸다고 주장할 때 대상자가 물건을 찾도록 도와준다.
③ 치매 대상자가 물건을 두는 장소를 파악해 놓는다.
④ 도둑망상으로 치매 대상자가 방을 지킨다며 방 안에만 있기를 고집하면 위험하지 않은 범위 내에서 허용한다.
⑤ 치매 대상자가 좋아하는 노래를 함께 부르거나 좋아하는 음악을 틀어놓는다.
⑥ 망상이 심한 경우 시설장이나 간호사 등에게 알린다.

꼭 알아두기

치매 대상자의 수면장애 대처의 기본원칙

① 치매 대상자의 수면상태를 관찰한다.
② 치매 대상자에게 알맞은 하루 일정을 만들어 규칙적으로 생활한다.
③ 하루 일과 안에 휴식시간과 가능하면 집 밖에서의 운동을 포함시킨다.
④ 수면에 좋은 환경을 만든다.

71. 요양보호사가 밖으로 나갈 때 대상자가 "엄마! 어디 가?"라며 환각 증상을 보일 때 대처 방법은?

교재 P583

① 엄마가 아니라고 단호하게 말한다.
② 엄마를 모시고 온다.
③ 환각증세가 심해지면 격리 시킨다.
④ 수면제나 진정제를 먹여 안정시킨다.
⑤ 치매 대상자가 보고 들은 것에 대해 아니라고 부정하거나 다투지 않는다.

72. 치매 환자의 파괴적 행동에 대한 설명으로 옳은 것은?

교재 P583

① 주로 치매 초기에 일어난다.
② 모든 치매환자는 폭력적이다.
③ 에너지가 소모되어도 폭력적이다.
④ 가족에게만 보인다.
⑤ 파괴적 행동은 시작되면 오래 지속 된다.

72 [해설]

치매 대상자의 파괴적 행동의 특징

- 난폭한 행동이 자주 일어나지 않는다.
- 난폭한 행동이 오래 지속되지 않는다.
- 일반적으로 초기에 분노로 시작하며 에너지가 소모되면 지쳐서 파괴적 행동을 중지한다.
- 치매 대상자의 난폭한 행동은 질병 초기에 나타나서 수개월 내에 사라진다.

73. 치매 대상자가 집에 가겠다며 잠긴 문을 잡고 두드리며 호통을 치고 소란을 피울 때 올바른 방법은?

교재 P584

① 조용해지도록 신체적 제제를 가한다.
② 경찰에 신고하겠다고 한다.
③ 다른 대상자들에게 피해가 되지 않도록 독방에 가둬둔다.
④ "아들이 곧 모셔간다고 했어요."라고 안심시킨다.
⑤ "여기 출입문은 잠겨 있어요. 다른 출입문을 함께 찾아봐요."라고 주의를 환기 시킨다.

74. 치매 대상자가 심한 욕설과 난폭한 행동을 할 때 바람직한 대처 방법은?

교재 P584

① 경찰을 부른다.
② 자극이 없는 조용한 장소에서 쉬도록 한다.
③ 같이 맞서서 제압한다.
④ 대상자를 바로 격리시킨다.
⑤ 대응하지 않고 그대로 내버려 둔다.

74 [해설]

- 끊임없이 난폭한 발작을 하지 않는 한 신체적 구속은 사용하지 않는다.
  구속이 불가피한 경우 신체의 일부만 구속,구속한 후에는 공격적인 행동이 사라질 때까지 접촉을 줄인다.

75. **다음의 치매 대상자 문제행동은?**

교재 P585

대상자가 해질녘이 되면 혼란해지고 불안정하게 의심 및 우울 증상을 보인다.

① 석양증후군 ② 우울증
③ 망상 ④ 이식증상
⑤ 알츠하이머

76. **석양 증후군이 있는 대상자 돕는 방법으로 옳은 것은?**

교재 P585

① 해질녘에는 대상자 혼자 둔다.
② 요양보호사는 몸을 되도록 빨리 움직인다.
③ TV를 켜놓거나 밝은 조명을 해준다.
④ 어두운 조명이 좋다.
⑤ 바깥출입을 못하게 한다.

77. **석양 증후군이 있는 대상자 돕는 방법으로 옳은 것은?**

교재 P585

① 의료인에 알린다.
② 낮잠을 자게 한다.
③ 좋아하는 일을 하게한다.
④ 조용한 곳에 가둬둔다.
⑤ 조명을 어둡게 한다.

78. **김씨 어르신은 자주 옷을 벗고 자신의 성기를 노출시켜 요양보호사를 놀라게 한다. 요양보호사가 도울수 있는 방법으로 옳은 것은?** 〈25회〉

교재 P586

① 노출했을 경우 식사제공을 하지 않는다.
② 부적절한 성적 행동은 관련요인이 없다.
③ 그냥 허용해 준다.
④ 당황하지 말고 옷을 입혀준다.
⑤ 정신 병동에 입원시킨다.

75 [해설]

석양증후군

석양증후군이란 치매 대상자가 해 질녘이 되면 더욱 혼란해지고 불안정하게 의심 및 우울 증상을 보이는 것이다. 석양증후군은 대상자의 생활에 변화가 생긴 후 더 자주 발생하고, 주의집중 기간이 더욱 짧아지며, 현실이 자신을 고통 속에 처하게 만든다고 생각하여 더욱 충동적으로 행동한다.

77 [해설]

③ 인형, 애완동물, 익숙한 소리를 듣거나 좋아하는 일을 하는 것에서 위안을 받을 수 있으므로 이를 돕는다.

74 [해설]

- 옷을 벗거나 성기를 노출한 경우, 당황하지 말고 옷을 입혀준다.
- 치매 대상자가 성적으로 부적절한 행동을 할 때, 즉각 멈추지 않으면 치매 대상자가 좋아하는 것을 가져간다고 경고하는 것도 도움이 될 수 있다.

79 [해설]

치매 대상자의 부적절한 성적 행동 대처의 기본원칙

① 치매 대상자는 보통 성 자체에는 관심이 없다는 것을 인식한다.
② 부적절한 성적 행동 관련 요인을 관찰한다.
③ 때때로 행동 교정이 도움이 된다.
④ 노출증을 감소시키기 위해 적절한 제한과 보상을 사용한다.
⑤ 이상한 성행위가 복용 중인 약물 때문에 유발될 수 있음을 이해한다.

82 [해설]

③ 반드시 존칭어를 사용한다.

79. 치매 대상자가 갑자기 바지를 벗는 행동을 할 때 대처방법으로 옳지 않은 것은?

교재 P586

① 의복으로 인한 불편감이 있는지 살핀다.
② 대소변을 보고 싶은 욕구가 있는지 확인한다.
③ 당황하지 않고 옷을 입혀준다.
④ 공공장소를 찾아 분위기를 환기시킨다.
⑤ 심한 경우 시설장이나 관리책임자에게 알리고 상의한다.

80. 치매 대상자가 부적절한 성적 행동을 보일 때 요양보호사가 돕는 방법으로 옳은 것은?

교재 P586

① 행동을 못 하도록 손에 장갑을 끼운다.
② 옷을 벗거나 성기를 노출 시킬 때 여러 사람이 보게 한다.
③ 성적으로 부적절한 행동을 할 때 좋아하는 물건이나 활동을 통해 관심을 전환하도록 유도한다.
④ 또다시 그런 행동을 하면 밥을 안 준다고 협박한다.
⑤ 반복 행동의 경우 가족에게 알린다.

81. 복통을 호소하는 치매 어르신에 대한 요양보호사의 대화로 옳은 것은?

교재 P589

① 통증부위 복부를 가리키며 "여기가 아프셔요?"
② "소화제를 드릴까요?"
③ "점심에 무엇을 드셨나요?
④ "어디 불편하신 곳 있으세요?"
⑤ "체한것 같은데 곧 좋아질 거예요"

82. 치매 대상자와의 언어적인 의사소통의 기본원칙으로 옳지 않은 것은?

교재 P590

① 대상자를 존중하는 태도와 관심을 갖는다.
② 대상자의 속도에 맞춘다.
③ 어린 아이 대하듯 한다.
④ 간단한 언어 및 이해할 수 있는 표현을 사용하도록 한다.
⑤ 항상 현실을 알려 주도록 한다.

83. **치매대상자와의 언어적 의사소통 방법으로 옳지 않은 것은?**

교재 P590

① 구체적으로 질문한다.
② 존중하는 태도로 긍정적으로 말한다.
③ 대상자의 속도에 맞춘다.
④ 얼굴을 마주보고 말한다.
⑤ 이야기할 때 TV나 음악을 크게 틀어 놓는다.

84. **치매 대상자와의 의사소통 방법으로 옳은 것은?**

교재 P591

① 길고 자세하게 설명한다.
② 높은 톤의 목소리로 말한다.
③ 한 번에 한 가지씩 말을 한다.
④ 다정하게 어린아이 대하듯이 한다.
⑤ 질문을 하여 생각을 많이 하게 한다.

85. **치매 대상자와의 언어적 의사소통 시 지켜야할 기본원칙으로 옳지 않은 것은?**

교재 P592

① 대상자가 납득할 수 있도록 대화한다.
② 반복 설명을 한다.
③ 간단한 단어 및 알아들을 수 있는 말을 사용하도록 한다.
④ 가까운 곳에서 얼굴을 마주보고 말한다.
⑤ 유행어나 외래어를 사용하여 유쾌하게 대화한다.

86. **다음 대화 내용은 치매대상자와의 언어적 의사소통 기본원칙 중 어디에 해당하는가?**

교재 P592

"함경도에서는 겨울에 무엇을 하고 노셨어요?"

① 일상적인 어휘를 사용한다.
② 항상 현재 상황을 알려준다.
③ 대상자를 인격적으로 대한다.
④ 과거를 회상하게 유도한다.
⑤ 간단한 단어 및 이해할 수 있는 표현을 사용한다.

84 [해설]

① 간단하고 명료한 단어를 사용, 쉬운 단어와 짧은 문장을 사용한다.
② 목소리는 낮은 음조로 천천히
⑤ '왜'라는 이유를 묻는 질문 보다는 '네', '아니요'로 간단히 답할 수 있도록 질문한다.

참고

치매 대상자와의 효과적인 대화의 예

- 요양보호사 자신을 밝힌 후, 치매 대상자 이름을 부르면서 대화를 시작한다.
  (예) 좋은 아침입니다. ○○○님. 저는 요양보호사인 □□□입니다.
- 간결하고 구체적인 문장을 사용한다.
  (예) 저는 ○○○입니다. 할머니 목욕을 도와드리러 왔습니다.

87. 치매대상자와의 비언어적 의사소통 방법에 대한 설명으로 옳은 것은?

교재 P592

① 언어적인 표현 방법과 비언어적 표현 방법을 같이 사용한다.
② 신체적 접촉은 하지 않는다.
③ 글을 사용하는 것은 비언어적 의사소통 방법이 아니다.
④ 대상자의 얼굴 표정, 눈빛 등은 무시한다.
⑤ 대상자의 행동은 복잡하게 해석한다.

꼭 알아두기

치매 대상자와의 비언어적 의사소통의 기본원칙

① 언어적인 표현 방법과 적절한 비언어적인 표현 방법을 같이 사용한다.
② 신체적인 접촉을 사용한다.
③ 치매 대상자의 비언어적인 표현 방법을 관찰한다.
④ 필요하면 글을 써서 의사소통한다.
⑤ 언어 이외의 다른 신호를 말과 함께 사용한다.
⑥ 대상자의 행동을 복잡하게 해석하지 않는다.

88. 치매 초기단계 의사소통 문제로 알맞은 것을 고르시오.

교재 P594

가. 대화의 주제가 자주 바뀐다. 나. 사용하는 어휘의 수가 점차적으로 제한된다. 다. 물건이나 사람의 이름을 명명하는 데 어려움이 있다. 라. 적절한 시제의 사용이 결여된다.

① 가, 나, 다, 라
② 가, 나, 다
③ 나, 다, 라
④ 가, 다, 라
⑤ 다, 라

89. 치매 단계별 의사소통 문제가 잘못 연결된 것은?

교재 P594

① 초기 – 일관성 및 연결성이 손상되어 자주 확인한다.
② 중기 – 일관성이 없어지고 혼동이 증가한다.
③ 말기 – 대화의 주제가 자주 바뀐다.
④ 초기 – 사용하는 어휘의 수가 점차적으로 줄어든다.
⑤ 말기 – 의사소통을 유지하는 데 어려움이 있다.

90. 치매 초기의 의사소통 방법에 대한 설명으로 옳지 않은 것은?

교재 P594

① 간단하고 직접적인 언어를 사용한다.
② 대상자가 집중력이 높은 시간대에 대화한다.
③ 중요한 내용은 반복한다.
④ '그'혹은 '그 사람'과 같은 불특정 인칭명사 보다는 대상자의 이름을 사용한다.
⑤ 대상자가 요청하기 전에 구체적인 방법과 정보를 제공한다.

91. **치매 말기단계의 의사소통 문제에 대한 설명으로 옳은 것은?**

교재 P595

① 사용하는 어휘의 수가 점차적으로 제한된다.
② 일관성이 없어지고 혼동이 증가한다.
③ 말이 없어진다(무언증)
④ 과거, 현재, 미래 시제의 올바른 사용이 어렵다.
⑤ 말이 많아진다.

91 [해설]
심하면 스스로는 말을 안 하고 앵무새처럼 상대방의 말을 그대로 따라 한다.

92. **치매 초기 대상자와의 의사소통기법으로 옳지 않은 것은?**

교재 P595

① 대상자를 돕고자 하는 마음을 표현한다.
② 과거의 긍정적인 기억이나 사건을 회상하도록 돕는다.
③ 감정을 잘 표현하도록 돕는다.
④ 대상자가 볼 때만 이야기한다.
⑤ 중요한 내용은 반복한다.

93. **치매 말기 대상자의 의사소통 방법으로 옳은 것은?**

교재 P595

① 오늘이 무슨 요일이에요? → 수요일이던가?
② 아드님 이름이 뭐예요? → 김...
③ 식사 하셨어요? → 아들은 씻고 있어요.
④ 여기가 무슨 요양원이에요? → 우리 아들집이야.
⑤ 여기가 어디냐 묻자 전혀 대답을 하지 않는다.

93 [해설]
⑤ 말이 없어진다(무언증)

94. **치매 중기 대상자와의 의사소통 방법으로 옳지 않은 것은?**

교재 P596

① 대상자와 눈을 마주치며 이야기를 한다.
② 대상자가 반응하지 않으면 반복하여 질문한다.
③ 대상자가 반응할 때까지 기다려 준다.
④ 같은 표현을 반복하며 질문한다.
⑤ 격려하고 칭찬한다.

94 [해설]
④ 같은 표현을 반복하기보다 같은 의미의 다른 용어와 좀 더 단순한 표현을 사용한다.

95 [해설]
대상자를 마주보고 대상자의 이름을 부르면서 이야기를 시작하고 요양보호사 자신의 이름을 말한다.

95. 치매 말기 대상자와 의사소통 하는 방법으로 옳은 것은? 〈15회〉
교재 P596

① 감정 상태를 표현할 수 있도록 돕는다.
② 이름을 부르면서 이야기를 시작한다.
③ "제가 누구인지 아십니까" 하고 확인 질문한다.
④ 대상자가 응답할 충분한 시간을 준다.
⑤ 대화의 내용을 요약, 정리하고 적절하게 고쳐서 표현한다.

96. 인지자극 훈련의 목적으로 옳지 않은 것은?
교재 P600

① 대상자의 전반적인 인지기능 개선
② 일상생활 능력 유지 및 향상
③ 우울감을 포함한 정신행동 증상 개선
④ 가족의 수발 부담 가중
⑤ 삶의 질 향상

97. 인지자극 훈련 중 비약물요법의 종류가 아닌 것은?
교재 P600

① 인지자극 훈련
② 광선요법
③ 현실인지치료
④ 인정요법
⑤ 인지기능개선제 투여

98. 인지자극 훈련으로 기대할 수 있는 효과가 아닌 것은?
교재 P600

① 전반적인 인지기능 개선
② 우울감을 포함한 정신행동 증상 개선
③ 일상생활 능력 유지
④ 가족의 수발 부담 증가
⑤ 삶의 질 향상

99. 인지기능에 문제가 없는 대상자의 인지 자극 훈련인 것은?

교재 P604

① 뇌 건강 일기 쓰기
② 여러가지 단어 말하기
③ 물건 보며 과거 회상하기
④ 점선으로 옮겨 그리기
⑤ 손모양 똑같이 만들기

100. 경증 인지기능 장애 대상자가 다음과 같은 활동으로 도움이 될 수 있는 것은?

교재 P611

• 학용품 이름, 생선 가게에서 살 수 있는 것들 말하기 • 'ㄱ'으로 시작하는 단어 말하기

① 다양한 억양 조절능력 ② 주의력 및 기억력 향상
③ 감성적 표현능력 ④ 언어의 유창성
⑤ 창의적 사고력

101. 경증 인지기능 장애 대상자에게 할 수 있는 인지자극 훈련으로 옳은 것은?

교재 P613

① 물건 보며 과거 회상하기
② 흩어진 낱글자로 단어 만들기
③ 악기 연주하기
④ 선 따라 그리고 찢기
⑤ 인사말 연결하기

102. 중증 인지기능 장애 대상자의 인지 자극 훈련의 목적으로 옳은것은?

교재 P617

① 일상생활능력 장애를 개선하여 보다 타인의 도움을 늘리기 위해서
② 문제행동이나 정서 등의 문제를 증가시키기 위해서
③ 대상자의 신체적 건강을 직접적으로 파악하기 위해서
④ 규칙적인 프로그램을 통해 문제행동을 줄여주기 위해서
⑤ 현실인식 능력 약화, 사회생활 규범 유지 등을 보전향상하기 위해서

99 [해설]
② ③ ④ ⑤ 경증 인지기능 장애 대상자

참 고

우리나라 인지훈련 프로그램

- 경도인지장애, 초기 치매 대상자 – 반짝활짝 뇌운동
- 중고도 치매 대상자 – 나답게 하루하루 프로그램
- 장기요양보험 수급자 (치매특별등급 포함) – 인지활동형 프로그램
- 장기요양보험 수급자 및 일반 노인 – 두근두근 뇌운동

101 [해설]
② ③ ④ ⑤ 중증 인지기능 장애 대상자

Ⅳ부 상황별 요양보호 기술

13장 임종 요양보호

참 고

임종기

회생 가능성이 없고, 치료에도 불구하고 회복되지 않으며, 급속도로 증상이 악화되어 사망이 임박한 상태

01. 임종 적응 단계로 옳은 것은?

교재 P626

① 분노-부정-타협-우울-수용
② 부정-타협-우울-분노-수용
③ 부정-분노-우울-타협-수용
④ 부정-분노-타협-우울-수용
⑤ 부정-분노-타협-수용-우울

02. 임종 적응 단계에 대한 설명으로 옳지 않은 것은?

교재 P626

① 임종기 요양보호란 죽음을 앞둔 사람들의 정서와 행동변화를 이해하고 지원하는 총체적 과정이다.
② 임종이란 사망 또는 죽음, 생명의 정지 또는 생체 기능의 영구적인 정지를 뜻한다.
③ 임종은 항상 경고하고 발생한다.
④ 퀴블러 로스는 임종기 환자와 가족에게 찾아오는 변화를 5단계로 제시하였다.
⑤ 임종에 이르는 과정은 지극히 개인적이다.

꼭 알아두기

임종 징후

몇 가지 신체적 변화들이 동시에 발생할 경우 임종이 임박했음을 짐작할 수 있다.

- 활력징후 변화
- 피부색 변화
- 의식변화
- 시력, 미각, 촉각 등 감각저하

03. 다음에서 설명하는 임종 적응 단계는?

교재 P626

"아니야. 나는 믿을 수 없어."라는 표현을 자주 한다.

① 우울　② 타협
③ 분노　④ 수용
⑤ 부정

04. 다음에서 설명하는 임종 적응 단계는?

교재 P627

"나는 아니야. 왜 하필 나야.", "왜 지금이야."와 같은 불평, 불만을 말한다.

① 부정　② 분노
③ 타협　④ 우울
⑤ 수용

05. 다음에서 설명하는 임종 적응 단계는?

교재 P627

- 자신이 아무리 죽음을 부정해도 피할 수 없는 상황임을 이해하게 된다.
- 삶이 얼마간이라도 연장되길 희망한다.

① 수용
② 타협
③ 분노
④ 부정
⑤ 우울

06. 죽음을 긍정적인 사건으로 인식하는 임종 단계는?

교재 P627

① 수용
② 분노
③ 타협
④ 부정
⑤ 우울

07. 임종기에 있는 대상자나 가족들의 태도와 감정 변화의 요인에 관한 설명으로 옳지 않은 것은?

교재 P628

① 죽음의 경험 – 가까운 사람의 임종을 경험한 사람은 죽음에 대한 태도도 달라진다.
② 성격 특성 – 솔직한 표현이 두려움과 걱정을 잘 대처하는 데 도움이 된다.
③ 종교적 신념 – 평소 신뢰하는 종교 지도자와의 면담이 도움이 된다.
④ 문화적 배경 – 살아온 환경이 죽음에 대한 태도를 다르게 결정한다.
⑤ 임종기의 대상자와 가족과의 대화는 되도록 하지 않는 것이 좋다.

08. 다음 중 임종 징후가 아닌 것은?

교재 P629

① 시력 감소
② 말이 어눌해짐
③ 혈압 상승
④ 차갑고 창백한 피부
⑤ 실금 또는 실변

09. 임종 징후에 대한 설명으로 맞는 것은?

교재 P629

① 몇 가지 신체적 변화들은 동시에 발생하지 않는다.
② 의식 변화는 거의 없다.
③ 숨을 가쁘고 깊게 몰아 쉰다.
④ 피부가 건조해진다.
⑤ 맥박은 거의 일정하게 뛴다.

10. 무호흡과 깊고 빠른 호흡이 교대로 나타나는 임종대상자를 돕는 방법은?

교재 P631

① 담요를 덮어준다.
② 침상을 청결하게 해준다.
③ 상체와 머리를 높여주고 손을 잡아준다.
④ 기저귀를 채워준다.
⑤ 얼음조각을 입에 넣어준다.

11. 대상자의 피부가 혈액순환의 저하로 싸늘해지면서 색이 변할 때 대처 방법은?

교재 P631

① 마사지를 해준다.
② 온찜질을 해준다.
③ 보온을 위한 전기기구를 사용한다.
④ 로션을 발라준다.
⑤ 담요를 덮어준다.

12. 임종이 임박한 대상자가 신장기능에 변화를 보일 때 돕는 방법은?

교재 P632

① 대상자의 고개를 옆으로 돌린다.
② 담요는 덮어준다.
③ 소변량이 현저하게 줄어들면 임종이 임박했다는 신호일 수 있으므로 가족에게 알린다.
④ 소변줄을 삽입한다.
⑤ 물을 먹게 한다.

꼭 알아두기

임종 대상자의 신체, 정신적 변화에 대한 요양보호

① 저하된 감각기능에 맞는 요양보호 서비스
② 건조해진 구강과 코 주변 관리
③ 피부 관리
④ 통증 조절
⑤ 호흡 조절
⑥ 소화기능 변화에 맞는 요양보호
⑦ 신장기능 변화에 맞는 요양보호
⑧ 환경 관리
⑨ 정서적 영적 지원

13. 임종대상자의 정서적 영적 지원으로 옳은 것은?

교재 P632

① 대상자가 이야기하지 않도록 한다.
② 움직이지 못하게 억제한다.
③ 대상자가 질문을 할 경우, 있는 그대로의 사실을 전달한다.
④ 요양보호사의 종교를 권유한다.
⑤ 몸을 흔들고 큰 소리로 질문한다.

14. 임종대상자의 신체적 변화에 대한 요양보호 방법으로 옳지 않은 것은

교재 P631~632

① 대상자가 호흡하기 힘들어하면 침대 머리를 낮추어 준다.
② 손발이 차가워지면 담요를 덮어서 따뜻하게 해준다.
③ 구강관리를 자주 실시한다.
④ 실금, 실변 시는 침상을 청결하게 해준다.
⑤ 울렁거림 또는 구토가 심할 경우, 작은 얼음조각을 입안에 넣어준다.

15. 임종대상자의 정서적, 영적 지원 방법으로 옳지 않은 것은?

교재 P632

① 대상자는 죽고 싶어 하므로 정서적 지원은 필요 없다.
② 대상자의 말을 잘 들어주는 것이 중요하다.
③ 대상자에게 있는 그대로 사실만을 이야기한다.
④ 대상자가 만나고 싶어 하는 사람이 있으면 가족에게 알린다.
⑤ 대상자에게 요양보호사의 종교를 강요하지 않는다.

16. 대상자가 임종 후 요양보호사의 자세로 옳지 않은 것은?

교재 P632

① 임종 과정이 시작되면 가족들을 지지하고 돕는다.
② 사망선언과 사후처리 과정은 요양보호사가 직접 처리한다.
③ 대상자가 임종을 해도 가족이 도착할 때까지 대상자 곁을 떠나지 않는다.
④ 가족이 없는 상황이면 신속히 기관장에게 보고한다.
⑤ 모든 사후처리는 존중하는 태도로 경건하게 수행한다.

17 [해설]

사별 후 가족 요양보호

① 사별 후 애도는 정상 반응이며 향후 마음을 치유하는 데 필수적이다.
② 처음에는 신경이 날카로워질 수 있고 반대로 아무 생각없이 차분하게 반응할 수도 있다. 사람마다 애도반응이 다를 수 있음을 이해한다.
③ 때때로 의료진 또는 요양보호사에게 분노반응을 보일 수 있다.
④ 아무런 판단없이 마음의 아픔을 들어줄 사람이 필요할 수 있다. 친구, 가족, 일기, 글쓰기 등은 도움이 된다.
⑤ 부드럽게 대하고 스스로를 잘 돌볼 수 있도록 격려한다.
⑥ 우울증 증상이 너무 심하거나 애도 반응이 1개월 이상 지속될 경우, 심리상담 또는 정신건강의학과 의사를 만나도록 권유한다.

17. 사별 후 대상자 가족의 요양보호에 대한 설명으로 옳은 것은?

교재 P633

① 사별 후 애도는 향후 마음을 치유하는 데 도움이 되지 않는다.
② 대상자 가족은 처음에는 모두 신경이 날카로워진다.
③ 때때로 의료진이나 요양보호사에게 분노 반응을 보일 수도 있다.
④ 대상자 가족의 아픔을 공감해 줄 필요는 없다.
⑤ 우울증 증상이 너무 심하거나 6개월 이상 지속되면 전문가의 도움을 받도록 권유한다.

18. 사별 전 가족 요양보호에 대한 설명으로 옳지 않은 것은?

교재 P633

① 대상자 옆에 있는 것이 가족들에게도 좋은 기억으로 간직된다.
② 대상자 가족들이 교대로 대상자 곁에 있을 수 있도록 한다.
③ 대상자가 가족을 위해 최선을 다한 삶을 살았다는 것을 알려준다.
④ 집안의 행사는 모두 생략한다.
⑤ 대상자가 의사소통이 가능할 때, 사진이나 동영상을 촬영하도록 한다.

19. 임종대상자의 권리 중 옳지 않은 것은?

교재 P634

① 품위를 유지하고 싶어 한다.
② 원하는 사람을 만날 수 있는 권리가 있다.
③ 치료를 거부할 권리가 있다.
④ 대화를 나눌 수 없는 상황이면 대상자 혼자 있게 둔다.
⑤ 사생활을 침해받지 않을 권리가 있다.

20. 다음 내용은 임종 대상자의 권리 중 어디에 해당하는가?

교재 P634

개인의 프라이버시를 존중하는 것은 인간의 기본권으로 임종을 앞둔 환자에게도 동일하게 보장되어야 한다.

① 치료를 거부할 권리
② 죽음을 인정하지 않을 권리
③ 사생활을 침해 받지 않을 권리
④ 원하는 사람을 만날 수 있는 권리
⑤ 품위 있는 죽음을 맞이하고 싶은 권리

21. 사전연명의료의향서에 관한 내용 중 옳지 않은 것은?

교재 P635

① 19세 이상 본인이 서면으로 작성한다.
② 연명의료중단 시 영양분, 물, 산소의 공급도 중단한다.
③ 연명의료중단은 안락사와는 다르다.
④ 등록기관을 통해 작성 · 등록된 사전연명의료의향서만이 법적 효력을 인정받는다.
⑤ 사전연명의료의향서의 법적 효력은 말기환자 또는 임종과정에 있는 환자에 한해 적용된다.

22. 다음이 설명하는 것은 무엇인가?

교재 P636

치료가 어려운 말기환자 또는 임종과정에 있는 환자를 대상으로 통증 및 신체적, 영적 고통을 완화하여 삶의 질을 향상시키는 전문적인 의료서비스이다.

① 연명의료　　② 보건의료
③ 호스피스완화의료　　④ 첨단재생의료
⑤ 가정간호

참 고

말기 환자 또는 임종과정에 있는 환자란

적극적인 치료에도 불구하고 근원적인 회복 가능성이 거의 없고, 증상이 악화되어 수개월 이내에 사망할 것으로 예상되는 환자

23. 호스피스 · 완화의료에 대한 설명으로 옳지 않은 것은?

교재 P636

① 치료가 어려운 말기질환을 앓는 환자가 대상이다.
② 고통을 완화하여 삶의 질을 향상시키는 전문적인 의료서비스를 뜻한다.
③ 호스피스 · 완화의료 서비스는 입원형만 있다.
④ 입원형의 경우 암질환에 한하여 이용가능하다.
⑤ 입원형의 경우 별도의 독립된 병동이나 시설에서 소정의 훈련과정을 이수한 전문인력에 의해 임종관리 서비스가 제공된다.

IV부 상황별 요양보호 기술

14장 응급상황 대처 및 감염관리

01. 의학적 위기 상황에 대한 대처법이 아닌 것은?

교재 P638

① 상황을 판단한다.
② 대상자를 살펴본다.
③ 도움 요청 시 신고를 할지 고민일 때는 하지 않는다.
④ 응급처치를 실시한다.
⑤ 가족 또는 기관장에게 보고한다.

02. 의학적 위기 상황에 대한 대처법의 순서가 맞게 된 것은?

교재 P638

① 상황 판단하기 - 응급처치 실시하기- 대상자 살펴보기- 가족 또는 기관장에게 보고하기
② 상황 판단하기- 대상자 살펴보기- 응급처치 실시하기- 가족 또는 기관장에게 보고하기
③ 응급처치 실시하기- 대상자 살펴보기- 상황 판단하기- 가족 또는 기관장에게 보고하기
④ 대상자 살펴보기- 가족 또는 기관장에게 보고하기- 상황 판단하기- 응급처치 실시하기
⑤ 대상자 살펴보기- 응급처지 실시하기- 상황 판단하기- 가족 또는 기관장에게 보고하기

03. 119 신고 시 구급대원에게 알려야 할 정보에 대한 설명 중 옳지 않은 것은?

교재 P639

① 상황이 발생한 곳의 정확한 위치를 알린다.
② 대상자의 나이, 성별, 상태를 알린다.
③ 신고 이유를 알린다.
④ 대상자의 질병력은 알리지 않는다.
⑤ 응급처치를 실시했다면 이를 밝힌다.

03 [해설]

119에 신고할 때 구급대원에게 알려야 할 정보

① 상황이 발생한 곳의 정확한 주소
② 대상자의 상태 (나이, 성별, 주요 상황, 필요시 간략한 질병력)
③ 신고 이유 (요양보호사로서 가까이에서 관찰했음을 밝힐 것)
④ 응급처치를 실시한 내용이 있다면 이를 밝힐 것

04. 응급처치 시 파악해야 할 위기징후가 아닌 것은?

교재 P639

① 상당한 출혈
② 의식의 변화
③ 호흡 불안정
④ 피부색의 변화
⑤ 약간의 통증

05. 재난에 대한 설명 중 옳은 것은?

교재 P640

① 재난은 화재, 홍수, 태풍, 정전 등 뜻하지 않게 발생한 긴급상황이다.
② 요양보호 대상자는 재난 상황에 취약한 집단은 아니다.
③ 요양보호사는 대상자의 안전만 지키면 된다.
④ 요양보호사 판단으로 대피한다.
⑤ 대처할 시간이 없으면 혼자만이라도 안전한 장소로 대피한다.

06. 소화기 사용 방법으로 옳지 않은 것은?

교재 P641

① 출입문을 마주 보고 분사한다.
② 먼저 안전핀을 뽑는다.
③ 노즐을 잡고 불쪽을 향한다.
④ 손잡이를 움켜쥐고 분사한다.
⑤ 분말을 골고루 쏜다.

07. 다음 내용은 어떤 재난 상황에 대한 대처법인가?

교재 P642

- 탁자 아래로 들어가 탁자 다리를 잡는다.
- 창문 근처나 떨어지기 쉬운 곳은 피한다.
- 운동장이나 공원 등 넓은 공간으로 이동한다.

① 수해
② 지진
③ 정전 및 전기사고
④ 태풍
⑤ 화재

참 고

화재를 진압하는 방법

실내에서 소화기를 사용할 때는 밖으로 대피할 때를 대비하여 문을 등지고 소화기 분말을 쏜다.
① 안전핀을 뽑는다.
② 노즐을 잡고 불쪽을 향한다.
③ 손잡이를 움켜쥔다.
④ 분말을 고루 쏜다.

08. 감염의 6가지 연결고리에 해당하지 않는 것은?

교재 P643

① 민감한 대상자　② 미생물
③ 대상자의 집　④ 탈출구
⑤ 침입구

09. 감염예방의 일반적 원칙으로 옳은 것은?

교재 P645

① 미생물의 전달 방법은 직접 접촉만 있다.
② 감염의 침입구는 코와 입 뿐이다.
③ 민감한 대상자란 현재 감염되지 않았지만 감염될 가능성이 높은 대상자를 뜻한다.
④ 감염예방과 방역 지침은 무시한다.
⑤ 영양은 감염예방에 영향을 주지 않는다.

10. 감염예방의 일반적인 원칙으로 옳지 않은 것은?

교재 P645

① 기침, 콧물. 인후통 등의 증상이 있을 때 민감한 대상자와의 접촉을 최대한 삼간다.
② 질병관리청의 감염예방과 방역 지침은 참고만 한다.
③ 대상자와 접촉 전에 손 씻기, 마스크 착용을 생활화한다.
④ 대상자의 눈, 코, 구강, 피부 등을 청결히 관리한다.
⑤ 영양관리와 예방접종을 한다.

11. 감염관리를 위한 표준적 예방법 중 옳지 않은 것은?

교재 P646

① 장갑 착용 전에는 반드시 손 씻기를 실시한다.
② 장갑은 벗은 후에는 손을 씻지 않아도 된다.
③ 혈액이나 체액이 몸에 닿았을 경우 접촉 부위를 깨끗이 닦는다.
④ 혈액, 체액, 배설물 등이 몸에 닿을 것으로 예상되면 일회용 가운을 착용한다.
⑤ 대상자가 이미 감염된 환자이면 무조건 일회용 방수성 가운을 착용한다.

12. 손 씻기를 반드시 해야 하는 경우가 아닌 것은?

교재 P647

① 대상자의 집에 도착하기 전
② 대상자를 만지기 전과 후
③ 장갑 착용 전
④ 손을 가리고 기침이나 재채기를 한 후
⑤ 동물을 만진 후

13. 손 씻기의 설명으로 옳은 것은?

교재 P647

① 알코올이 함유된 손 소독제는 효과성이 입증되지 못했다.
② 요양보호사가 반지나 팔찌를 착용하는 것은 손의 오염과는 관계가 없다.
③ 장갑을 벗은 후에는 손 씻기를 하지 않아도 된다.
④ 올바른 손 씻기는 감염예방을 위한 가장 효과적인 방법이다.
⑤ 비누를 사용한 손 씻기와 사용하지 않은 손 씻기는 세균 제거에 큰 차이가 없다.

14. 올바른 손씻기 방법으로 옳지 않은 것은?

교재 P647

① 요양보호사는 근무 중에 수시로 손을 씻어야 한다.
② 손톱은 짧게, 뾰족하지 않게 청결하게 관리한다.
③ 손씻기는 물로만 씻어도 효과가 있다.
④ 손씻기 6단계를 생활화한다.
⑤ 손을 씻은 후 완전히 건조시킨다.

15. 감염예방을 위한 개인보호장구의 종류가 아닌 것은?

교재 P650

① 마스크 ② 보안경
③ 안면보호구 ④ 장갑
⑤ 앞치마

참 고

손씻기를 실천하지 않는 이유

① 습관이 안 되어서 (51.4%)
② 귀찮아서 (29.0%)
③ 비누가 없어서 (5.0%)
④ 세면대가 부족해서 (2.7%)
⑤ 손을 닦을 것이 없어서 (1.9%)
⑥ 화장실 환경이 지저분해서 (1.5%)
⑦ 기타 (8.5%)

꼭 알아두기

손씻기 6단계

- 제1단계: 손바닥과 손바닥을 마주대고 문질러준다.
- 제2단계: 손등과 손바닥을 마주대고 문질러준다.
- 제3단계: 손바닥을 마주대고 손깍지를 끼고 문질러준다.
- 제4단계: 손가락을 마주잡고 문질러준다.
- 제5단계: 엄지손가락을 다른 편 손바닥으로 돌려주면서 문질러 준다.
- 제6단계: 손가락을 반대편 손바닥에 대고 문지르며 손톱 밑을 깨끗하게 한다.

16. 오염된 물질이 묻었을 때의 처리 방법으로 옳은 것은?

교재 P651

① 혈액이나 체액이 바닥에 쏟아졌을 때 물걸레로 닦는다.
② 혈액이나 체액이 옷에 묻었을 때 표백제를 사용한다.
③ 심하게 오염된 옷이나 침구류는 삶거나 살균 표백제를 사용하여 세탁한다.
④ 혈액이나 체액이 묻은 물질은 일반 쓰레기로 분류한다.
⑤ 옷이나 침구에 오염물질이 묻었을 때는 감염 전파의 위험이 증가하지 않는다.

17. 다음은 요양보호사에게 흔한 감염성 질환을 설명한 것이다. 어떤 질환인가?

교재 P652

- 2019년 말 중국 우한시에서 첫 사례가 보고됨
- 변종이 많이 존재함
- 비말을 통해 공기 중으로 전파됨
- 발열, 오한, 인후통, 두통, 근육통, 호흡곤란 등의 증상

① 결핵
② 독감
③ 코로나-19
④ 노로바이러스
⑤ 감기

18. 옴에 대한 설명으로 옳지 않은 것은?

교재 P653

① 감염력이 매우 높다.
② 감염된 사람의 옷, 침구와 접촉할 때 감염된다.
③ 옴진드기는 11월과 4월 사이에 많이 발생한다.
④ 감염된 대상자와 온 가족이 함께 치료해야 한다.
⑤ 뜨거운 물에 내의, 침구류를 10~20분간 삶아서 빤다.

19. 기도에서 폐에 이르는 길이 무언가로 막혀 기침이나 호흡곤란 등이 나타나는 응급상황은?

교재 P655

① 골절
② 화상
③ 경련
④ 질식
⑤ 출혈

20. 아래 그림과 같은 응급처치가 필요한 경우는?

교재 P655

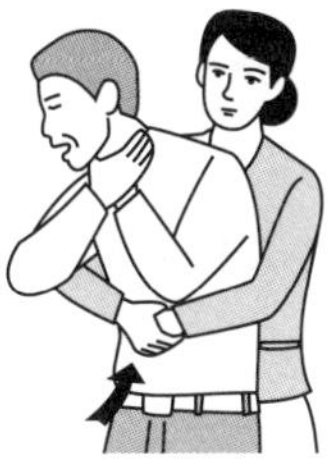

① 심혈관 질환의 응급상태
② 이물질에 의한 기도 질식 상태
③ 화상
④ 경련
⑤ 낙상에 의한 골절

21. 질식한 대상자가 의식이 없을 때 요양보호사의 대처 방법으로 가장 올바른 것은?

교재 P655

① 구토를 하게 한다.
② 하임리히 방법을 시행한다.
③ 인공호흡을 시행한다.
④ 즉시 119에 신고한다.
⑤ 손가락을 넣어 이물질을 빼낸다.

22. 음식물이 목에 걸려 질식이 된 대상자를 도울 때 요양보호사의 대처법이 아닌 것은?

교재 P655

① 대상자가 의식이 있으면 기침을 하여 뱉어내도록 한다.
② 손가락을 넣어 이물질을 빼내려 하거나 구토를 유발하지 않도록 한다.
③ 등을 두드려 빼내게 한다.
④ 이물질이 완전히 제거될 때까지 대상자 곁에 있는다.
⑤ 하임리히법은 반드시 기도폐색이 확인되는 경우에만 실시한다.

23. 다음 내용은 어떤 응급상황에 대한 설명인가?

교재 P656

혈압이 과도하게 낮아져 기관과 조직에 충분한 혈액순환이 이루어지지 못하는 상태

① 경련　　② 출혈
③ 질식　　④ 부정맥
⑤ 급성 저혈압

꼭 알아두기

질식

기도에서 폐에 이르는 길이 무언가로 막혔을 때 이를 기도폐색이라고 한다. 흔히 기도폐색이 발생하게 되면

- 자신의 목을 조르는 듯한 자세를 하며,
- 갑작스러운 기침을 할 수 있고,
- 숨 쉴 때 목에서 이상한 소리가 들릴 수 있다.

참 고

하임리히 방법

① "숨이 안 쉬어지세요? 제가 도와드릴까요?"라고 묻는다.
② 대상자의 등 뒤에 선다.
③ 배꼽과 명치 중간에 주먹 쥔 손을 감싼다.
④ 양손으로 복부의 윗부분 후상방으로 힘차게 밀어올린다.
⑤ 한 번으로 이물질이 빠지지 않으면 반복하여 시행한다.
⑥ 만일 질식이 지속되고 의식을 잃어버리면 천천히 바닥에 눕힌다.
⑦ 119에 신고하고 심폐소생술을 실시한다.

꼭 알아두기

경련 시 주의사항

① 병원으로 신속한 후송을 돕는다.
② 119에 신고하고 구급대원이 도착할 때까지 기다린다.
③ 경련을 멈추기 위해 무언가를 시도하지 않는다. (입안에 손가락을 넣거나 약을 먹지는 등의 시도를 하지 않는다.)
④ 질식, 쇼크, 출혈 등이 발생하지 않도록 예방적 조치를 취한다.
⑤ 바닥에 눕히고 베개를 받쳐 머리 손상을 예방한다.

참 고

다리를 높인 자세로 눕히는 이유

- 심장이나 뇌로 혈액량을 증가시키기 위함
(중력에 의해 말초기관에 있는 혈액의 일부가 심장과 뇌로 흐를 수 있음)

24. 급성 저혈압(쇼크) 상황 시 요양보호사의 대처로 틀린 것은?

교재 P656

① 119에 신고하여 즉시 도움을 청한다.
② 천장을 바라보는 자세로 바로 눕힌다.
③ 입에서 분비물이 나오면 고개를 옆으로 돌려준다.
④ 머리(상체)를 올린다.
⑤ 상황이 종료될 때까지 물이나 음식을 주면 안 된다.

25. 대상자가 출혈할 때 요양보호사의 대처로 옳지 않은 것은?

교재 P657

① 즉시 도움을 요청한다.
② 장갑을 착용하고 출혈 부위를 만진다.
③ 출혈 부위를 압박해서는 안 된다.
④ 만일 쇼크가 의심되면 다리를 높여준다.
⑤ 출혈량이 많다면 깨끗한 수건으로 압박한다.

26. 경련에 대한 설명으로 옳지 않은 것은?

교재 P657

① 경련은 뇌세포의 비정상적 자극으로 몸의 근육이 비자발적으로 수축하는 증상이다.
② 노인의 경련은 위중한 경우가 많으므로 병원으로 신속하게 후송해야 한다.
③ 입안에 손가락을 넣거나 경련을 멈추기 위해 억제를 시도하지 않는다.
④ 항경련제를 먹인다.
⑤ 질식을 예방하기 위해 고개를 옆으로 돌려준다.

27. 경련하는 대상자에 대한 대처법으로 옳은 것은?

교재 P658

① 물을 마시게 한다.
② 대상자의 입에 설압자를 물린다.
③ 대상자의 고개를 옆으로 돌려준다.
④ 대상자의 머리를 뒤로 젖힌다.
⑤ 대상자의 등을 두드려 준다..

28. 대상자가 약물중독이 의심될 때 요양보호사의 대처로 옳은 것은?

교재 P658

① 이상 증상이 보이면 즉시 가족에게 알린다.
② 대상자가 말을 안 하면 그대로 놔둔다.
③ 대상자가 구토하면 똑바로 눕힌다.
④ 복용이 의심되는 물질이 있으면 119에 전달한다.
⑤ 손가락을 넣어 토하게 한다.

29. 대상자의 약물 중독에 대한 설명 중 옳은 것은?

교재 P658

① 약물 중독은 고의로 과량의 약물을 복용한 상태이다.
② 만일 입에서 거품이나 토사물이 나온다면 대상자의 고개를 옆으로 돌린다.
③ 대상자가 의식이 없는 상황이면 엎드린 자세로 눕힌다.
④ 119 신고 후에는 대상자 곁을 지키지 않아도 된다.
⑤ 약물의 양이 많지 않으면 119 대원에게 복용한 것으로 의심되는 약물을 전달하지 않아도 된다.

30. 화상 대상자를 돕는 방법으로 옳은 것은?

교재 P659

① 화상 부위를 5분 동안 찬물에 담근다.
② 화상 부위에 얼음을 직접 대어준다.
③ 화상 부위에 반지, 팔찌 등이 있다면 신속하게 벗겨낸다.
④ 화상이 어느 정도인지 모르면 그대로 둔다.
⑤ 화상 부위에 핸드크림을 바른다.

31. 대상자가 팔목 골절이 의심될 때 대처법으로 옳은 것은?

교재 P660

① 파스를 붙인다.
② 다친 부위를 직접 압박한다.
③ 대상자 스스로 움직이지 않게 한다.
④ 더운 물주머니를 대어준다.
⑤ 다친 부위를 심장보다 낮게 해준다.

28 [해설]

약물 중독 의심 시 대처방법

① 119에 신고하고 즉시 도움을 청한다.
② 만일 의식이 없는 상황이라면 천장을 바라보는 자세로 눕힌다.
③ 만일 입에서 거품이나 토사물이 나온다면 고개를 옆으로 돌린다.
④ 119 구급대원이 올 때까지 대상자 곁에서 상태변화를 면밀히 관찰한다.
⑤ 복용한 것으로 의심되는 물질이 있다면 용기째 119 대원에게 전달한다.

참 고

골절

골절은 뼈가 부러지거나 금이 간 상태를 뜻한다.

꼭 알아두기

심폐소생술의 단계

① 반응 확인
② 도움 요청과 119 신고
③ 호흡 확인
④ 가슴압박 시행
⑤ 회복 자세

32. 다음은 무엇에 대한 설명인가?

교재 P661

심장마비가 발생했을 때 혈액을 순환시켜 뇌의 손상을 지연시키고 심장이 마비상태로 부터 회복하는데 도움을 주는 행위

① 심폐소생술
② 질식 예방법
③ 수술요법
④ 압박붕대법
⑤ 경련 예방법

33. 쓰러져 있는 대상자를 발견한 경우 가장 먼저 취해야 할 행동은?

교재 P661

① 도움 요청
② 맥박 확인
③ 호흡 확인
④ 흉부 압박
⑤ 반응 확인

34. 심폐소생술의 단계로 올바른 것은?

교재 P661~662

① 반응확인-호흡확인-가슴압박-119신고-회복자세
② 호흡확인-반응확인-119신고-가슴압박-회복자세
③ 반응확인-119신고-호흡확인-가슴압박-회복자세
④ 반응확인-가슴압박-119신고-호흡확인-회복자세
⑤ 119신고-호흡확인-반응확인-가슴압박-회복자세

35. 도움요청 단계에서의 대처 방법으로 옳은 것은?

교재 P661

① 질문에 반응이 없고 호흡이 없으면 즉시 도움을 요청한다.
② 구조자가 1명일 때는 의료진이 도착할 때까지 기다린다.
③ 주위에 도와줄 사람이 없으면 바로 심폐소생술을 시작한다.
④ 119에 신고하고 나면 바로 전화를 끊는다.
⑤ 119에 신고할 때는 장소만 빨리 알려준다.

36. 심폐소생술을 할 때 가슴압박에 대한 설명으로 옳은 것은?

교재 P662

① 일반인 목격자도 가슴압박과 인공호흡을 함께 시행한다.
② 가슴이 약 5cm 눌릴 정도로 강하고 빠르게 시행한다.
③ 오른쪽 유두 위에 두 손을 댄다.
④ 1분에 120회 이상의 속도로 압박한다.
⑤ 쿠션이 있는 바닥에 눕히고 시행한다.

참 고

급성 심정지의 가장 흔한 원인은 심근경색 후 발생하는 심실세동 때문이다. 따라서 가슴압박과 빠른 심장충격이 매우 중요하다.

- 심실세동: 심장의 심실에서 이상 신호가 발생하여 심실의 각 부분이 무질서하게 불규칙적으로 수축하는 상태
- 자동심장충격기(자동제세동기, AED): 자동으로 심전도를 분석하여 심실세동을 제거할 수 있는 장비

37. 심폐소생술 후 회복자세에 대한 설명으로 옳은 것은?

교재 P663

① 바로 눕힌다.
② 어떤 자세라도 관계없다.
③ 옆으로 눕힌다.
④ 엎드리게 한다.
⑤ 앉혀 놓는다.

38. 다음은 무엇에 대한 설명인가?

교재 P663

- 자동으로 심전도를 분석하여 심실세동을 제거할 수 있는 장비
- 구급차, 공항, 다중이용시설 등에 비치된 장비

① 인공호흡기 ② 심전도기
③ 자동혈압기 ④ 자동심장충격기
⑤ 인공심장기

39. 자동심장충격기의 사용 순서로 올바른 것은?

교재 P664

가. 전원 켜기	나. 패드 부착
다. 심장리듬 분석	라. 심장충격 시행

① 가-나-다-라 ② 가-나-라-다
③ 가-다-나-라 ④ 나-가-다-라
⑤ 나-가-라-다

40. 자동심장충격기 사용 시 올바른 패드 부착 위치는?

교재 P664

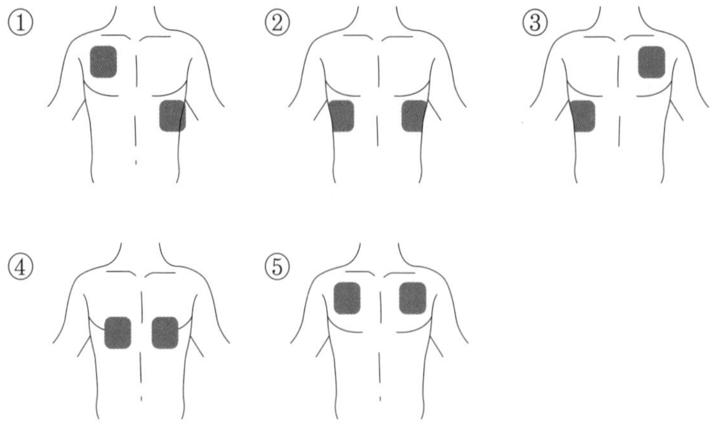

참 고

자동심장충격기 설치 장소

- 공공보건의료기관
- 구급대에 운용중인 구급차
- 여객항공기와 공항
- 철도차량
- 20톤 이상의 선박
- 공동주택
- 다중이용시설 등

41. 자동심장충격기 사용하여 심장 충격을 시행한 후 즉시 해야 할 것은?

교재 P665

① 인공호흡을 한다.
② 가슴압박을 한다.
③ 아무것도 안 하고 기다린다.
④ 환자를 흔들어 반응을 확인한다.
⑤ 심장리듬 분석을 다시 한다.

42. 심장충격기의 사용 및 심폐소생술은 언제까지 해야 하는가?

교재 P665

① 주변에서 그만두라고 할 때까지
② 119 구급대가 현장에 도착할 때까지
③ 병원으로 이송할 때까지
④ 1번 시행 후 그만둔다.
⑤ 심장충격기의 전원이 꺼질 때까지

요양 보호사 적중 그림모의고사

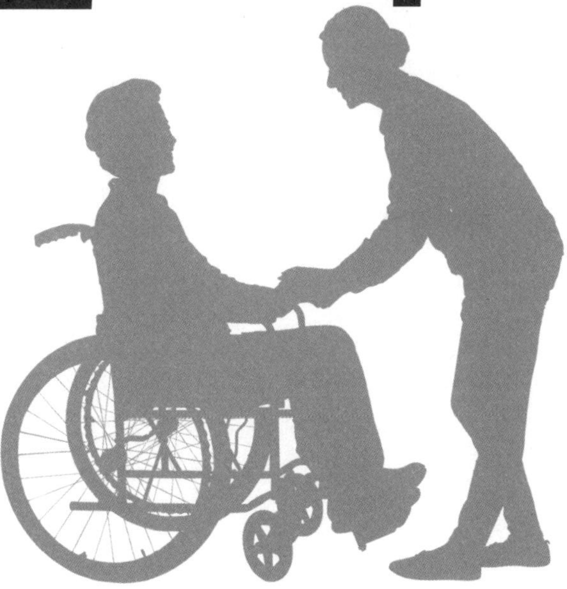

그림문제 정답 p293

01 다음 중 요양보호사의 팔꿈치 통증 예방 스트레칭하는 방법으로 옳은 것은? p.143

①
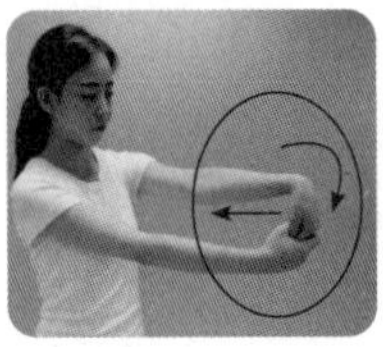
②
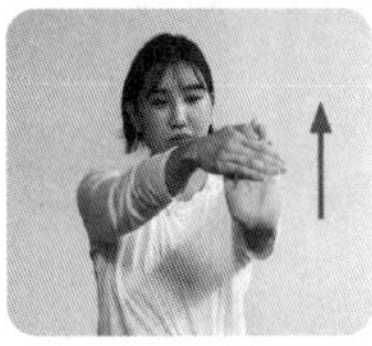
③
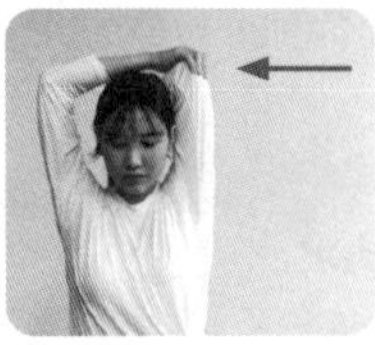
④
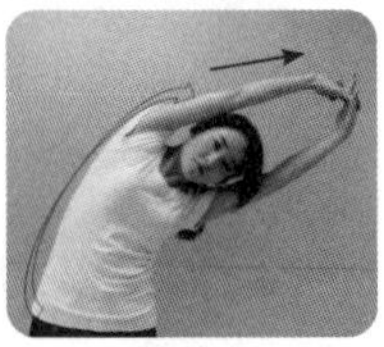
⑤
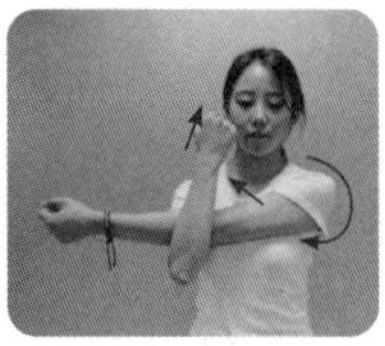

02 다음 중 명치의 위치는? p.165

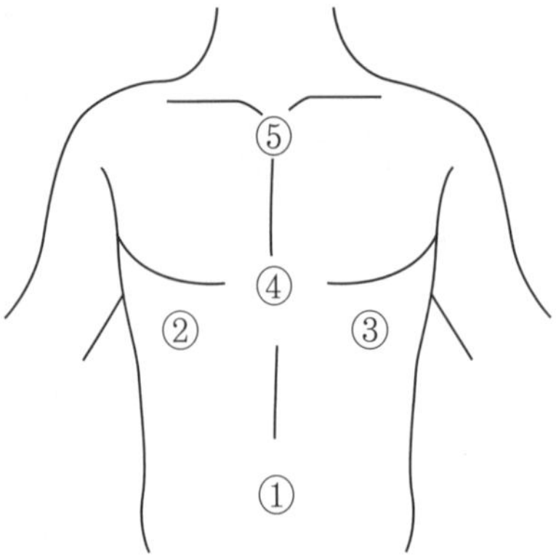

03 대상자의 손톱과 발톱을 깎는 모양으로 옳은 것은? p.397

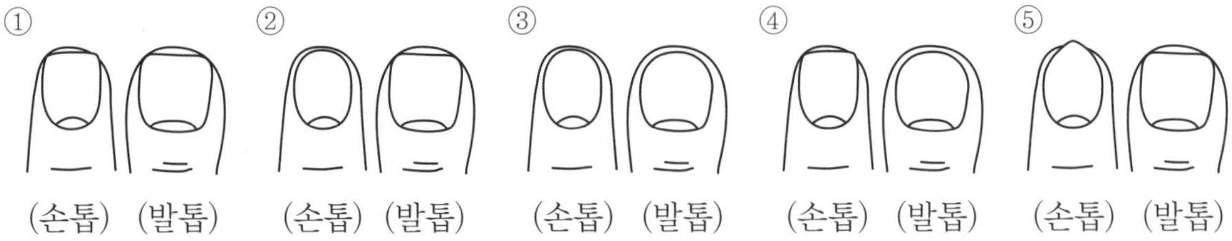

04 다음 그림은 무엇을 할 때의 자세인가 p.399

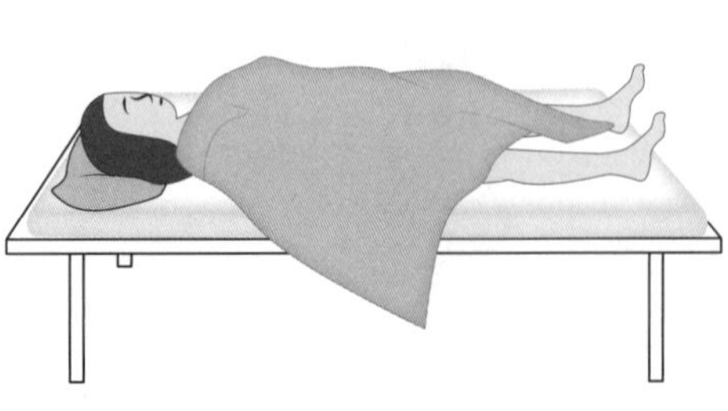
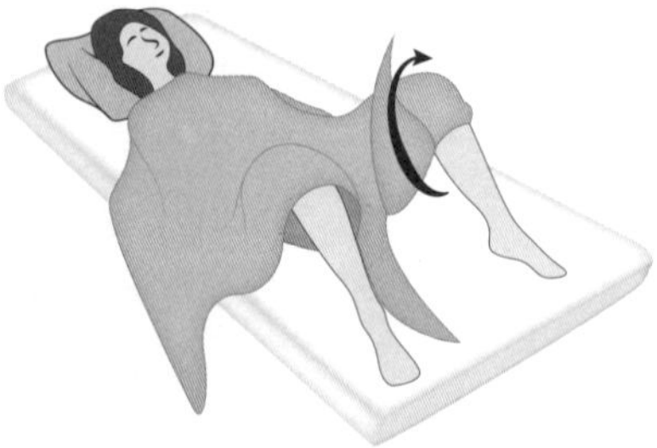

① 기저귀 교환할 때　② 침대위로 올릴 때　③ 목욕시킬 때
④ 회음부 청결 할 때　⑤ 다리 운동 시킬 때

05 **다음 사진은 옷갈아 입기 방법 중 어떤 상황인가?** p.417

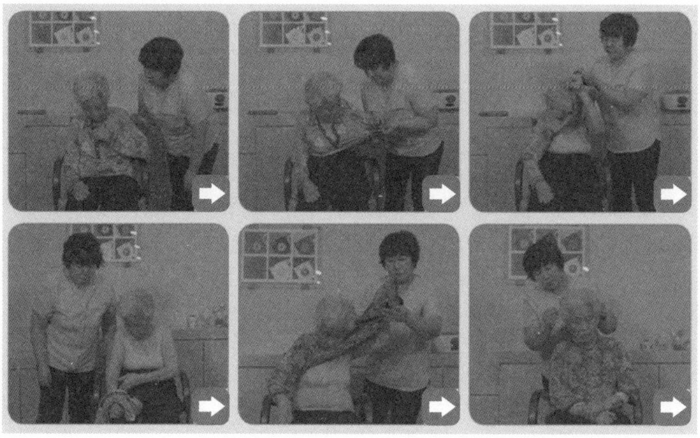

① 단추 있는 상의 벗기기
② 단추 있는 상의 입히기
③ 앞이 막힌 상의 벗기기
④ 앞이 막힌 상의 입히기
⑤ 앞이 막힌 상의 벗기고 입히기

06 **그림과 같이 대상자가 누워서 엉덩이를 들어 올리는 운동을 하는 이유는?** p.427

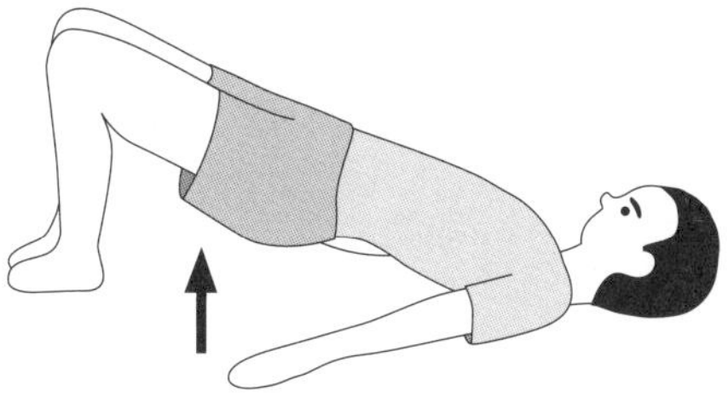

① 관절의 굳어짐을 예방한다.
② 어지러움, 오심, 구토 등의 증상을 완화시킨다.
③ 장시간 화상상태 시 욕창을 예방한다.
④ 폐기능을 강화하여 호흡에 도움을 준다.
⑤ 침대 위에서 이동이나 보행 시 신체안정에 도움이 된다.

07 **다음 동작은 무엇을 하는 동작인가?** p.429

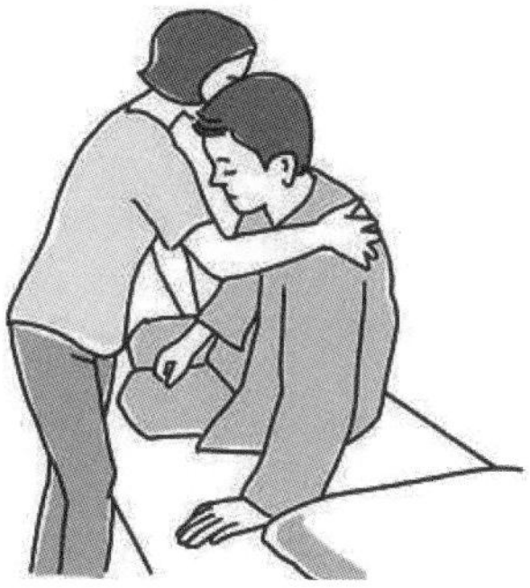

① 옆으로 눕히기
② 침대 머리로 이동하기
③ 편마비 대상자 앉히기
④ 편마비 대상자 눕히기
⑤ 침대 오른쪽으로 이동하기

08 **대상자를 침상에서 일으켜 앉히려고 할 때 지지해주어야 할 신체부위를 바르게 표시한 것은?** p.429

①
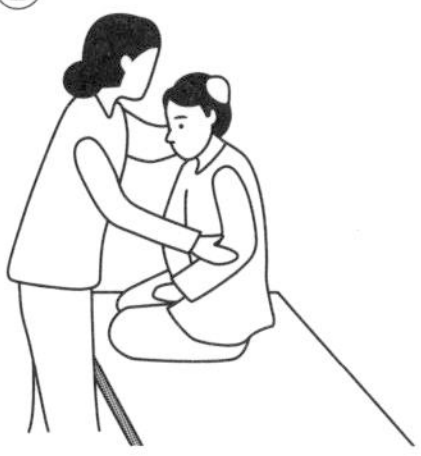

②
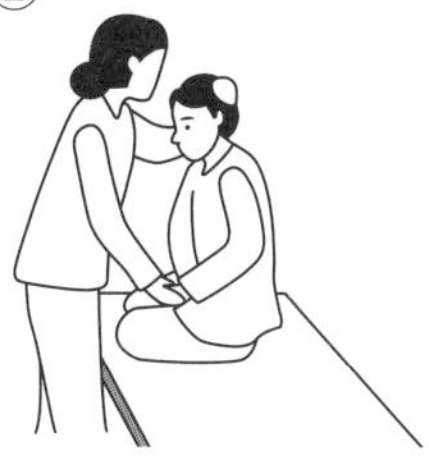

③
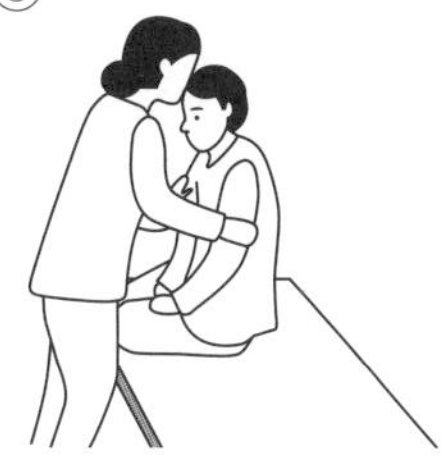

④
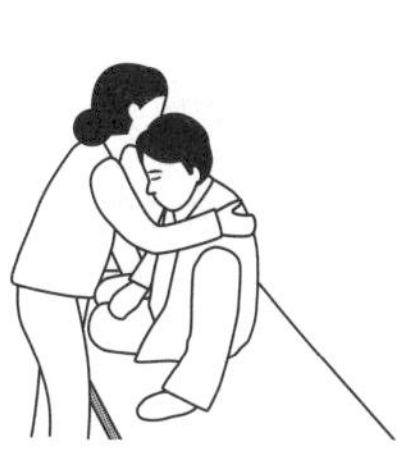

⑤
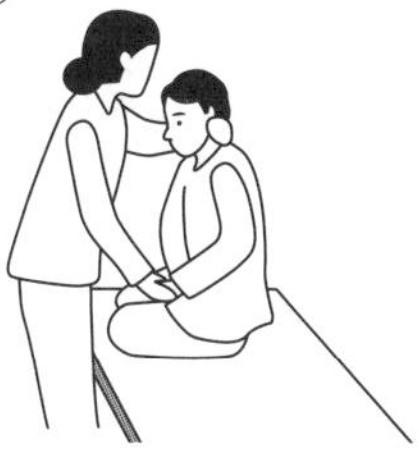

09 대상자를 침대에서 일으켜 세울 때 요양보호사의 돕기 자세로 옳은 것은? p.431

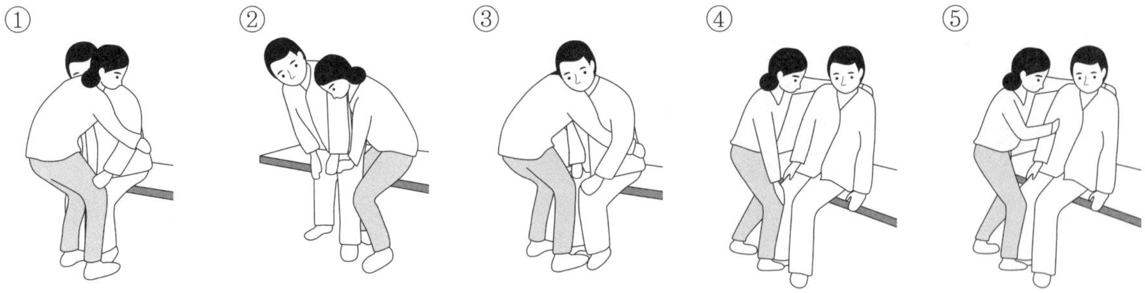

10 침대에 누워 있는 대상자가 숨이 차다고 할 때 돕기 자세로 옳은 것은? p.432

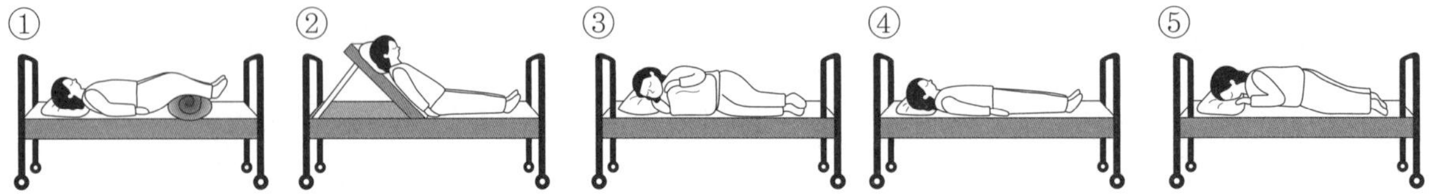

11 그림과 같이 엎드린 대상자를 베개와 타월로 지지하는 이유는? p.433

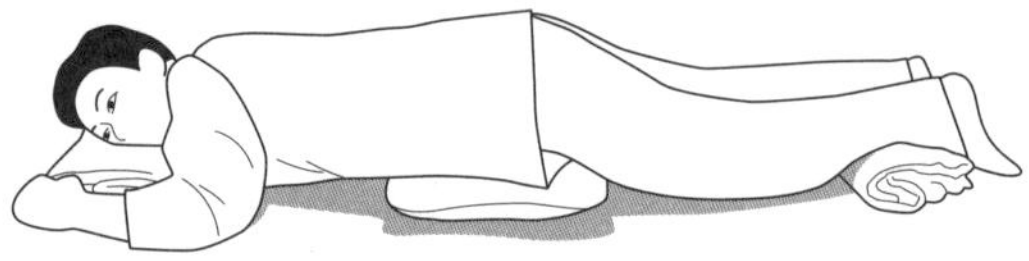

① 허리를 편하게 한다.
② 숨쉬기 편하게 한다.
③ 어깨를 편하게 한다.
④ 허리 앞 굽음을 감소시키고 허리와 넙다리 긴장완화
⑤ 근육을 강화시킨다.

12 휠체어를 접는 순서로 옳은 것은? p.437

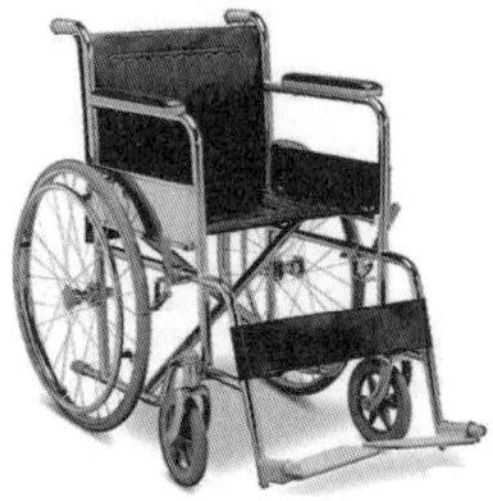

가) 시트 가운데를 잡고 들어 올린다.
나) 잠금장치를 잠근다.
다) 발 받침대를 올린다.
라) 팔걸이를 잡아 접는다.

① 나 – 다 – 가 – 라
② 나 – 라 – 가 – 다
③ 나 – 가 – 다 – 라
④ 나 – 가 – 라 –다
⑤ 나 – 다 – 라 – 가

13 대상자를 휠체어에 태우고 이동하는 방법으로 옳은 것은? p.439

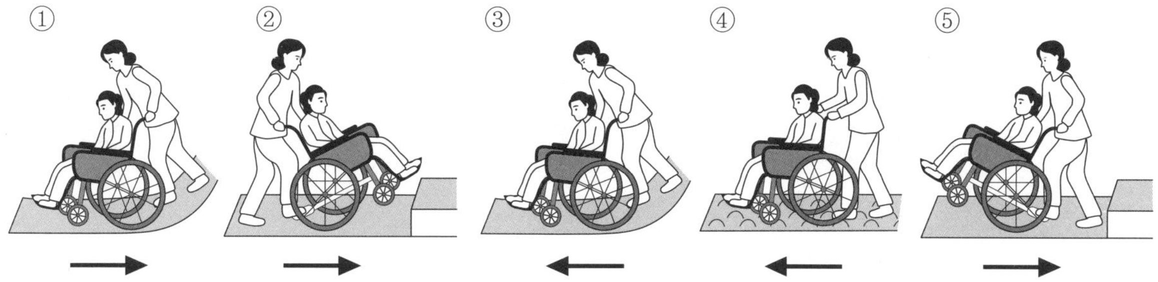

14 휠체어를 이용하여 엘리베이터를 타고 내릴 때 방법으로 옳은 것은? p.439

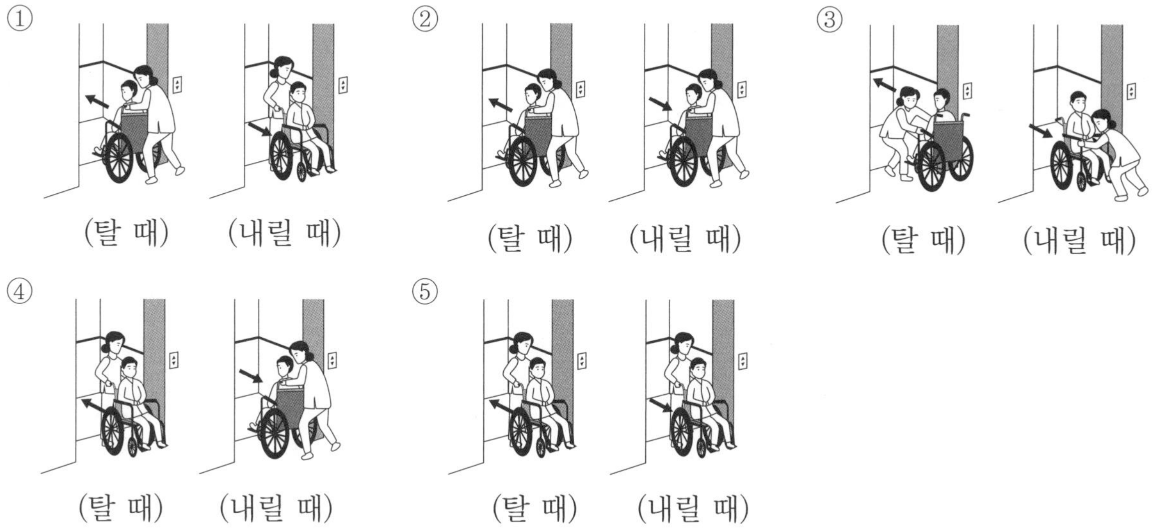

15 다음 그림은 어떤 상황에서 이동하는 방법인가? p.439

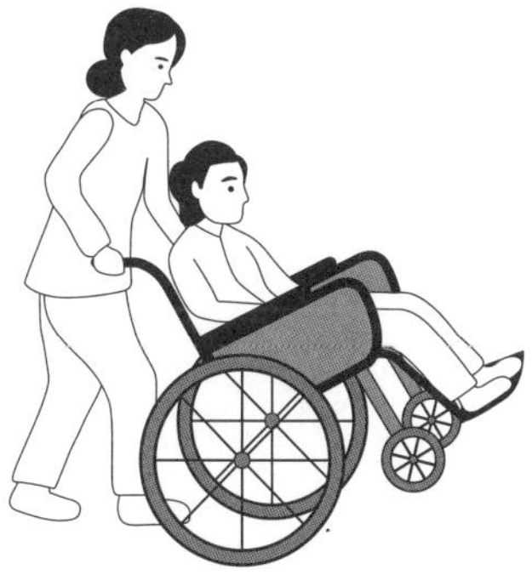

① 엘리베이터를 타고 내릴 때
② 평지를 이동할 때
③ 울퉁불퉁한 길을 갈 때
④ 오르막길을 올라갈 때
⑤ 내리막길을 내려갈 때

16 왼쪽 편마비 대상자를 침대에서 휠체어로 이동시킬 때 휠체어의 위치와 각도가 옳은 것은?

p.441

①
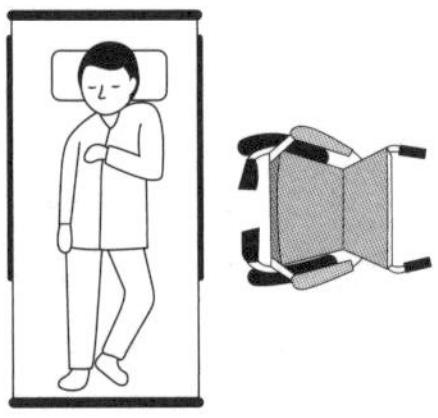

②
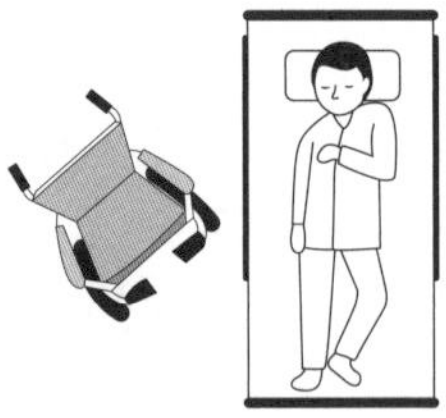

③
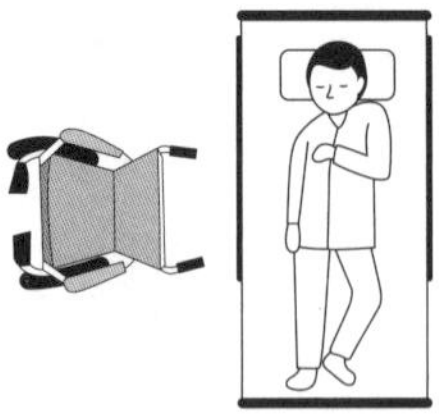

④
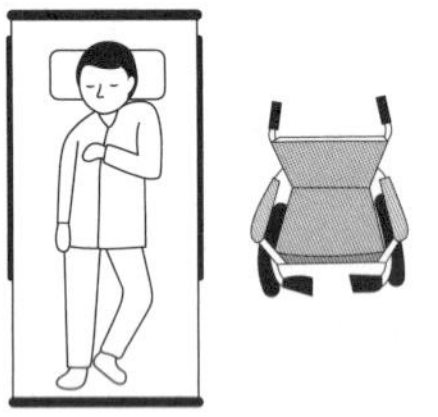

⑤
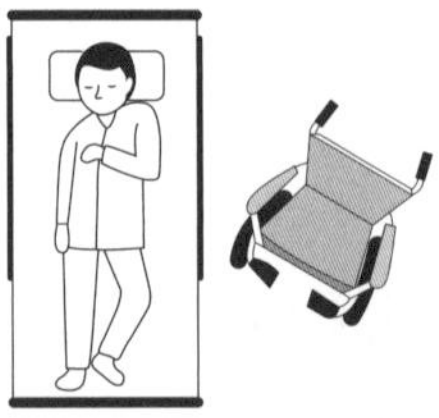

17 왼쪽 편마비 대상자를 침대로 이동시 휠체어 놓는 위치로 옳은 것은?

p.443

①
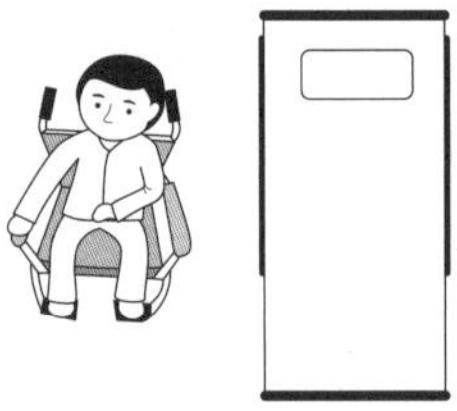

②
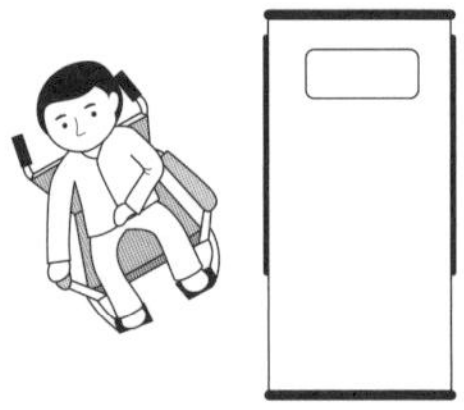

③
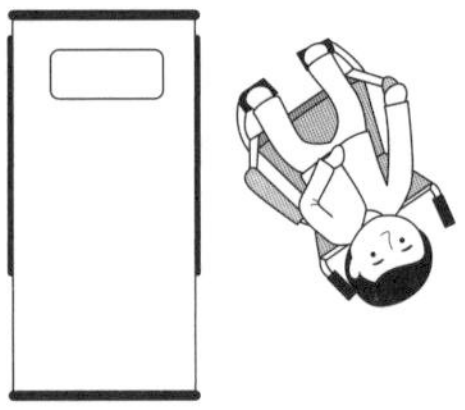

④
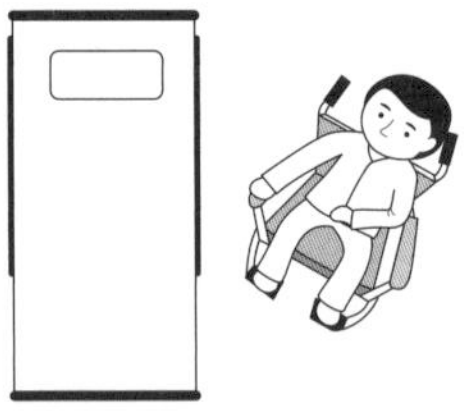

⑤
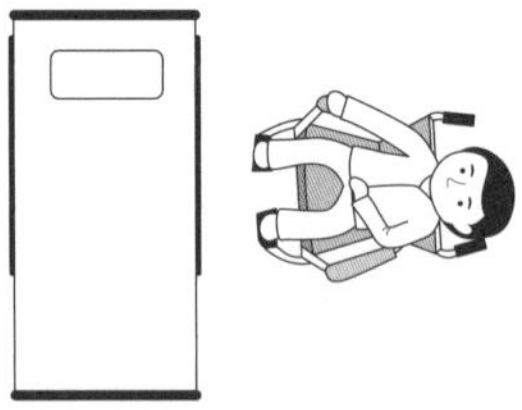

18 왼쪽 편마비 대상자를 바닥에서 휠체어로 이동시킬 때 휠체어 놓는 위치로 옳은 것은?

p.440

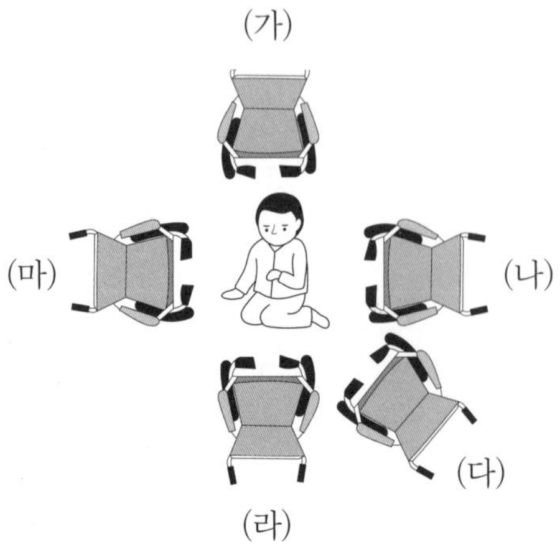

① (가)
② (나)
③ (다)
④ (라)
⑤ (마)

19 **두 사람이 대상자를 침대에서 침대로 옮길때, 대상자를 지지하는 위치로 옳은 것은?**

p.444

①
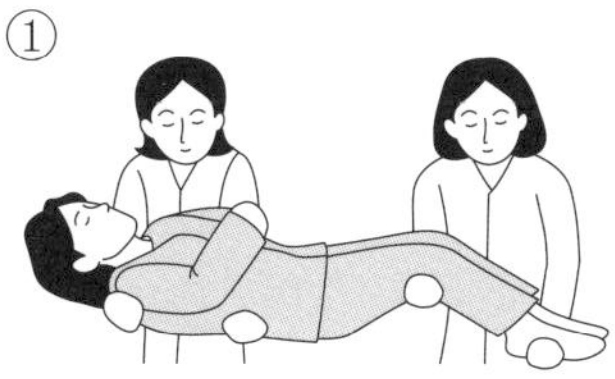

②
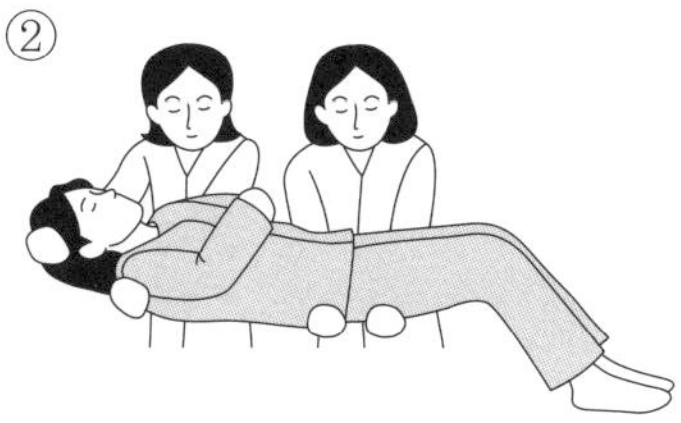

③
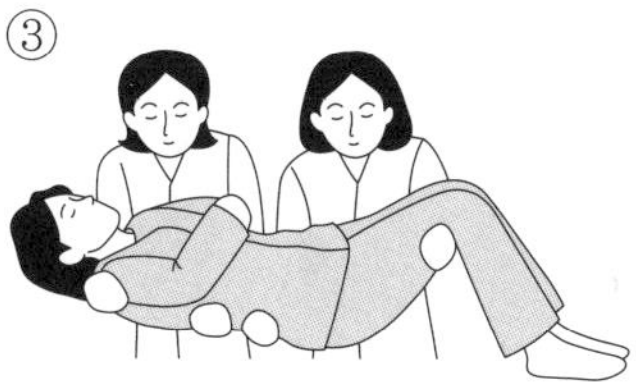

④
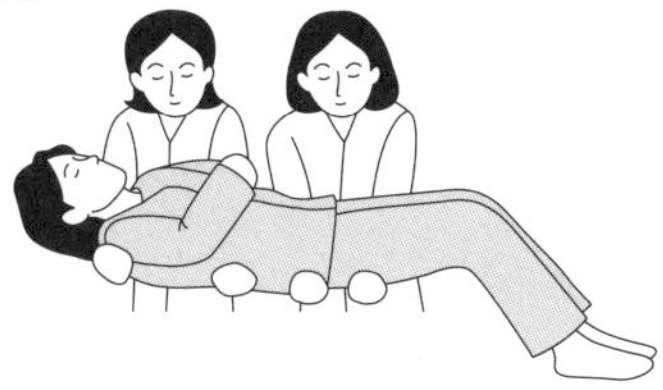

⑤
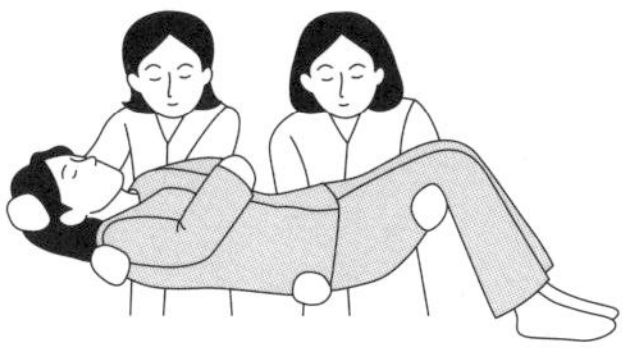

20 **오른쪽 편마비 대상자가 지팡이를 이용하여 계단을 내려갈 때 요양보호사의 위치로 옳은 것은?**

p.454

①
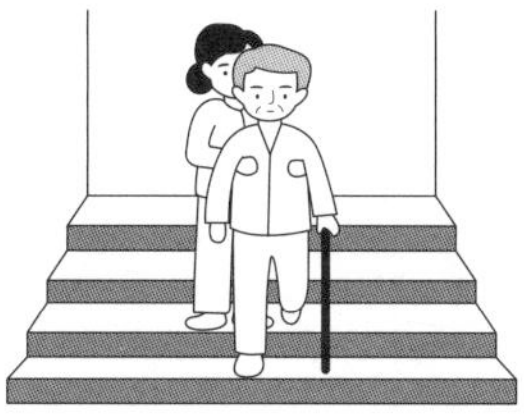

②
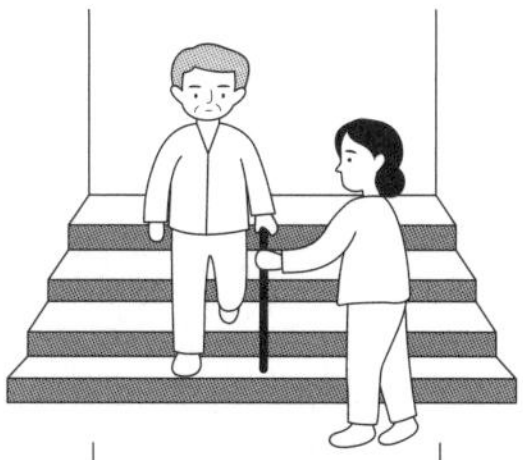

③
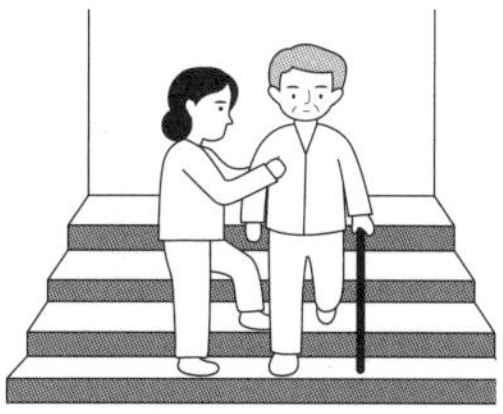

④
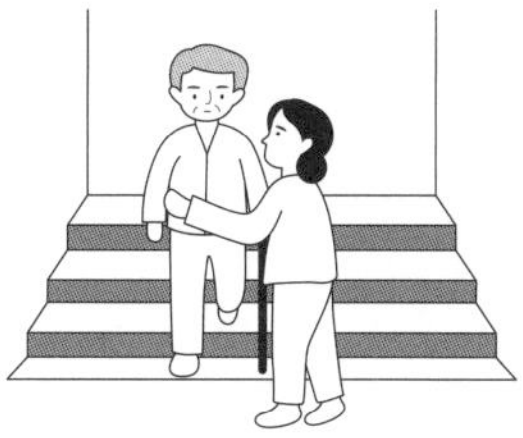

⑤
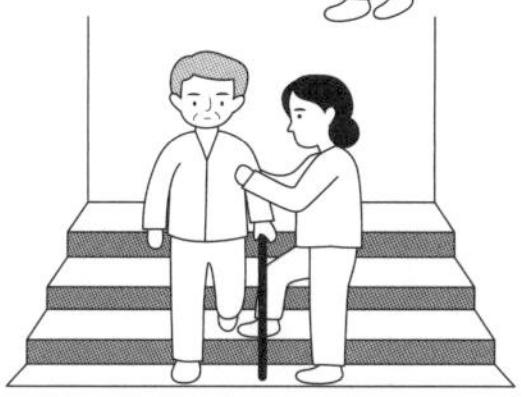

21 **왼쪽 편마비 대상자가 지팡이를 이용하여 계단 내려가기 순서로 옳은 것은?**

p.454

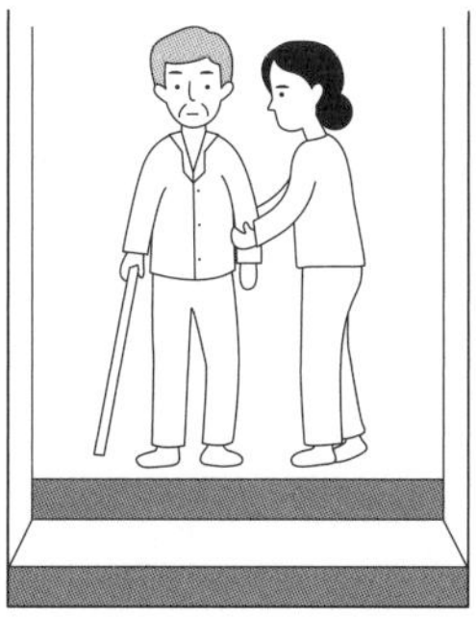

① 마비된 다리 – 지팡이 – 건강한 다리
② 건강한 다리 – 지팡이 – 마비된 다리
③ 마비된 다리 – 건강한 다리 – 지팡이
④ 지팡이 – 건강한 다리 – 마비된 다리
⑤ 지팡이 – 마비된 다리 – 건강한 다리

22 왼쪽 편마비 대상자가 지팡이를 이용하여 계단을 오를 때 순서로 옳은 것은? p.454

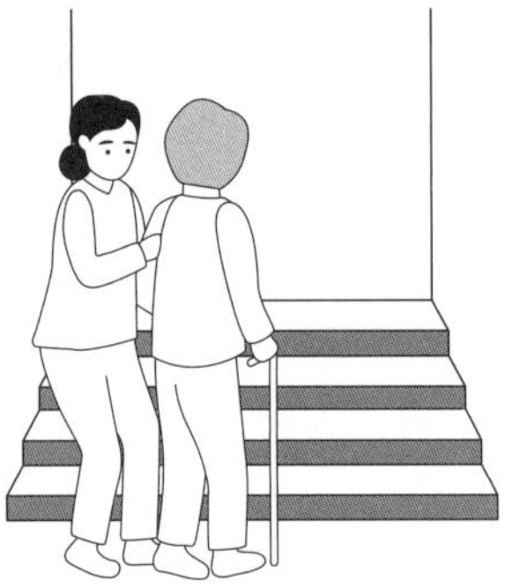

① 지팡이 – 오른발 – 왼발
② 오른발 – 지팡이 – 왼발
③ 왼발 – 지팡이 – 오른발
④ 왼발 – 오른발 – 지팡이
⑤ 지팡이 – 왼발 – 오른발

23 왼쪽 편마비 대상자가 지팡이를 이용하여 보행할 때 요양보호사의 위치로 옳은 것은? p.454

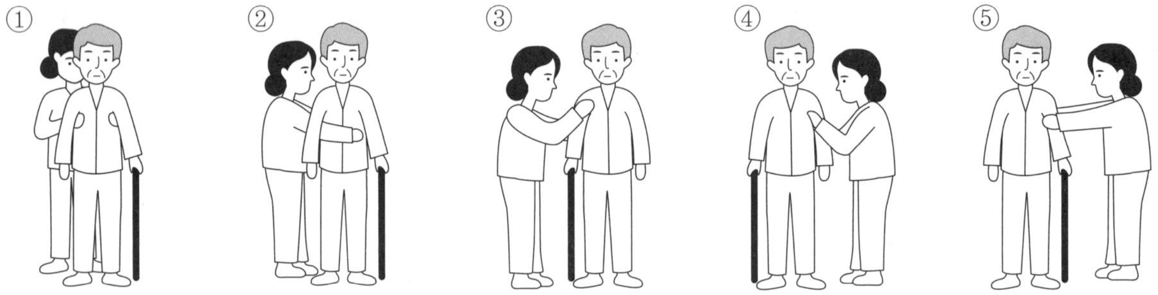

24 30℃ 물에 중성세제 사용하고 세탁기 사용 불가한 표시는? p.543

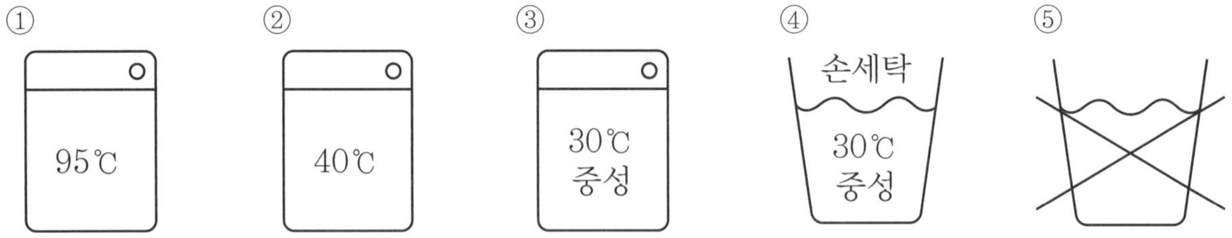

25 그림과 같은 표시 방법에 따라 건조해야 하는 세탁물은? p.544

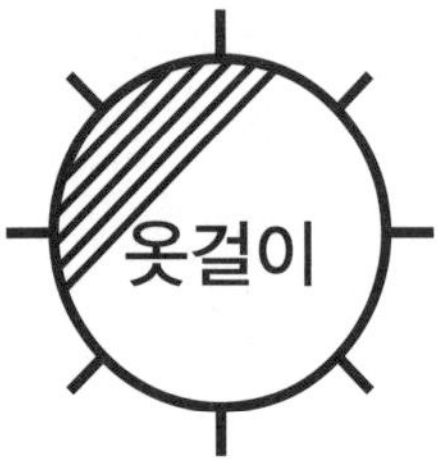

① 하얀색 면 티셔츠
② 파란색 나일론 블라우스
③ 빨강색 니트
④ 노란색 베개 커버
⑤ 노란색 울 스웨터

26 의류를 뉘어서 그늘에 건조하는 표시로 옳은 것은? p.544

①
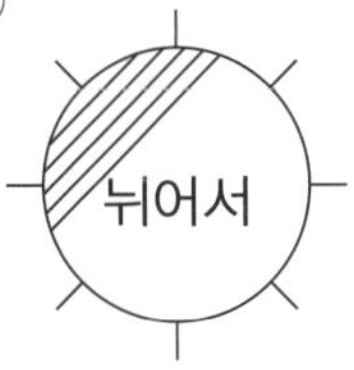

②
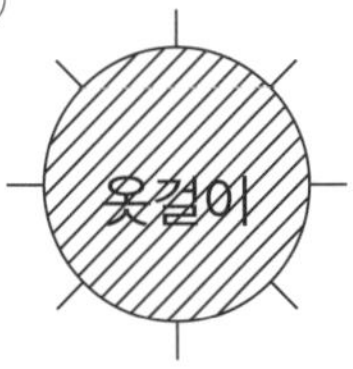

③
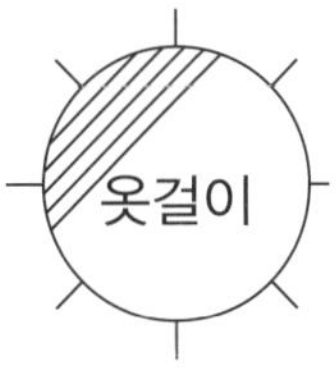

④
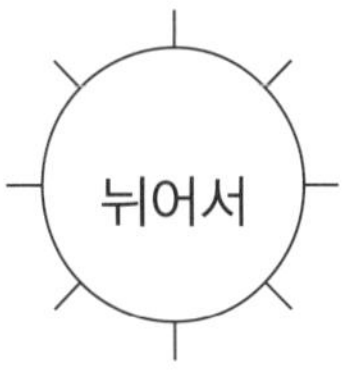

⑤
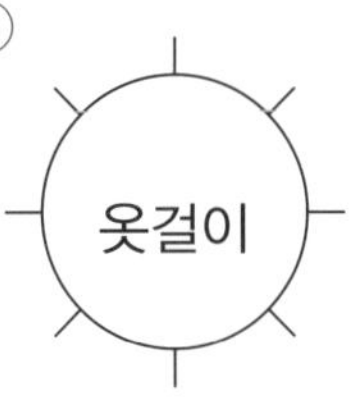

27 의식이 있는 대상자가 목에 음식물의 걸림으로 호흡 곤란을 보이고 있다. 대처 방법으로 옳은 것은? p.655

①
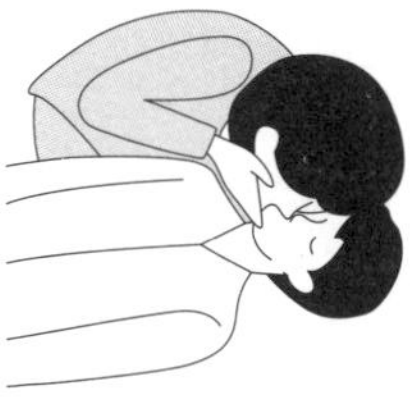

②
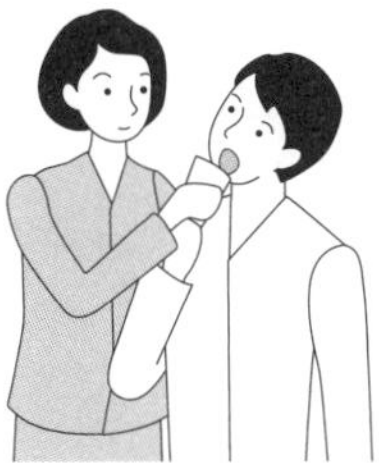

③
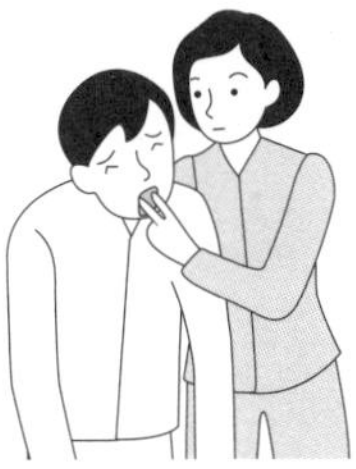

④
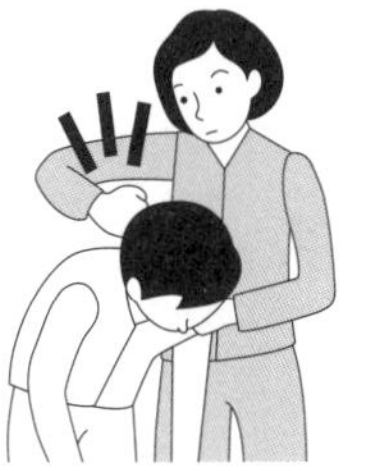

⑤
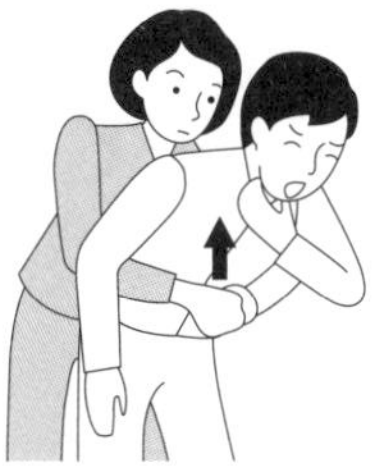

28 대상자가 갑자기 침이나 거품을 흘리며 경련을 일으켰을 때 응급 처치 방법으로 옳은 것은? p.658

①
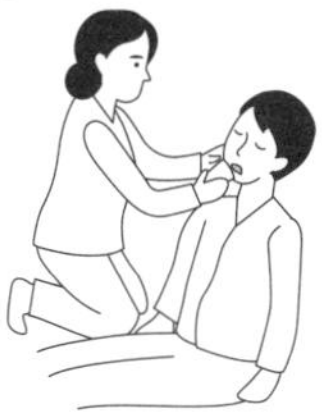

②
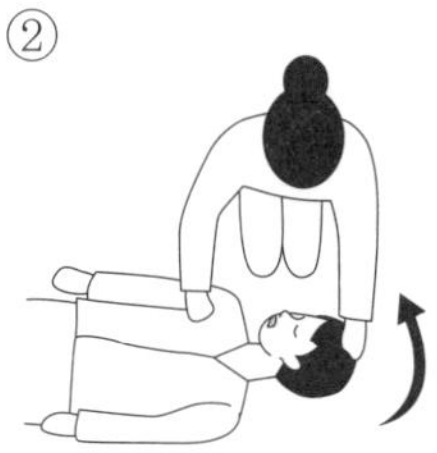

③
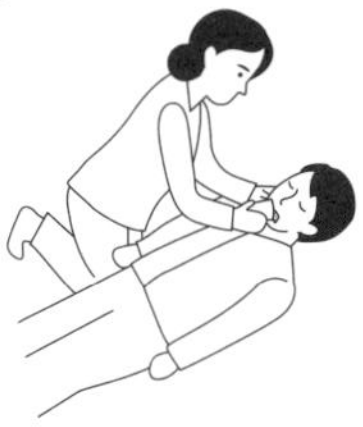

④
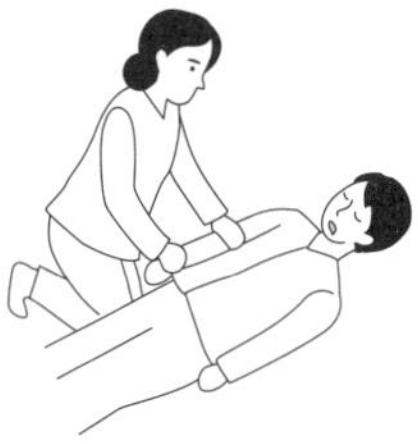

⑤
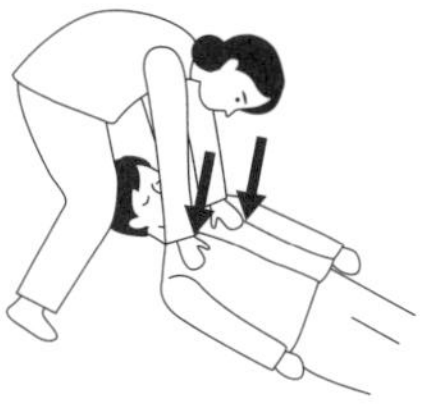

29 심폐소생술 후 대상자가 반응은 없으나 정상적인 호흡과 순환을 보일 때 회복 자세로 옳은 것은? p.663

①
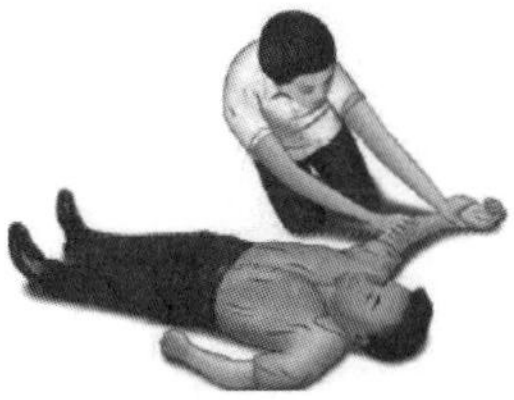

②
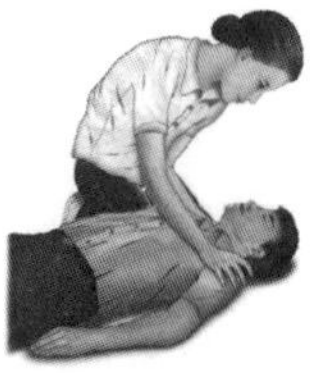

③
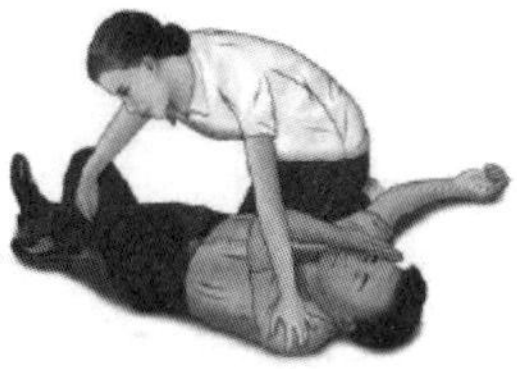

④
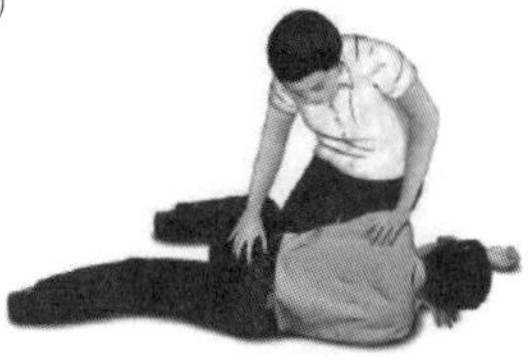

⑤
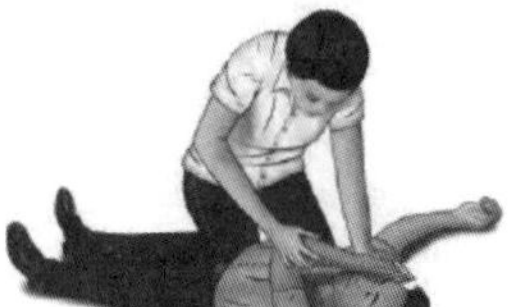

30 **자동심장충격기 사용시 전극패드의 부착 위치가 옳은 것은?** p664

① 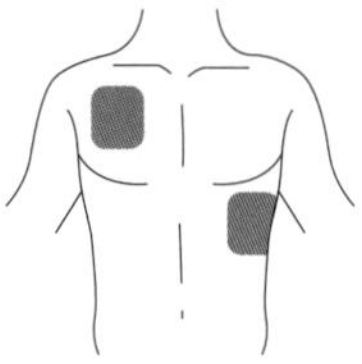

② 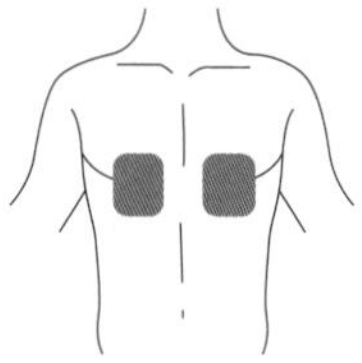

③ 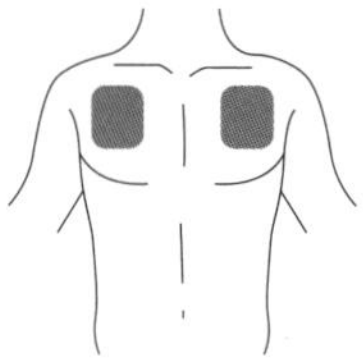

④ 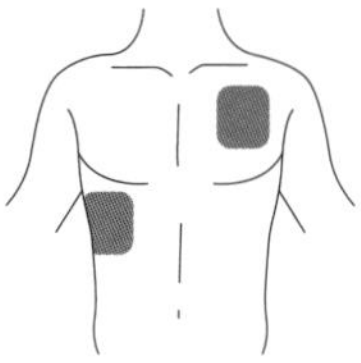

⑤ 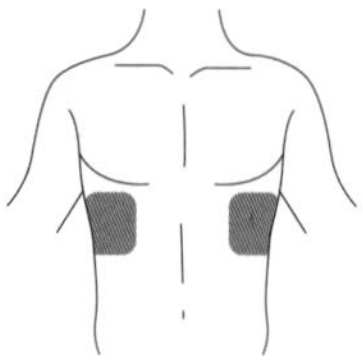

31 **엎드린 자세에서 등 근육과 넙다리 근육의 휴식을 위해 타월이나 베개를 받쳐 주는 위치가 바른 것은?** p433

① 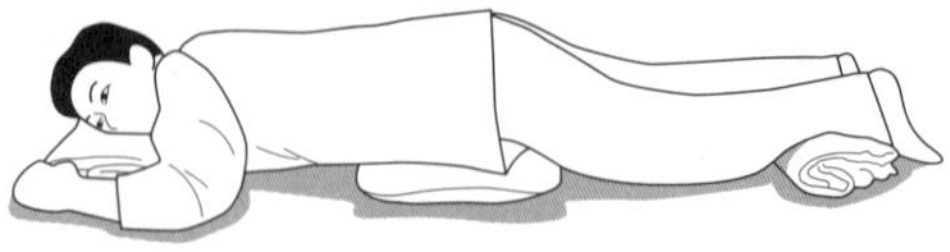

② 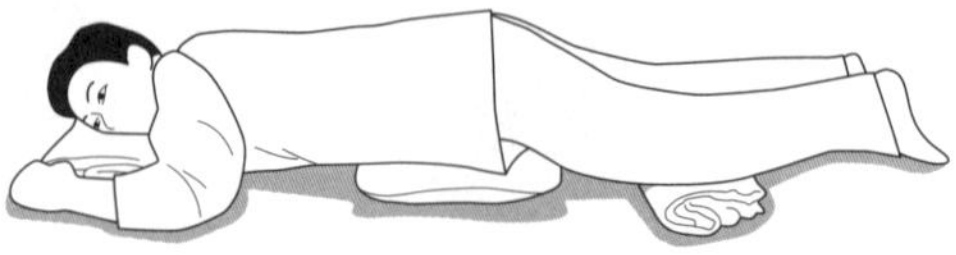

③ 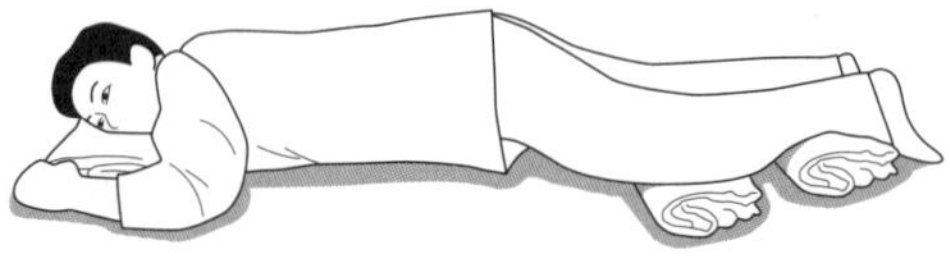

④ 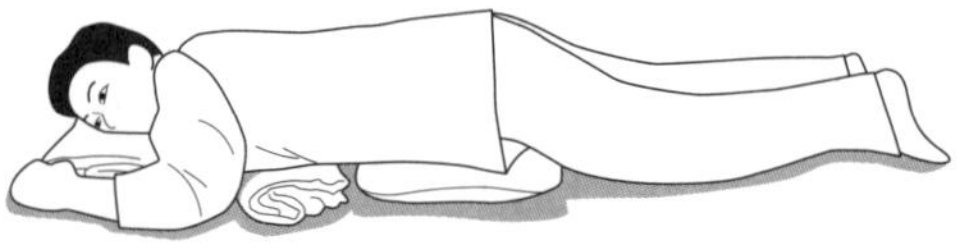

⑤ 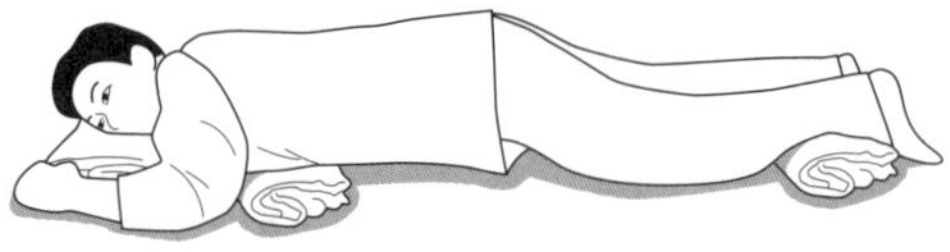

요양보호사
적중 그림모의고사

정답

01 ①	13 ②	25 ②
02 ④	14 ⑤	26 ①
03 ②	15 ③	27 ⑤
04 ④	16 ②	28 ②
05 ⑤	17 ④	29 ④
06 ⑤	18 ⑤	30 ①
07 ③	19 ③	31 ①
08 ④	20 ③	
09 ③	21 ⑤	
10 ②	22 ①	
11 ④	23 ④	
12 ①	24 ④	

출제위원 프로필

김 미 경

- 창원대학교 간호학과 대학원 석사
- 마산대학 간호학과졸업
- 한국학점 교육원 사회복지학과 이수
- 현) 재가장기요양기관 원장
- 요양보호사교육원 전임강사 역임
- 아랫동네 주야간보호센터 대표
- 재가장기요양기관 새론 대표

노 론 산

- 현) 성결대학교 일반대학원 사회복지학과 박사
- 현) 성경대학교 사회복지학과 객원교수
- 현) 안산요양보호사교육원 원장
- 현) 안산취업정보평생교육 원장
- 현) 안산요양보호사협회 회장
- 현) 충 · 효 · 예운동실천본부 안산지회장

노 명 진

- 국군 간호사관학교졸업
- 적십자 간병사 및 산모도우미 교육강사
- 적십자 노인 건강교육강사
- 현) 요양보호사교육원 전임교수

이 정 자

- 성결대학교 사회복지대학원 졸업 (사회복지학 석사)
- 대한신학대학원대학교 철학박사 (사회복지학 전공)
- 예원예술대학교 문화산업예술학과 (사회복지)
- 다솜 장애인 통합어린이집 자문위원 역임
  (안양시제2-98-8)
- 새남심리상담연구원부설 성폭력상담소 소장 역임
  (안양시여성20111101-01호)
- 다솜시니어재가장기요양센터 시설장(전)
- 대한신학대학원대학교 특임교수(전)
- 아틀란타 신학대학 교환교수(전)
- 경복대학교 겸임교수(전)
- 대림대학평생교육원 전임강사
- 성덕대학 사회복지 출강

이 영 실

- 한서대학교 박사과정수료
- 수원여자대학 사회복지학과 외래교수 역임.
- 성민대학교 사회복지학 교수역임
- 성민대학교 평생교육원 연수원장역임
- 신흥대학교 평생교육원 개호사회복지 전담교수
- 가정폭력 상담100시간 여성가족부
- 산업인력관리공단 임상심리 상담사.
- 중앙대대학원 사회복지학과 석사.

김 의 숙

- 청주 간호전문대학 간호학과 졸업
- 한국방송통신 대학교 행정학과 졸업(학사)
- 보건생명대학 간호학과 졸업
- 인제대학교 보건 간호학 석사
- 여주시보건소, 안산시보건소 근무
- 안산시 사동, 원곡 본동 사무소 동장
- 안산시 상록수 보건소장
- NCS 강사(의료기술)
- 보건교사 교원자격증
- 청소년 성교육, 상담 자격증
- 심리상담사 2급 자격증
- 정신보건 간호사 2급 자격증

조 상 순

- 대전 간호전문대학 간호학 전공
- 한국방송통신대학 간호학 학사
- 대전 을지병원 근무
- 근로복지공단
  - 안산병원 차장
  - 태백병원 중환자실 수간호사
  - 본부감사실 과장
  - 순천병원 심사 차장
  - 안산병원 교육 차장
  - 안산병원 본부 간호부장 역임
- 양호교사 교원자격증
- NCS강사(보건, 의료분야)

노 현 주

- 국립의료원 간호대학졸업
- 신병원 간호과장
- 강동병원 간호과장
- 국립의료원 간호사
- 강동소방서 홍보위원
- 현 고운요양보호사교육원장

※ 본 핵심총정리 완전정복의 출간을 위해 수고하여 주신 모든 분들께 감사의 인사를 드립니다.

정 답

Ⅰ부 요양보호와 인권

1장 요양보호 대상자 이해

01. ④ 02. ⑤ 03. ④ 04. ③ 05. ④
06. ④ 07. ⑤ 08. ② 09. ② 10. ①
11. ⑤ 12. ⑤ 13. ④ 14. ③ 15. ①
16. ② 17. ④ 18. ① 19. ④ 20. ③
21. ① 22. ① 23. ④ 24. ③ 25. ②
26. ② 27. ① 28. ① 29. ⑤ 30. ④
31. ④ 32. ② 33. ④ 34. ③ 35. ⑤
36. ④ 37. ③ 38. ⑤

2장 노인복지와 장기요양제도

01. ⑤ 02. ① 03. ④ 04. ② 05. ②
06. ③ 07. ③ 08. ② 09. ③ 10. ③
11. ① 12. ⑤ 13. ④ 14. ④ 15. ①
16. ③ 17. ② 18. ② 19. ③ 20. ⑤
21. ⑤ 22. ③ 23. ① 24. ② 25. ②
26. ⑤ 27. ④ 28. ③ 29. ④ 30. ④
31. ① 32. ④ 33. ⑤ 34. ④ 35. ①
36. ⑤ 37. ② 38. ② 39. ⑤ 40. ④
41. ④ 42. ③ 43. ⑤ 44. ① 45. ⑤
46. ③ 47. ⑤ 48. ④ 49. ④ 50. ③
51. ① 52. ④ 53. ② 54. ④ 55. ③
56. ③ 57. ② 58. ① 59. ⑤ 60. ③
61. ④ 62. ① 63. ③ 64. ① 65. ④
66. ① 67. ③ 68. ② 69. ① 70. ④
71. ④ 72. ① 73. ① 74. ① 75. ①
76. ② 77. ② 78. ① 79. ③ 80. ⑤
81. ③ 82. ⑤ 83. ① 84. ⑤ 85. ⑤
86. ⑤ 87. ② 88. ③ 89. ② 90. ②
91. ② 92. ④ 93. ① 94. ⑤ 95. ①
96. ④ 97. ④ 98. ⑤ 99. ③ 100. ①
101. ④ 102. ③ 103. ④ 104. ② 105. ④
106. ⑤ 107. ① 108. ③ 109. ④ 110. ④
111. ③ 112. ⑤ 113. ① 114. ③

3장 인권과 직업윤리

01. ① 02. ⑤ 03. ③ 04. ③ 05. ④
06. ⑤ 07. ② 08. ② 09. ① 10. ⑤
11. ② 12. ③ 13. ③ 14. ③ 15. ③
16. ⑤ 17. ② 18. ② 19. ① 20. ④
21. ② 22. ④ 23. ② 24. ② 25. ⑤
26. ① 27. ③ 28. ② 29. ① 30. ②
31. ③ 32. ④ 33. ④ 34. ① 35. ②
36. ① 37. ④ 38. ① 39. ④ 40. ②
41. ② 42. ② 43. ⑤ 44. ① 45. ④
46. ④ 47. ② 48. ④ 49. ③ 50. ②
51. ① 52. ② 53. ④ 54. ② 55. ④
56. ① 57. ⑤ 58. ① 59. ④ 60. ④

4장 요양보호사의 인권보호와 자기계발

01. ① 02. ③ 03. ① 04. ② 05. ⑤
06. ③ 07. ③ 08. ④ 09. ① 10. ②
11. ③ 12. ③ 13. ④ 14. ③ 15. ④
16. ① 17. ② 18. ③ 19. ② 20. ④
21. ⑤ 22. ⑤ 23. ② 24. ③ 25. ①
26. ② 27. ③ 28. ④ 29. ① 30. ②
31. ④ 32. ③ 33. ② 34. ⑤ 35. ③
36. ③ 37. ⑤ 38. ③ 39. ③ 40. ①
41. ⑤ 42. ① 43. ① 44. ② 45. ②
46. ③ 47. ⑤ 48. ① 49. ① 50. ③

51. ② 52. ① 53. ④ 54. ② 55. ④
56. ② 57. ③ 58. ④ 59. ⑤ 60. ③

Ⅱ부 노화와 건강증진

5장. 노화에 따른 변화와 질환

01. ③ 02. ③ 03. ② 04. ① 05. ①
06. ③ 07. ② 08. ③ 09. ② 10. ②
11. ① 12. ⑤ 13. ② 14. ② 15. ④
16. ② 17. ③ 18. ④ 19. ④ 20. ⑤
21. ② 22. ① 23. ④ 24. ④ 25. ①
26. ⑤ 27. ② 28. ② 29. ① 30. ①
31. ① 32. ③ 33. ④ 34. ④ 35. ④
36. ③ 37. ③ 38. ① 39. ④ 40. ④
41. ⑤ 42. ② 43. ⑤ 44. ③ 45. ④
46. ① 47. ④ 48. ④ 49. ④ 50. ③
51. ⑤ 52. ② 53. ③ 54. ③ 55. ⑤
56. ① 57. ③ 58. ② 59. ① 60. ①
61. ④ 62. ④ 63. ① 64. ⑤ 65. ①
66. ① 67. ② 68. ③ 69. ④ 70. ②
71. ③ 72. ① 73. ⑤ 74. ② 75. ①
76. ⑤ 77. ① 78. ④ 79. ④ 80. ④
81. ① 82. ⑤ 83. ① 84. ② 85. ④
86. ③ 87. ① 88. ③ 89. ② 90. ①
91. ③ 92. ⑤ 93. ⑤ 94. ② 95. ④
96. ④ 97. ③ 98. ② 99. ② 100. ①
101. ③ 102. ② 103. ③ 104. ① 105. ④
106. ① 107. ② 108. ⑤ 109. ⑤ 110. ④
111. ④ 112. ④ 113. ③ 114. ③ 115. ①
116. ③ 117. ④ 118. ④ 119. ① 120. ④
121. ④ 122. ③ 123. ③ 124. ① 125. ③
126. ① 127. ③ 128. ③

6장 치매, 뇌졸중, 파킨슨질환

01. ② 02. ① 03. ③ 04. ③ 05. ④
06. ② 07. ① 08. ③ 09. ④ 10. ⑤
11. ② 12. ② 13. ① 14. ④ 15. ③
16. ① 17. ② 18. ③ 19. ① 20. ③
21. ① 22. ① 23. ② 24. ② 25. ③
26. ② 27. ④ 28. ⑤ 29. ⑤ 30. ①
31. ①

7장 노인의 건강증진 및 질병예방

01. ③ 02. ③ 03. ① 04. ② 05. ②
06. ④ 07. ① 08. ④ 09. ⑤ 10. ①
11. ④ 12. ④ 13. ① 14. ① 15. ①
16. ② 17. ③ 18. ③ 19. ③ 20. ⑤
21. ① 22. ⑤ 23. ⑤ 24. ⑤ 25. ⑤
26. ① 27. ② 28. ③ 29. ③ 30. ②
31. ①

Ⅲ부 노화와 건강증진

8장 의사소통과 정서 지원

01. ② 02. ② 03. ④ 04. ④ 05. ④
06. ② 07. ① 08. ② 09. ② 10. ⑤
11. ① 12. ③ 13. ④ 14. ④ 15. ③
16. ⑤ 17. ③ 18. ④ 19. ② 20. ②
21. ② 22. ① 23. ① 24. ④ 25. ③
26. ② 27. ③ 28. ④ 29. ② 30. ②
31. ⑤ 32. ① 33. ④ 34. ⑤ 35. ④
36. ① 37. ④ 38. ① 39. ③ 40. ②
41. ② 42. ① 43. ① 44. ④ 45. ①
46. ④ 47. ① 48. ⑤ 49. ⑤ 50. ①

51. ④ 52. ② 53. ④ 54. ② 55. ⑤
56. ③ 57. ④ 58. ① 59. ② 60. ②
61. ①

9장 요양보호 기록과 업무보고

01. ① 02. ③ 03. ① 04. ③ 05. ②
06. ② 07. ③ 08. ③ 09. ① 10. ②
11. ① 12. ① 13. ③ 14. ③ 15. ①
16. ⑤ 17. ③ 18. ⑤ 19. ① 20. ②
21. ③ 22. ② 23. ② 24. ② 25. ①
26. ⑤ 27. ③ 28. ⑤ 29. ④ 30. ③
31. ① 32. ① 33. ④ 34. ② 35. ②
36. ③ 37. ② 38. ③ 39. ④

10장 신체활동 지원

01. ⑤ 02. ⑤ 03. ③ 04. ③ 05. ④
06. ⑤ 07. ① 08. ② 09. ① 10. ②
11. ③ 12. ④ 13. ⑤ 14. ③ 15. ①
16. ⑤ 17. ④ 18. ② 19. ④ 20. ⑤
21. ① 22. ① 23. ③ 24. ③ 25. ③
26. ④ 27. ④ 28. ① 29. ④ 30. ⑤
31. ④ 32. ⑤ 33. ③ 34. ② 35. ②
36. ② 37. ③ 38. ④ 39. ② 40. ④
41. ② 42. ② 43. ② 44. ③ 45. ①
46. ② 47. ④ 48. ① 49. ④ 50. ⑤
51. ③ 52. ② 53. ① 54. ② 55. ④
56. ① 57. ③ 58. ① 59. ④ 60. ④
61. ① 62. ② 63. ② 64. ② 65. ③
66. ④ 67. ① 68. ④ 69. ④ 70. ①
71. ② 72. ② 73. ① 74. ② 75. ②
76. ① 77. ② 78. ④ 79. ③ 80. ③
81. ① 82. ③ 83. ① 84. ④ 85. ①
86. ③ 87. ③ 88. ⑤ 89. ② 90. ①
91. ② 92. ⑤ 93. ③ 94. ④ 95. ①
96. ① 97. ④ 98. ④ 99. ④ 100. ②
101. ② 102. ③ 103. ③ 104. ② 105. ⑤
106. ② 107. ④ 108. ① 109. ④ 110. ①
111. ② 112. ② 113. ⑤ 114. ① 115. ②
116. ① 117. ② 118. ① 119. ⑤ 120. ①
121. ② 122. ⑤ 123. ③ 124. ④ 125. ③
126. ⑤ 127. ② 128. ① 129. ① 130. ⑤
131. ⑤ 132. ① 133. ③ 134. ① 135. ①
136. ⑤ 137. ⑤ 138. ③ 139. ① 140. ④
141. ⑤ 142. ④ 143. ④ 144. ② 145. ②
146. ① 147. ③ 148. ② 149. ③ 150. ⑤
151. ⑤ 152. ① 153. ② 154. ④ 155. ④
156. ④ 157. ② 158. ③ 159. ① 160. ⑤
161. ① 162. ③ 163. ④ 164. ⑤ 165. ⑤
166. ① 167. ② 168. ⑤ 169. ③ 170. ①
171. ② 172. ② 173. ⑤ 174. ① 175. ④
176. ③ 177. ① 178. ① 179. ① 180. ②
181. ② 182. ② 183. ① 184. ③ 185. ③
186. ③ 187. ② 188. ① 189. ③ 190. ④
191. ① 192. ② 193. ③ 194. ② 195. ②
196. ① 197. ① 198. ② 199. ② 200. ③
201. ⑤ 202. ④ 203. ③ 204. ③ 205. ④
206. ④ 207. ⑤ 208. ③ 209. ① 210. ⑤
211. ② 212. ④ 213. ⑤ 214. ③ 215. ③
216. ② 217. ③ 218. ① 219. ④ 220. ③
221. ③ 222. ③ 223. ④ 224. ③ 225. ④
226. ③

11장 가사 및 일상생활 지원

01. ① 02. ⑤ 03. ④ 04. ③ 05. ①
06. ① 07. ③ 08. ② 09. ② 10. ①
11. ④ 12. ⑤ 13. ③ 14. ④ 15. ①
16. ② 17. ① 18. ③ 19. ⑤ 20. ③
21. ② 22. ⑤ 23. ② 24. ④ 25. ③

26. ③ 27. ⑤ 28. ③ 29. ① 30. ②
31. ④ 32. ③ 33. ③ 34. ④ 35. ②
36. ⑤ 37. ⑤ 38. ② 39. ② 40. ④
41. ① 42. ④ 43. ② 44. ③ 45. ①
46. ⑤ 47. ② 48. ① 49. ④ 50. ③
51. ② 52. ② 53. ④ 54. ② 55. ④
56. ④ 57. ② 58. ② 59. ⑤ 60. ④
61. ④ 62. ② 63. ③ 64. ⑤ 65. ③
66. ④ 67. ④ 68. ① 69. ③ 70. ⑤
71. ④ 72. ① 73. ③ 74. ④ 75. ④
76. ⑤ 77. ① 78. ③ 79. ④ 80. ①
81. ② 82. ① 83. ③ 84. ② 85. ④
86. ③ 87. ④ 88. ③ 89. ③ 90. ③
91. ⑤ 92. ③ 93. ④ 94. ⑤ 95. ②

Ⅳ부 상황별 요양보호 기술

12장. 치매 요양보호

01. ④ 02. ④ 03. ③ 04. ④ 05. ④
06. ① 07. ④ 08. ① 09. ③ 10. ②
11. ④ 12. ① 13. ⑤ 14. ② 15. ②
16. ⑤ 17. ④ 18. ① 19. ③ 20. ④
21. ② 22. ① 23. ⑤ 24. ① 25. ④
26. ① 27. ② 28. ③ 29. ⑤ 30. ③
31. ④ 32. ① 33. ⑤ 34. ③ 35. ③
36. ③ 37. ④ 38. ⑤ 39. ⑤ 40. ③
41. ② 42. ② 43. ④ 44. ③ 45. ⑤
46. ③ 47. ④ 48. ② 49. ④ 50. ①
51. ③ 52. ⑤ 53. ① 54. ② 55. ④
56. ④ 57. ① 58. ② 59. ③ 60. ①
61. ③ 62. ③ 63. ⑤ 64. ① 65. ①
66. ① 67. ③ 68. ③ 69. ③ 70. ⑤
71. ⑤ 72. ① 73. ⑤ 74. ② 75. ①
76. ③ 77. ③ 78. ④ 79. ④ 80. ③
81. ① 82. ③ 83. ⑤ 84. ③ 85. ⑤
86. ④ 87. ① 88. ① 89. ③ 90. ④
91. ③ 92. ④ 93. ⑤ 94. ④ 95. ②
96. ④ 97. ⑤ 98. ④ 99. ① 100. ④
101. ① 102. ④

13장 임종 요양보호

01. ④ 02. ③ 03. ⑤ 04. ② 05. ②
06. ① 07. ⑤ 08. ③ 09. ③ 10. ③
11. ⑤ 12. ③ 13. ③ 14. ① 15. ①
16. ② 17. ③ 18. ④ 19. ④ 20. ③
21. ② 22. ③ 23. ③

14장 응급상황 대처 및 감염관리

01. ③ 02. ② 03. ④ 04. ⑤ 05. ①
06. ① 07. ② 08. ③ 09. ③ 10. ②
11. ② 12. ① 13. ④ 14. ③ 15. ⑤
16. ③ 17. ③ 18. ③ 19. ④ 20. ②
21. ④ 22. ③ 23. ⑤ 24. ④ 25. ③
26. ④ 27. ③ 28. ④ 29. ② 30. ③
31. ③ 32. ① 33. ⑤ 34. ③ 35. ①
36. ② 37. ③ 38. ④ 39. ① 40. ①
41. ② 42. ②